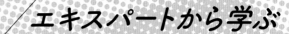

エキスパートから学ぶ

読影の手立てとなる 局所解剖と画像診断

[編集] 松永 尚文　山口大学名誉教授
江原 茂　岩手医科大学放射線医学教授
後閑 武彦　昭和大学医学部放射線医学教授
松本 俊郎　大分大学医学部放射線医学准教授
浮洲 龍太郎　北里大学医学部放射線科学准教授

Canal
Foramen
Fissure
Space &
Membrane

MEDICAL VIEW

本書では，厳密な指示・副作用・投薬スケジュール等について記載されていますが，これらは変更される可能性があります。本書で言及されている薬品については，製品に添付されている製造者による情報を十分にご参照ください。

Landmark of Local Anatomy and Radiology: Canal, Foramen, Fissure, Space and Membrane

(ISBN978-4-7583-1602-6 C3047)

Editor: Naofumi Matsunaga
   Shigeru Ehara
   Takehiko Gokan
   Shunro Matsumoto
   Ryutarou Ukisu

2018. 3.30 1st ed

©MEDICAL VIEW, 2018
Printed and Bound in Japan

Medical View Co., Ltd.
2-30 Ichigayahonmuracho, Shinjyukuku, Tokyo, 162-0845, Japan
E-mail ed @ medicalview.co.jp

序文

　画像診断の進歩により，3次元画像で細部まで見えるようになってきたが，Canal（管）・Foramen（孔）・Fissure（裂）・Space（腔）およびMembrane（膜）などの画像解剖については，実質臓器に比べこれまであまり注目されてこなかった。これらの構造物には，神経，血管，リンパ管，筋肉，腱，臓器などが，そして数多くの疾患が存在しており，疾患の進展の経路としてあるいはバリアとして重要な役割を果たしている。これらに存在する病変とその画像所見をあわせて知っておくことは，正確な局在診断，病変由来の同定，質的診断につながり，更には治療方針の決定にも役立つ。しかし，立体的かつ複雑に錯綜している管・孔・裂・腔・膜を断層画像で認識するのは必ずしも容易ではない。高画質のCT・MRIでも，知っていなければ見えないもの，しかし丹念に見ると見えているものも少なくない。例えば，認識できない2枚の膜の間にある脂肪，動脈，静脈を目印にすると見えてくるもの，また病変があってはじめて認識できるものもある。これを立体的にイメージして，より精度の高い画像診断をして適切な治療選択や計画に反映させる必要がある。手術の際も，根治性を担保しつつ機能を温存するため，膜や層の画像解剖の理解は不可欠である。

　月刊「臨床画像」の後閑武彦編集委員により，画像解剖を押さえ，空間的広がりをみせる疾患を学ぶことで診断能を高めるためのテキストとして特集号が提案された。①Canal・Foramen・Fissure・Space・Membraneの解剖学的位置関係を画像上で理解できる，②その構造部位毎に，特異的・特徴的な疾患を学び，基本的な読影の手立てが分かる，③画像所見から何が重要かひと目で分かり，全身の読影がより的確に行えることを意図したものである。今後も幅広い用途が期待されるので，系統的で本格的な書籍化が企画されることとなった。

　本書では，単に画像解剖だけに留まらず，読影の鍵となる5つの「解剖上の構造物」を項目として取り上げている。CT・MRIを中心に，正常画像解剖やバリエーション，解剖学や発生学の知識が病態の理解に役立つ疾患などの画像，それらに存在する特異的疾患，特徴的病変や臨床上での意義を症例ベースで数多く掲載して，疾患を読み解くことを意識した構成になっている。疾患に関する記述は，読影に必要な知識（疾患の見極めに役立つ鑑別の着眼点，画像所見で知っておくべき形状や特徴的な所見など）に絞った内容となっている。最初にoverviewでは，画像やシェーマを用いて，局所的な「画像上の構造物」を有機的に結びつける総論的位置づけがなされ，また各項目では読者の理解の助けとなる「TIPS」や「画像診断上の意義」も囲み記事として適宜補足されている。

　執筆をお願いしたのは，各領域で深い知識と豊富な臨床経験を有し最前線の日常診療に携わっておられるエキスパートの先生方ばかりである。進歩を遂げつつある画像診断に追随すべく，各モダリティに対応した新しい内容を盛り込み，詳しくかつ分かりやすくまとめていただいた各執筆者に厚くお礼申し上げる次第である。本書が画像診断の基本知識を整理する一助となれば幸いである。

2018年3月

松永尚文
江原　茂
後閑武彦
松本俊郎
浮洲龍太郎

Canal, Foramen, Fissure, Space & Membrane
読影の手立てとなる局所解剖と画像診断

目次

第1章 頭頸部　Head & Neck

編集：浮洲龍太郎

Overview—頭蓋底の解剖　**Anatomy of the skull base** ……… 浮洲龍太郎　12

Foramen cecum　盲孔 …………………………………………… 檜山貴志　17

Foramen of cribriform plate　篩板孔 ………………………… 檜山貴志　19

Optic canal　視神経管 …………………………………………… 齋藤尚子　22

Superior orbital fissure　上眼窩裂 …………………………… 齋藤尚子　24

Inferior orbital fissure　下眼窩裂 …………………………… 齋藤尚子　26

Pterygopalatine fossa　翼口蓋窩 …………………………… 齋藤尚子　28

Foramen rotundum　正円孔 …………………………………… 齋藤尚子　30

Foramen ovale　卵円孔 ………………………………………… 齋藤尚子　32

Carotid canal　頸動脈管 ………………………………………… 齋藤尚子　34

Foramen lacerum　破裂孔 ……………………………………… 齋藤尚子　36

Facial canal　顔面神経管 ……………………………………… 檜山貴志　38

Internal auditory canal　内耳道 ……………………………… 檜山貴志　41

Inferior tympanic canaliculus　下鼓室小管 ……………… 檜山貴志　44

Foramen magnum　大後頭孔 ………………………………… 檜山貴志　45

Jugular foramen　頸静脈孔 …………………………………… 檜山貴志　48

Hypoglossal canal　舌下神経管 ……………………………… 檜山貴志　50

Pterygoid canal　翼突管 ……………………………………… 浮洲龍太郎　52

Foramen spinosum　棘孔 ……………………………………… 浮洲龍太郎　54

Foramen Vesalius　Vesalius孔 ……………………………… 浮洲龍太郎　56

Condylar canal　顆管 …………………………………………… 浮洲龍太郎　58

Overview—頭頸部の解剖　**Anatomy of the fascia & space** …… 浮洲龍太郎　60

Pharyngobasilar fascia　咽頭頭底筋膜 ……………… 加藤博基, 松尾政之　62

Parapharyngeal space　傍咽頭間隙 ………………… 加藤博基, 松尾政之　64

Tensor-vascular-styloid fascia（TVSF） ………… 加藤博基, 松尾政之　66

Parotid space　耳下腺間隙 …………………………… 加藤博基, 松尾政之　68

Infratemporal fossa　側頭下窩 ……………………… 加藤博基, 松尾政之　70

Masticator space　咀嚼筋間隙 ……………………… 飯田悦史, 古川又一　72

Buccal space 頬間隙	飯田悦史, 古川又一	77
Sublingual space 舌下間隙	飯田悦史, 古川又一	79
Submandibular space 顎下間隙	飯田悦史, 古川又一	82
Carotid sheath 頸動脈間隙	飯田悦史, 古川又一	85
Retropharyngeal space 咽頭後間隙	加藤博基, 松尾政之	89
Danger space 危険間隙	加藤博基, 松尾政之	91
Perivertebral space 椎周囲間隙	加藤博基, 松尾政之	93
Pharyngeal mucosal space 咽頭粘膜間隙	加藤博基, 松尾政之	95
Visceral space 臓器間隙	加藤博基, 松尾政之	97
Peritonsillar space 扁桃周囲間隙	浮洲龍太郎	99
Posterior cervical space 後頸間隙	浮洲龍太郎	101
Preepiglottic space, paraglottic space 前喉頭蓋間隙, 傍声帯間隙	浮洲龍太郎	103

第2章 胸部　Chest & Heart, Great Vessel　編集：松永尚文

Overview—胸部の解剖　Anatomy of the chest	髙橋雅士	106
Anterior junction line 前接合線	町田　幹	112
Posterior junction line 後接合線	町田　幹	114
Azygoesophageal recess 奇静脈食道陥凹	國弘佳枝	116
Left border of descending thoracic aorta 胸部下行大動脈線 (左縁)	國弘佳枝	118
Left paraspinal line 左傍脊椎線	中園貴彦	120
Right paratracheal stripe 右傍気管線	中園貴彦	122
Preaortic recess 前大動脈陥凹	古谷清美, 宇野善徳	124
Aortopulmonary window 大動脈肺動脈窓	古谷清美, 宇野善徳	126
Retrosternal space 胸骨後腔	久原麻子, 藤本公則	128
Retrocardiac space 心臓後腔	久原麻子, 藤本公則	131
Kerley's lines カーリー線	松永尚文	134
Major fissure 大葉間裂 (superomedial major fissure, superolateral major fissure, vertical fissure line)	阿比留 一, 芦澤和人	136
Minor fissure 小葉間裂	阿比留 一, 芦澤和人	139
Accessory fissure 副葉間裂：上副葉間裂, 下副葉間裂, 左小葉間裂, 奇静脈裂	阿比留 一, 芦澤和人	141
Pulmonary ligament 肺靭帯 (肺間膜)	阿比留 一, 芦澤和人	144

Overview—心膜の解剖 Anatomy of the pericardium ·············宇都宮大輔 146

Transverse pericardial recess　心膜横洞 ·····························太田靖利 148

Oblique pericardial recess　心膜斜洞 ······························太田靖利 150

Superior pericardial recess・left lateral pulmonic recess　上心膜腔・左外側陥凹
···立神史稔 152

第3章 腹部・骨盤部　Abdominal and Pelvic region

編集：松本俊郎

Overview—腹膜腔の解剖 Anatomy of the intra-peritoneal space
···松本俊郎 156

Subphrenic space　横隔膜下腔 ····································松本俊郎 160

Right subhepatic space　右肝下腔 ································松本俊郎 162

Paracolic gutter　傍結腸溝 ···松本俊郎 164

Lesser sac　網嚢 ··松本俊郎 166

Round ligament　肝円索 ··高司　亮 168

Hepatoduodenal ligament　肝十二指腸間膜 ···················高司　亮 170

Gastrohepatic ligament　肝胃間膜 ·······························高司　亮 172

Gastrocolic ligament　胃結腸間膜 ·······························高司　亮 174

Gastrosplenic ligament　胃脾間膜 ·······························高司　亮 176

Ligament of Treitz　Treitz靭帯 ····································高司　亮 178

Transverse mesocolon　横行結腸間膜 ···························清永麻紀 180

Sigmoid mesocolon　S状結腸間膜 ·······························清永麻紀 182

Small bowel mesentery　小腸間膜 ································清永麻紀 184

編集：後閑武彦

Overview—後腹膜腔の解剖 Anatomy of the retroperitoneal space
···扇谷芳光 186

Anterior pararenal space　前腎傍腔 ·····························扇谷芳光 189

Perirenal space　腎周囲腔 ···宗近次朗 192

Posterior pararenal space　後腎傍腔 ····························宗近次朗 196

Overview—骨盤部腹膜外腔の解剖　Anatomy of the intra-and extra-pelvic spaces

....一色彩子　198

Prevesical space (retropubic space, Retzius space)　膀胱前腔　............一色彩子　206

Perivesical space　膀胱周囲腔　...一色彩子　208

Perirectal space　直腸周囲腔..一色彩子　211

Presacral space　仙骨前腔　..一色彩子　214

Inguinal canal　鼡径管　..田中絵里子　218

Femoral canal　大腿管　..田中絵里子　220

Obturator foramen　閉鎖孔　..佐藤秀一　222

Greater sciatic foramen　大坐骨孔　....................................後閑武彦　224

第4章 骨・関節・軟部　Bones, joints & soft tissue

編集：江原　茂

Overview—肩の解剖　Anatomy of the shoulder joint　.............常陸　真　228

Acromio-humeral interval　肩峰骨頭間距離　.........................常陸　真　230

Rotator interval　腱板疎部　..常陸　真　232

Quadrilateral space　四辺形間隙，外側四角腔　......................常陸　真　234

Suprascapular notch, spinoglenoid notch　肩甲上切痕，棘下切痕　........常陸　真　236

Glenohumeral ligament　（関節上腕靱帯 上・中・下を含む）肩関節腔　........常陸　真　238

Overview—肘の解剖　Anatomy of the elbow joint　...鈴木美知子，江原　茂　240

Cubital tunnel　肘部管...............................鈴木美知子，江原　茂　243

Radial tunnel　橈骨神経管　..........................鈴木美知子，江原　茂　246

Capitellar fat pad, trochlear fat pad　上腕骨小頭脂肪体，上腕骨滑車部脂肪体

....鈴木美知子，江原　茂　248

Synovial fold (elbow)　滑膜ヒダ（肘）　................鈴木美知子，江原　茂　250

Overview—手関節の解剖　Anatomy of the wrist joint

....堀内沙矢，野崎太希，吉岡　大　252

Carpal tunnel　手根管　..............................堀内沙矢，野崎太希，吉岡　大　256

Guyon canal　Guyon管　.............................堀内沙矢，野崎太希，吉岡　大　258

Extensor compartments of the wrist　指伸筋のコンパートメント

....堀内沙矢，野崎太希，吉岡　大　260

Overview—股関節の解剖 **Anatomy of the hip joint** ·················菅原俊祐 262

Lessor sciatic notch　小坐骨切痕 ···菅原俊祐 266

Obturator sulcus　閉鎖溝 ··菅原俊祐 268

Piriform fossa　梨状窩 ···菅原俊祐 270

Ischiofemoral interval　坐骨大腿間距離 ··菅原俊祐 272

Overview—膝の解剖 **Anatomy of the knee**·················中山　学, 江原　茂 274

Hoffa fat pad　Hoffa 脂肪体, 膝蓋下脂肪体 ························中山　学, 江原　茂 278

Synovial plica (knee)　滑膜ヒダ (膝) ·····························中山　学, 江原　茂 280

Compartment of medial collateral ligament

　内側側副靱帯で分けられるコンパートメント ······················中山　学, 江原　茂 282

Meniscofemoral ligament, meniscotibial ligament

　半月大腿靱帯, 半月脛骨靱帯 ······································中山　学, 江原　茂 284

Pes anserinus　鵞足 ··中山　学, 江原　茂 286

Iliotibial band　腸脛靱帯 ··中山　学, 江原　茂 288

Overview—足関節の解剖 **Anatomy of the ankle joint** ·············橘川　薫 290

Tarsal tunnel　足根管 ··木村裕介, 橘川　薫 294

Anterior tarsal sinus　前足根管 ······································橘川　薫 296

Sinus tarsi　足根洞 ···橘川　薫 298

Kager fat pad　Kager 脂肪体 ·······························木村裕介, 橘川　薫 300

索引 ·· 303

Canal, Foramen, Fissure, Space & Membrane
読影の手立てとなる局所解剖と画像診断

執筆者一覧

編集

松永尚文	山口大学名誉教授
江原　茂	岩手医科大学放射線医学教授
後閑武彦	昭和大学医学部放射線医学教授
松本俊郎	大分大学医学部放射線医学准教授
浮洲龍太郎	北里大学医学部放射線科学（画像診断学）准教授

執筆（掲載順）

浮洲龍太郎	北里大学医学部放射線科学（画像診断学）准教授
檜山貴志	国立がん研究センター東病院放射線診断科
齋藤尚子	埼玉医科大学国際医療センター画像診断科准教授
加藤博基	岐阜大学医学部放射線医学准教授
松尾政之	岐阜大学医学部放射線医学教授
飯田悦史	山口大学大学院医学系研究科放射線医学分野講師
古川又一	山口大学大学院医学系研究科放射線医学分野講師
髙橋雅士	医療法人友仁会 友仁 山崎病院病院長
町田　幹	日本医科大学付属病院放射線科病院講師
國弘佳枝	山口宇部医療センター放射線科
中園貴彦	佐賀大学医学部放射線部准教授
古谷清美	国立病院機構九州医療センター放射線科医長
宇野善徳	国立病院機構九州医療センター放射線部
久原麻子	久留米大学医学部放射線医学
藤本公則	久留米大学医学部放射線医学教授
松永尚文	山口大学名誉教授
阿比留　一	国立病院機構佐賀病院放射線科医長
芦澤和人	長崎大学大学院医歯薬学総合研究科臨床腫瘍学分野教授

宇都宮大輔	熊本大学医学部放射線科特任准教授
太田靖利	鳥取大学医学部放射線科
立神史稔	広島大学病院放射線診断科講師
松本俊郎	大分大学医学部放射線医学准教授
高司　亮	大分大学医学部放射線医学
清永麻紀	大分大学医学部放射線医学
扇谷芳光	昭和大学医学部放射線医学准教授
宗近次朗	昭和大学医学部放射線医学講師
一色彩子	日本医科大学武蔵小杉病院放射線科
田中絵里子	昭和大学藤が丘病院放射線科
佐藤秀一	横浜旭中央総合病院放射線科部長
後閑武彦	昭和大学医学部放射線医学教授
常陸　真	東北大学病院放射線診断科
鈴木美知子	岩手医科大学放射線医学
江原　茂	岩手医科大学放射線医学教授
堀内沙矢	聖路加国際病院放射線科・ University of California, Irvine　Department of Radiological Sciences
野崎太希	聖路加国際病院放射線科医幹
吉岡　大	University of California, Irvine　Department of Radiological Sciences
菅原俊祐	国立がん研究センター中央病院放射線診断科医長
中山　学	岩手医科大学放射線医学
橘川　薫	聖マリアンナ医科大学放射線医学講師
木村裕介	聖マリアンナ医科大学放射線医学

第 1 章

頭頸部
Head & Neck

Ⅰ. Head & Neck　　　　　　　　　　　　　　　　　　　　浮洲龍太郎

OVERVIEW — 頭蓋底の解剖
Anatomy of the skull base

頭蓋底の画像解剖（**1**～**7**）

- 頭蓋底は脳と頭頸部領域の境界をなす骨性隔壁である．多様な起伏と多数の小孔をもち，これらの小孔を血管や神経などが貫くため，頭蓋底の孔は頭頸部と頭蓋内との病変の交通路ともなる．この領域を含む病変の由来や広がりを適切に評価するためには，小孔や裂孔の正常解剖を知ることが必要で，特にトルコ鞍から大後頭孔周囲の小孔解剖が重要である．
- 頭蓋内側面から頭蓋底を俯瞰すると，大きな起伏が2カ所ある．頭蓋底はこれらを境界に前・中・後頭蓋窩の3領域に大別される．CTやMRIでは複雑な立体的構築の把握はしばしば難しく，頭蓋底の標本や模型などを参考とした学習が有効である．
- **前頭蓋窩**：鼻腔や眼窩などの重要構造と隣接する．前頭蓋窩の中央は鼻副鼻腔の天蓋をなし，側方は主に眼窩の上壁からなり，前方では薄い骨壁を介し前頭洞に隣接する．大部分は前頭骨からなり，中央に篩骨，後方に蝶形骨体の上前部と小翼がある．篩骨中央には鶏冠とよばれる小さな骨性隆起があり，大脳鎌前縁が強固に付着する．
- **中頭蓋窩**：蝶形骨，側頭骨で構成され，側頭葉下面と広く接する．蝶形骨は前方で前頭骨と篩骨，側方で側頭骨，後方で後頭骨と結合する．蝶形骨には多数の小孔に加え，外側に海綿静脈洞，Meckel腔，前下部に翼口蓋窩があり，狭い領域に臨床的にも画像的にも重要な小構造が集中している．蝶形骨は前部の小翼，中部の体部，後部の大翼からなる．小翼は中頭蓋窩前壁の内側上部とともに前床突起を形成する．大翼は中頭蓋窩床部の内側2/3を占め，主に前壁を形成している．中頭蓋窩に開口する重要構造としては視神経管，上眼窩裂，正円孔，卵円孔，破裂孔などが挙げられる．これらを通過する神経，血管と海綿静脈洞の正常構造を理解することは，この領域を含む病変の画像診断を進めるうえで大きな助けとなる．海綿静脈洞は

1 頭蓋底の主な小孔

名称	部位	通過する構造
篩板孔	前頭蓋窩内側部	嗅神経，前・後篩骨動脈
視神経管	蝶形骨小翼	視神経，眼動脈，くも膜下腔，硬膜
上眼窩裂	蝶形骨大翼・小翼の間	動眼神経，滑車神経，三叉神経第1枝，外転神経，上眼静脈
正円孔	中頭蓋窩前内側	三叉神経第2枝
Vesalius孔	中頭蓋窩のトルコ鞍外側で卵円孔内側	導出静脈
卵円孔	中頭蓋窩のトルコ鞍外側	三叉神経第3枝，導出静脈，顎動脈の副硬膜枝
棘孔	卵円孔の後外側	中硬膜動脈，反回枝，下顎神経
破裂孔	錐体尖，内側翼突板の基部	上行咽頭動脈の硬膜枝
翼突管	蝶形骨，正円孔の下内側	翼突管動脈，翼突管神経
頸動脈管	側頭骨錐体部	内頸動脈，交感神経
頸静脈孔	頸動脈管の後外側，側頭骨錐体部と後頭骨の間	神経部：下錐体洞，舌咽神経，Jakobson神経 血管部：内頸静脈，迷走神経，副神経，Arnold神経，上行咽頭動脈の小さい硬膜枝，後頭動脈
茎乳突孔	茎状突起後方	顔面神経
舌下神経管	後頭顆基部	舌下神経
大後頭孔	後頭蓋窩正中	延髄とその硬膜，副神経脊髄部，椎骨動静脈，前・後脊髄動脈
顆管	頸静脈孔後方	導出静脈

2 内頭蓋底の概観（ステレオ視用）

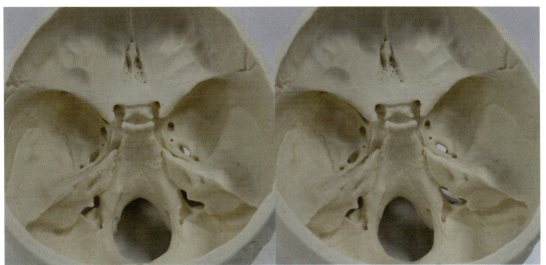

3 頭蓋底の概観と解剖

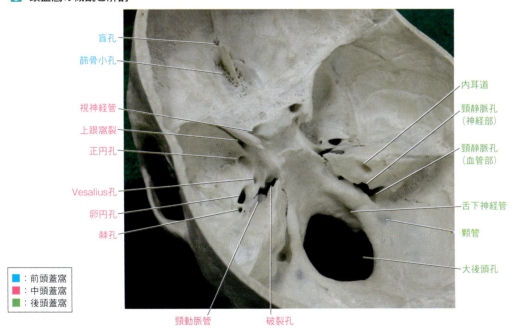

■：前頭蓋窩
■：中頭蓋窩
■：後頭蓋窩

盲孔
篩骨小孔
視神経管
上眼窩裂
正円孔
Vesalius孔
卵円孔
棘孔
内耳道
頸静脈孔（神経部）
頸静脈孔（血管部）
舌下神経管
顆管
大後頭孔
頸動脈管
破裂孔

トルコ鞍の両側に対をなす静脈洞で表面は硬膜に覆われる。両側の海綿静脈洞間には前・後海綿静脈，脳底静脈叢があり，これらすべての静脈叢は相互に交通する。海綿静脈洞内を内頸動脈(C2-4)が走行する。外側にはMeckel腔があり，腔内を脳脊髄液が灌流する。三叉神経節(Gasser神経節)は，Meckel腔内で3枝に分岐し上眼窩裂，正円孔，卵円孔を介して頭蓋外へ向かう。翼口蓋窩は主に脂肪織からなる中頭蓋底前下方の裂隙様構造で，頭頸部悪性腫瘍の神経周囲進展や直接浸潤による頭蓋内進展経路として臨床的にも画像的にもきわめて重要である。

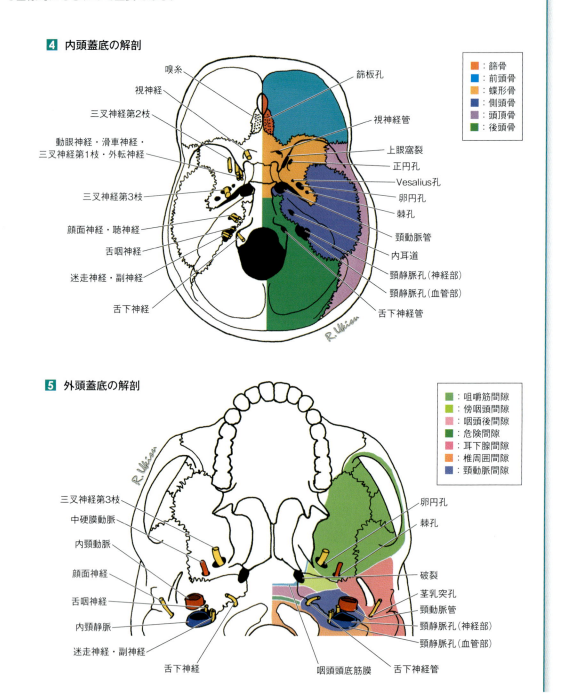

4 内頭蓋底の解剖

5 外頭蓋底の解剖

- **後頭蓋窩**:大部分は後頭骨で,外側は側頭骨からなる。中頭蓋窩との境界は側頭骨岩様部と乳様突起である。解剖学的に後頭蓋窩は後頭骨底部(斜台と頸静脈結節),顆部(外側部),鱗部(後方部)の3領域に分かれる。斜台は蝶形骨体部と後頭骨底部が結合し,後頭骨の前縁で滑り台のような形態を示す。後頭蓋窩の下端中央に大後頭孔があり,脊髄,両側の椎骨動脈が通過する。頸静脈孔の前外側は側頭骨錐体部,後内側は後頭骨からなる。錐体骨後内側には内耳道が開口し,顔面神経管,耳管などの重要構造が走行する。大後頭孔の前内側に舌下神経管,前外側に頸静脈管が,側方に顆管が開口する。

■:前頭蓋窩
■:中頭蓋窩
■:後頭蓋窩

6 正常頭蓋底CT横断像

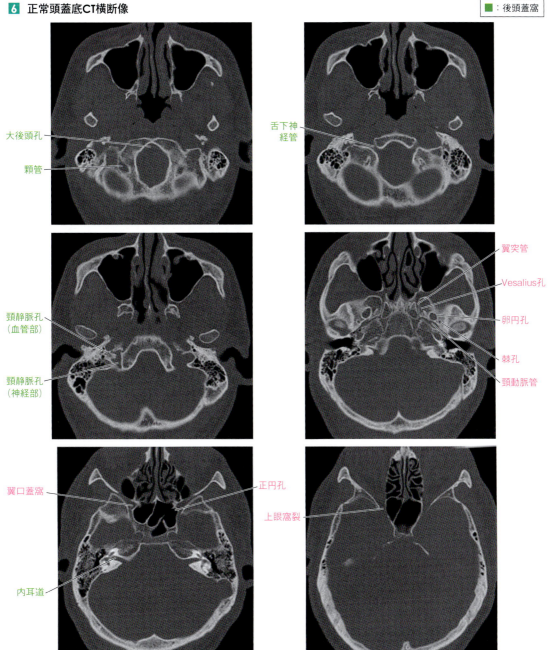

7 正常頭蓋底CT冠状断像

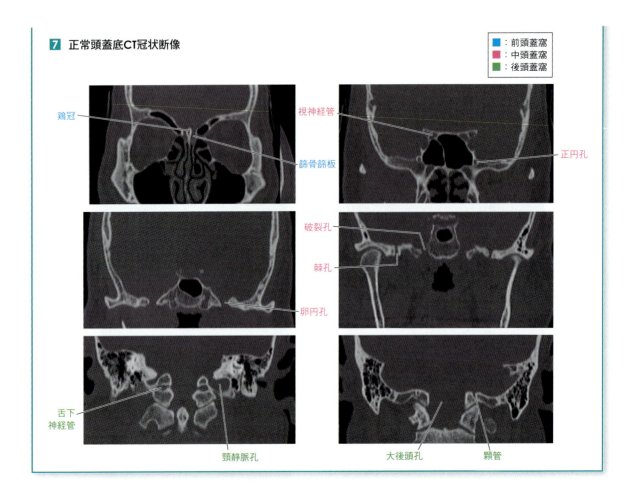

参考文献
1) Policeni BA, Smoker WR：Imaging of the skull base：anatomy and pathology. Radiol Clin North Am, 53：1-14, 2015.

Ⅰ. Head & Neck　　　　　　　　　　　　　　　　　　　　　　　　　　　　　　　　檜山貴志

Foramen cecum
盲孔

盲孔の画像解剖（**1**, **2**）

1 盲孔の骨標本写真（前頭蓋底を上方より観察）

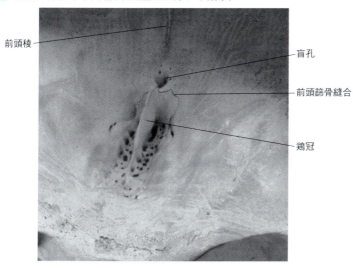

- 盲孔は鶏冠前方，前頭骨正中の前頭稜の延長上に位置するくぼみで，前頭篩骨縫合上にある。
- 盲孔の深さは4〜15mmと個体差があり[1]，1.4%で完全な骨孔となっている[2]。盲孔は通常，線維組織や遺残硬膜で閉鎖している。

2 盲孔の単純CT横断像（a）と同矢状断像（b）
↑：盲孔，＊：鶏冠，▲：前頭稜

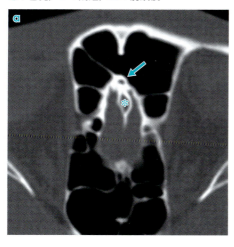
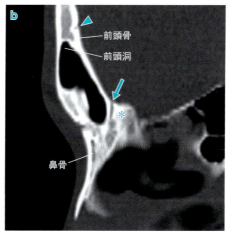

画像診断上の意義

① 新生児期におけるnasal glioma，脳瘤などの好発部位である。
② 感染・腫瘍の頭蓋内進展の経路，および髄液瘻の発生部位となりうる。

症例1　vein of foramen cecum (20歳代, 女性)

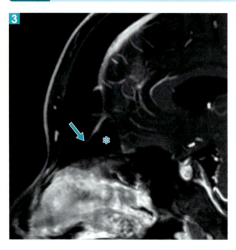

● 画像所見
脂肪抑制造影T1強調矢状断像❸：鶏冠(*)の前方を鼻根部方向へ走行する線状の高信号を認め，vein of foramen cecum(↑)と考えられる。

● 解説
vein of foramen cecumは鼻粘膜と上矢状静脈洞を連結する静脈で，鼻副鼻腔炎による鼻性頭蓋内合併症の経路となりうる。

症例2　nasal glioma (7カ月, 男児)

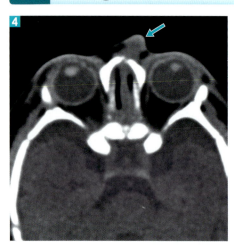

● 画像所見
単純CT❹：盲孔から鼻根部へ連続する軟部組織腫瘤(↑)を認める。

● 解説
鼻前頭領域の発生異常によりnasal glioma，dermal sinus，脳瘤が発生する。また，同領域にはdermoid/epidermoid cystも発生する。

(埼玉県立小児医療センター　小熊栄二先生のご厚意による)

TIPS　盲孔の発生
○体節期の胚子では神経管を包んでいる硬膜が前頭鼻骨縫合領域に向かって突出し，表層の外胚葉と接している。その後，前頭骨鼻突起が突出部を包み，管が閉じて盲孔が形成される。発生異常によりdermal sinusや脳瘤を生じる。殿部のdermal sinusや髄膜瘤も神経管閉鎖異常によるもので，両者の病態は類似している。

文献
1) Lewińska-Śmiaek B, et al：Anatomy of the adult foramen caecum. Eur J Anat, 17：142-145, 2013.
2) Boyd GI：The emissary foramina of the cranium in man and the athropoids. J Anat, 65：108-121, 1929.

I. Head & Neck　　　　　　　　　　　　　　　　　　　　　　　　　　　　　檜山貴志

Foramen of cribriform plate
篩板孔

篩板孔の画像解剖（**1**）

1 盲孔の骨標本写真（前頭蓋底を上方より観察）

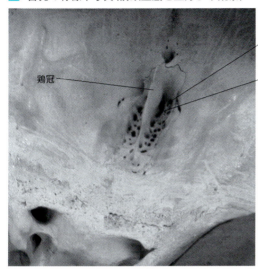

- 篩骨篩板は前頭蓋底正中に位置し，多数の嗅神経が通過する篩板孔を有する（**1**）。鶏冠の両側には篩板孔のなかで最も大きな孔（cribroethmoidal foramen, ethmoidal foramen）があり，腫瘍進展や髄液漏の発症とかかわりが深い[1]。
- 篩板前端の内側にethmoidal foramen（▲），この前外側にcribroethmoidal foramen（↑）が位置する。篩板直上に嗅窩（●），直下に嗅裂（＊）が位置する（**2**）。

2 篩板孔の単純CT横断像（a）と同冠状断像（b）
▲：ethmoidal foramen，↑：cribroethmoidal foramen，●：嗅窩，＊：嗅裂

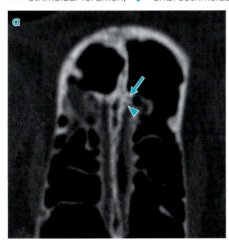
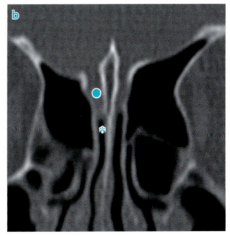

画像診断上の意義

① 鼻腔腫瘍の進展や，経静脈的な頭蓋内炎症波及の経路となりうる。
② 髄液漏や脳瘤の発生部位となる。
③ 内視鏡下鼻副鼻腔手術の合併症予防のために，術前CTによる評価がなされる。

症例1　髄液漏 (30歳代, 女性)

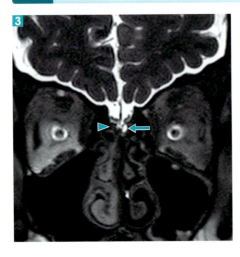

● 画像所見
STIR法冠状断像③：左篩板が欠損し, 脳脊髄液が嗅裂へ漏出している (↑)。右篩板 (▲) は保たれている。

● 解説
篩板は髄液漏の好発部位の1つである。欠損部から硬膜や脳が脱出すると経篩骨洞型髄膜瘤や脳瘤となる。髄膜脳瘤には先天性のものと外傷や医原性に生じる後天性のものがある。生下時には篩板は骨化していないため, 脳瘤と誤診しないよう注意が必要である。

症例2　嗅神経芽腫 (30歳代, 男性)

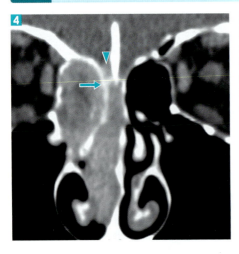

● 画像所見
造影CT冠状断像④：右鼻腔～篩骨蜂巣に腫瘤を認める。右篩板の骨壁 (↑) は保たれているが, 右嗅窩に造影される結節 (▲) を認め, 嗅神経芽腫の頭蓋内浸潤と考えられる。

● 解説
嗅神経芽腫は篩板を介して前頭蓋底へ浸潤しやすい。本症例のように篩板の破壊を伴わずに頭蓋内へ進展する場合があるため, 嗅窩の左右差の確認が必要である。

症例3　小細胞癌 (30歳代, 女性)

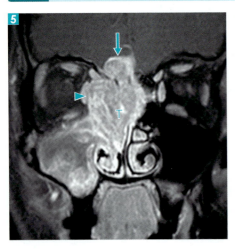

● 画像所見
脂肪抑制造影T1強調冠状断像⑤：篩板付近を主体に前頭蓋窩に浸潤する腫瘤 (T) を認める (↑)。眼窩内への進展も見られる (▲)。

● 解説
扁平上皮癌, 腺癌, リンパ腫などをはじめとする鼻副鼻腔悪性腫瘍も, 篩板を介して前頭蓋窩へ浸潤する。傍神経節腫などの良性腫瘍も篩板を介してダンベル状となることがある。一方, 頭蓋内腫瘍では嗅窩部髄膜腫や前頭蓋底神経鞘腫がよく知られる。

症例4 前頭蓋底硬膜動静脈瘻（40歳代，女性）

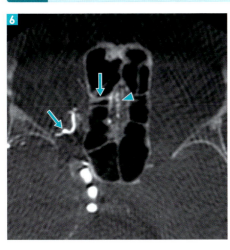 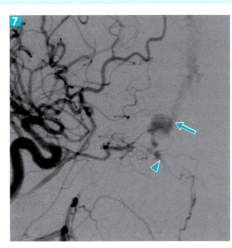

● 画像所見
3D-rotation angiography⑥：右眼動脈〜前篩骨孔を通過する前篩骨動脈が拡張し（↑），鶏冠右側の硬膜に動静脈瘻を形成している（▲）。
右総頸動脈造影⑦：上矢状静脈洞（↑）が主な排血路であるが，篩板孔から鼻腔方向への排血路も描出されている（▲）。

● 解説
前頭蓋底の硬膜動静脈瘻は偶発的に見つかることが多い。上矢状静脈洞に主に排血する場合が多いが，下方への排血も見られる。出血例やvarixを伴うものは積極的治療の適応である。

TIPS 前・後篩骨孔
○前・後篩骨孔は眼窩内側壁に存在し，眼動脈の枝である前・後篩骨動脈が通過する。血管損傷回避のため，内視鏡下副鼻腔手術術前に把握しておく必要がある。前篩骨孔は冠状断において，眼窩内側壁からくちばし状に突出する構造として同定可能である。この後方10〜12mmに後篩骨孔が位置する。

文献
1) Patron V, et al：The forgotten foramina：a study of the anterior cribriform plate. Surg Radiol Anat, 37：835-840, 2015.

Optic canal
視神経管

視神経管の画像解剖（❶, ❷）

❶ 正常解剖（内頭蓋底）の骨標本写真
⬆：視神経管

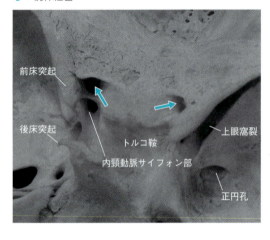

❷ 正常解剖のCT骨条件
⬆：視神経管

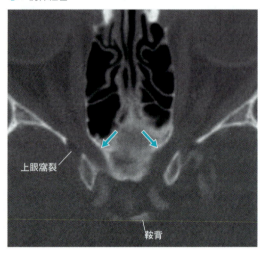

- 蝶形骨体前部に横走する線状の視交叉溝があり，その外側に視神経管がある．上壁は蝶形骨小翼で構成され，前床突起の内側に視神経管が開口する．視神経管内を眼動脈，視神経と視神経周囲の硬膜，くも膜，軟膜，くも膜下腔が走行する．視神経管は長径3.5〜6mm，長さ6〜10mmで，正中から約45°外側へ向かう．

画像診断上の意義

①視神経周囲のくも膜下腔は，頭蓋内のくも膜下腔と連続するので，視神経管は眼窩内病変が頭蓋内へ，頭蓋内病変が眼窩内へ波及する経路になりうる．

TIPS

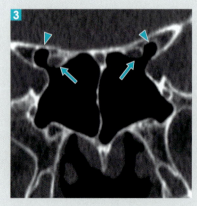

蝶形骨洞を貫通する視神経管（❸）
- 前床突起にまで含気を認める場合（▲），蝶形骨洞内を視神経管が貫通して走行する（⬆）．
- 鼻内視鏡手術で蝶形骨洞内での操作を行う場合は，術前評価に大変重要な情報である．

症例1 視神経管骨折（70歳代，女性）

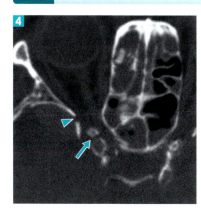

● **画像所見**
CT骨条件4：右視神経管の外側壁に骨折を認める（↑）。右上眼窩裂にも骨折が見られる（▲）。

● **解説**
眼窩上外側からの外力により生じ，眉毛外側に創傷を伴うことが多い。受傷直後から視力障害をきたす。視力障害の原因には，視神経の断裂や浮腫，骨折部周囲の血腫や骨片による圧排などがあるが，視神経内の浮腫が最も多い。視神経管骨折を認める場合は，視神経損傷をきたしやすい。

症例2 視神経膠腫（8歳，男児）

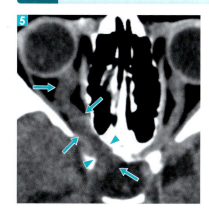

● **画像所見**
造影CT5：右視神経管の開大を認める（▲）。右視神経眼窩部の腫大と屈曲を認める（↑）。

● **解説**
球後部視路に生じる星細胞腫で，発症時の平均年齢は5歳で，10歳までに70％が，20歳までに90％が発症し，女児にやや多い。視神経膠腫は神経線維腫症1型（neurofibromatosis type 1；NF1，von Recklinghausen disease）と密接な関係にあり，視神経膠腫の25〜50％はNF1である。特に両側視神経膠腫はNF1に特徴的である。

症例3 視神経鞘髄膜腫（10歳代，女子）

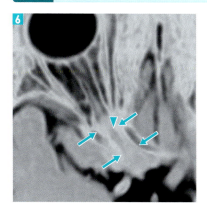

● **画像所見**
CISS像6：右視神経管の開大を認め，視神経管から視神経眼窩部に沿った限局性の紡錘状腫瘤（↑）を認める。腫瘤内部を視神経（▲）が走行している。

● **解説**
視神経鞘は頭蓋内からのくも膜下腔が連続している。視神経鞘に髄膜腫が発生する場合と，頭蓋内の髄膜腫が眼窩内へ進展する場合がある。造影T1強調像（非提示）では，造影増強効果の乏しい視神経を，均一に増強される腫瘍が囲む所見（tram-track sign）が有名である。

参考文献
1）久徳茂雄：顔面外傷のblow out fractureと視神経管骨折の治療．痛みと臨床，5：130-136，2005．
2）Kornreich L, et al：Optic pathway glioma：correlation of imaging findings with the presence of neurofibromatosis. AJNR Am J Neuroradiol, 22：1963-1969, 2001.
3）Mafee MF, et al：Optic nerve sheath meningiomas. Role of MR imaging. Radiol Clin North Am, 37：37-58, 1999.

Superior orbital fissure
上眼窩裂

上眼窩裂の画像解剖（**1**, **2**）

1 正常解剖（頭蓋底上面）の骨標本写真
↑：上眼窩裂

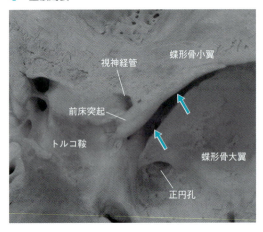

2 正常解剖のCT骨条件冠状断像
↑：上眼窩裂

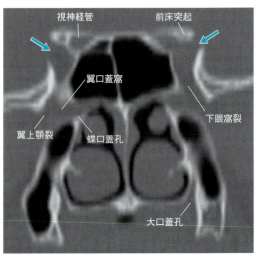

- 蝶形骨大翼と小翼の間に位置し，眼窩へ連続する．内部を動眼神経，滑車神経，三叉神経第1枝（眼神経），外転神経と上眼静脈が走行する．CT，MRIでは，上眼窩裂内に入り込む少量の眼窩内脂肪が認められ，海綿静脈洞部まで連続する．

画像診断上の意義

①眼窩と海綿静脈洞，中頭蓋窩間の交通路となり，頭蓋内と眼窩内病変の交通路になりうる．

TIPS　上眼窩裂症候群と眼窩尖端部症候群

○上眼窩裂から海綿静脈洞に及ぶ病変によって，上眼窩裂を通過する動眼神経，滑車神経，外転神経，三叉神経第1枝，上眼静脈に障害をきたすことである．主な症状は，複視，眼瞼下垂，三叉神経第1枝の知覚障害，結膜浮腫，眼球突出，頭痛，眼痛などである．上眼窩裂症候群に視神経障害が加わったものを眼窩尖端部症候群という．

参考文献

1) Ginsberg LE：Perineural tumor spread associated with head and neck malignancies. Head and Neck Imaging, 5th ed, Som PM, Curtin HD, eds. Mosby Inc, St Louis, 2011, p2771-2822.
2) Aribandi M, et al：Imaging features of invasive and noninvasive fungal sinusitis：A review. RadioGraphics, 27：1283-1296, 2007.

症例1 Tolosa-Hunt症候群（30歳代，女性）

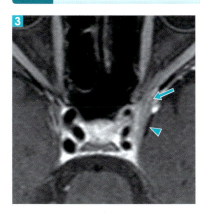

● 画像所見
脂肪抑制造影T1強調像3：左上眼窩裂（↑）から海綿静脈洞（▲）に連続する増強効果を伴う病変を認める。

● 解説
Tolosa-Hunt症候群は，海綿静脈洞から上眼窩裂に及ぶ非特異的炎症性肉芽腫により，眼痛，特に眼窩後部痛と眼球運動障害を主症状とする症候群である。診断にはほかの器質的疾患の除外が必要で，ステロイド投与により症状も画像所見も改善する。
MRIで，病変はT1強調像で低信号，T2強調像で中間〜高信号で，造影増強効果を示す。

症例2 神経周囲進展（上咽頭癌からの神経周囲進展）（60歳代，男性）

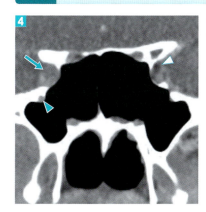

● 画像所見
造影CT冠状断像4：右上眼窩裂内の脂肪織は消失し，軟部組織病変に置換されている（↑）。左上眼窩裂の正常脂肪織（△）とも対比されたい。右正円孔にも軟部組織病変が認められ（▲），三叉神経第2枝の神経周囲進展を考える。

● 解説
本症例では原発巣が右Rosenmüller窩にあり，前方へ腫瘍が進展し，鼻腔外側後上方にある蝶口蓋孔に進展し，翼口蓋窩に及び，下眼窩裂を介して眼窩尖部に至り，上眼窩裂へ，また翼口蓋窩から正円孔を介して海綿静脈洞へ及んでいた。上咽頭癌の進展形式の1つに前方進展がある。これは，Rosenmüller窩の腫瘍が前方で耳管隆起，耳管咽頭口を介して，後鼻孔レベルを越え，鼻腔後方の側壁へ進展するものである。前方進展では，腫瘍が蝶口蓋孔から翼口蓋窩へ進展した場合，三叉神経第2枝に沿った神経周囲進展や眼窩尖部へ進展する可能性があり，注意深く読影しなくてはならない。その他の経路として上咽頭癌の側方進展がある。これは，腫瘍が傍咽頭間隙やその他の深部組織浸潤をきたすもので，傍咽頭間隙へ進展した腫瘍が前側方に進展すると側頭下窩や咀嚼筋間隙へ進展し，さらに翼上顎裂を介し翼口蓋窩へ進展することがある。翼口蓋窩へ進展した腫瘍は上記同様の経路で三叉神経第2枝に沿った神経周囲進展や眼窩尖部，上眼窩裂まで進展する可能性がある。

症例3 浸潤性真菌性副鼻腔炎（80歳代，男性）

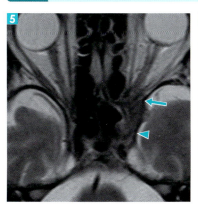 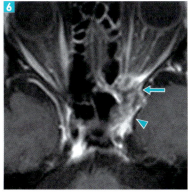

● 画像所見
T2強調像5：左上眼窩裂（↑）から海綿静脈洞（▲）にかけて低信号を示す病変が認められる。
脂肪抑制造影T1強調像6：左上眼窩裂（↑）から海綿静脈洞（▲）の病変に造影増強効果を認める。

● 解説
真菌性副鼻腔炎は非浸潤性と浸潤性の2つに分類され，さらに非浸潤性は菌球性とアレルギー性に，浸潤性は急性（4週未満の臨床経過を有する）と慢性（12週以上）に分けられる。上顎洞と篩骨洞が好発部位で，原因菌としてはアスペルギルスが最も多く，その他ムコール，カンジダ，クリプトコッカスなどが挙げられる。急性浸潤性真菌性副鼻腔炎は免疫不全や糖尿病の患者に好発する。浸潤性真菌性副鼻腔炎の画像所見は，骨破壊や隣接する軟部組織への浸潤を示し，眼窩や海綿静脈洞，中頭蓋窩へ浸潤することがある。

Inferior orbital fissure
下眼窩裂

下眼窩裂の画像解剖（1, 2）

1 正常解剖の左眼窩部3D-CT正面像
↑：下眼窩裂

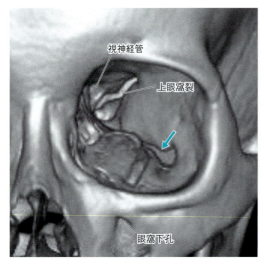

2 正常解剖のCT骨条件冠状断像
↑：下眼窩裂

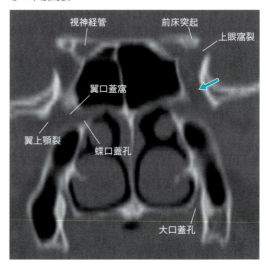

- 下眼窩裂は，眼窩外側壁（蝶形骨大翼）と下壁（上顎骨および口蓋骨眼窩面）を区分している．
- 内部を三叉神経第2枝の分枝である頬骨神経，眼窩下神経，翼口蓋神経節からの枝，眼窩下動静脈が走行する．

画像診断上の意義

①翼口蓋窩と眼窩をつなぐ経路になる．

TIPS 神経孔と脂肪
○神経孔内部およびその直下には少量の脂肪が存在する．脂肪の同定の可否は，同部位に腫瘍の神経周囲進展や炎症の波及の有無を判断するうえで重要である．頭頸部領域の神経周囲進展評価における脂肪織消失のチェックポイントとして，下眼窩裂のほか，上眼窩裂，翼口蓋窩，正円孔，卵円孔，茎乳突孔が挙げられる[1]．

文献
1) Ginsberg LE：Perineural tumor spread associated with head and neck malignancies. Head and Neck Imaging, 5th ed, Som PM, Curtin HD, eds. Mosby Inc, St Louis, 2011, p2771-2822.
2) Yamamoto M, et al：Primary malignant lymphoma of the maxillary sinus：CT and MRI. Neuroradiology, 42：285-289, 2000.
3) Fujita A, et al：IgG4-related disease of the head and neck：CT and MR imaging manifestations. RadioGraphics, 32：1945-1958, 2012.

症例1 神経周囲進展（上咽頭癌の神経周囲進展）(70歳代，男性)

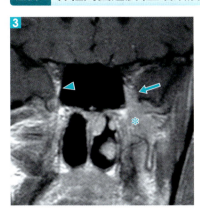

● 画像所見
造影T1強調冠状断像3：翼口蓋窩(＊)から左下眼窩裂(↑)にかけて，増強効果を伴う軟部組織病変を認める。正常の右下眼窩裂内の正常脂肪織(▲)とも対比されたい。

● 解説
本症例では左Rosenmüller窩に主座を有する腫瘍が認められ，腫瘍が前方へ進展し，鼻腔外側後上方にある蝶口蓋孔に進展し，翼口蓋窩に及んでいる。翼口蓋窩では三叉神経第2枝に沿った神経周囲進展または直接的に頭側の下眼窩裂へ進展している。下眼窩裂への神経周囲進展の経路には，上咽頭癌の前方進展と側方進展がある。前方進展では，腫瘍は鼻腔後方の側壁へ進展し，蝶口蓋孔から翼口蓋窩，下眼窩裂へ進展する。側方進展では，傍咽頭間隙へ進展した腫瘍が前側方に進展すると側頭下窩，咀嚼筋間隙へ進展し，さらに翼上顎裂を介し翼口蓋窩，下眼窩裂へ進展する。翼口蓋窩へ進展した腫瘍は三叉神経第2枝に沿った神経周囲進展や直接的に下眼窩裂や眼窩尖部に進展する可能性があるため，注意深く読影しなくてはならない。

症例2 副鼻腔原発悪性リンパ腫（三叉神経第2枝の神経周囲進展）(40歳代，男性)

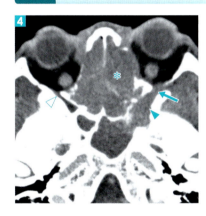

● 画像所見
造影CT4：鼻腔から篩骨洞をほぼ占拠する腫瘤性病変を認める(＊)。左翼口蓋窩(▲)から下眼窩裂(↑)は拡大し，軟部組織病変により置換されている。右下眼窩裂内の正常脂肪織(△)とも対比されたい。

● 解説
鼻副鼻腔の悪性リンパ腫はB細胞性リンパ腫が多く，ほかに節外性NK/T細胞リンパ腫，Hodgkinリンパ腫がある。副鼻腔原発はB細胞性リンパ腫に多く，上顎洞に好発し，篩骨洞がこれに次ぐ。鼻腔原発はNK/T細胞リンパ腫である。副鼻腔原発の悪性リンパ腫は，CTで軟部組織濃度を示し，T1強調像で低信号，T2強調像で低～中間信号，拡散強調像でADC値の著明な低下を伴う高信号を示し，造影増強効果を示す[2]。骨変化は膨張性から破壊性までさまざまで，骨をはさんで腫瘤を形成することもある。近傍の三叉神経分枝に沿った神経周囲進展をきたすことにも注意が必要である。本症例では，篩骨洞原発の悪性リンパ腫が鼻腔外側後上方にある蝶口蓋孔に直接進展し，翼口蓋窩で三叉神経第2枝に沿った神経周囲進展をきたし，下眼窩裂へ進展している。

症例3 IgG4関連疾患（IgG4-related disease；IgG4-RD）(60歳代，男性)

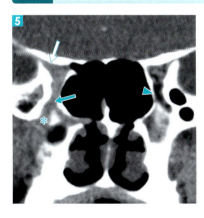

● 画像所見
造影CT冠状断像5：右下眼窩裂内(↑)から眼窩尖部や上眼窩裂(↑)，翼口蓋窩(＊)にかけて増強される軟部組織病変を認め，三叉神経第2枝に沿った病変と考えられる。左下眼窩裂内の正常脂肪織(▲)の低吸収と対比されたい。

● 解説
IgG4関連疾患は，リンパ球とIgG4陽性形質細胞の著しい浸潤と線維化により，同時性あるいは異時性に全身諸臓器の腫大や結節・肥厚性病変などを認める原因不明の疾患である。頭頸部領域では慢性硬化性涙腺炎(Mikulicz病)，慢性硬化性唾液腺炎(Küttner腫瘍)，炎症性偽腫瘍，下垂体病変，神経周囲病変，甲状腺病変，副鼻腔病変，リンパ節病変が知られている。病変は線維化を反映して，CTでは均一な軟部組織濃度を示し，MRIのT2強調像で低～中間信号，T1強調像で低信号，造影後に均一な増強効果を示す。IgG4関連疾患では神経に沿った病変を示すことがよく知られている。病理所見では，IgG4陽性の形質細胞やT/B細胞系リンパ球浸潤の炎症性変化が神経線維を取り囲むように認められる。頭頸部領域では，三叉神経の分枝や海綿静脈洞に好発する[3]。画像所見には，神経腫大，神経の造影増強効果，神経管や孔の拡大などがある。本症例では，右翼口蓋窩から下眼窩裂，眼窩尖部に至り上眼窩裂にも及ぶ軟部組織病変を認め，三叉神経第2枝に沿ったIgG4関連疾患に伴った神経病変であった。

I. Head & Neck　　　　　　　　　　　　　　　　　　　　　　　　　　　齋藤尚子

Pterygopalatine fossa
翼口蓋窩

翼口蓋窩の画像解剖（1, 2）

1 正常解剖（右側面）の骨標本写真
↑：翼口蓋窩

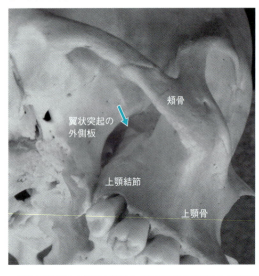

2 正常解剖のCT骨条件矢状断像
↑：翼口蓋窩

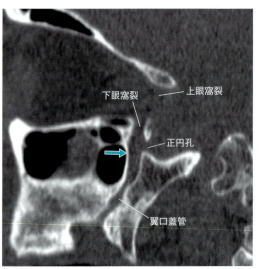

- 翼口蓋窩は上顎洞後壁と蝶形骨翼状突起との間にある脂肪で満たされた間隙である。翼口蓋窩は5つの部位：①中頭蓋底（翼突管と正円孔を介して）；②眼窩（下眼窩裂を介して）；③側頭下窩，咀嚼筋間隙（翼上顎裂を介して）；④後鼻腔（蝶口蓋孔を介して）；⑤口腔（翼口蓋管を介して）と連絡する。

画像診断上の意義

①口腔，咽頭，鼻副鼻腔に発生した腫瘍や病変が直接的，または神経周囲進展により翼口蓋窩へ進展し，そこからさらに病変が眼窩や中頭蓋底，頭蓋内へ進展する経路になる。

TIPS

3 正常解剖の造影T1強調冠状断像
▲：海綿静脈洞，△：卵円孔，↑：左三叉神経第3枝（下顎神経）

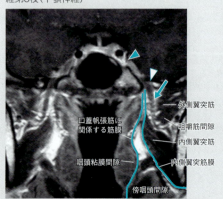

三叉神経の走行

Ⅰ：第1枝（眼神経）：Meckel腔－海綿静脈洞－上眼窩裂－前頭神経

Ⅱ：第2枝（上顎神経）：Meckel腔－海綿静脈洞－正円孔－翼口蓋窩
　①眼窩下神経：翼口蓋窩－下眼窩裂－眼窩下管－眼窩下孔
　②頬骨神経：翼口蓋窩－下眼窩裂
　③後上歯槽神経：翼口蓋窩
　④口蓋神経：翼口蓋窩－翼口蓋管－大・小口蓋神経

Ⅲ：第3枝（下顎神経）：Meckel腔－卵円孔－咀嚼筋間隙（内側翼突筋と外側翼突筋の間を走行）（3）
　①下歯槽神経：下顎管
　②耳介側頭神経
　③舌神経

症例1 若年性血管線維腫（20歳代，男性）

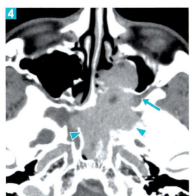

● 画像所見
造影CT **4**：左鼻腔後方を主座とする強い造影効果を示す腫瘤を認める。腫瘤は蝶口蓋孔を介し拡大した翼口蓋窩（↑）へ進展している。後方では，蝶形骨洞（▲）へ広範に進展している。

● 解説
若年性血管線維腫は，腫瘍血管に富み，被包化されないポリープ様腫瘍で，病理学的には良性だが，局所浸潤性が強く臨床的には悪性の様相を呈する。14～18歳の若年男性に好発し，鼻閉，鼻出血，顔面変形，眼球突出などが主症状である。本腫瘍は蝶口蓋孔近傍の後鼻腔組織から発生することが多く，翼口蓋窩へ進展（約90%），蝶形骨洞へ進展（約60%）するなど，特徴的な発達形態を示す。CTでは，翼口蓋窩の拡大を伴う鼻副鼻腔や上咽頭腫瘍として認められる。T2強調像では腫瘍内に複数のflow voidを認める。dynamic造影MRIでは，早期より著明な増強効果を示す。

症例2 IgG4関連疾患（70歳代，女性）

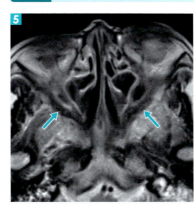

● 画像所見
T2強調像 **5**：両側翼口蓋窩に低信号を示す病変が連続して認められる（↑）。

● 解説
IgG4関連疾患では神経に沿った病変を示すことがあり，頭頸部領域では，三叉神経の分枝や海綿静脈洞に好発する。画像所見では，神経腫大，神経の造影増強効果，神経管や孔の拡大がある。また，IgG4関連疾患で認められる病変の線維化を反映して，CTでは均一な軟部組織濃度を示し，MRIのT2強調像で低～中間信号，T1強調像で低信号を示し，造影後に均一な増強効果を示す[2]。
本症例では，両側の翼口蓋窩にT2強調像で低信号を示す病変が認められ，三叉神経第2枝に沿った神経病変と考えられる。

症例3 悪性リンパ腫（三叉神経第2枝の神経周囲進展）（70歳代，女性）

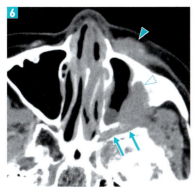

● 画像所見
造影CT **6**：左翼口蓋窩の拡大と，内部の脂肪織の消失を認める（↑）。眼窩下管は拡大し，眼窩下管に沿った軟部組織病変を認める（△）。また，眼窩下孔から連続する上顎洞前壁に接した軟部組織病変も認める（▲）。眼窩下神経や三叉神経第2枝本幹に沿った神経周囲進展が見られる。

● 解説
鼻副鼻腔原発の悪性リンパ腫は，CTで軟部組織濃度を示し，T1強調像で低信号，T2強調像で低～中間信号，拡散強調像でADC値の著明な低下を伴う高信号を示し，造影増強効果を有する。骨変化は膨張性から破壊性までさまざまで，骨をはさんで腫瘍を形成することがある。近傍の三叉神経分枝に沿った神経周囲進展をきたすことがある。本症例では，病変は左翼口蓋窩から下眼窩裂，眼窩下管，眼窩下孔そして上顎洞前壁に接した部位に及び，軟部組織腫瘤を形成している。左三叉神経第2枝本幹から眼窩下神経に沿った神経周囲進展を示した悪性リンパ腫であった。

症例4 三叉神経鞘腫（三叉神経第2枝由来）（50歳代，男性）

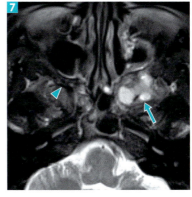

● 画像所見
脂肪抑制T2強調像 **7**：左翼口蓋窩の著明な拡大を認め，内部に腫瘤を認める（↑）。腫瘍内部にはさまざまな信号域が見られ，一部出血や嚢胞変性を伴っていると思われる。正常の右翼口蓋窩（▲）とも対比されたい。

● 解説
三叉神経鞘腫は脳神経に発生する神経鞘腫のうち，聴神経鞘腫に次いで多く認められる。神経鞘腫は被膜を有する境界明瞭な腫瘤で，出血や嚢胞変性により，嚢胞様腫瘍として認められることがある。組織学的には紡錘型細胞が柵状配列をとるAntoni A型と，細胞密度が粗で浮腫・粘液腫様の間質を伴うAntoni B型の2つの型がある。嚢胞変性部位やAntoni B型は，T2強調像で著明な高信号を示す。一方，Antoni A型の部位はT2強調像にて中等度の信号強度を示す。造影後は充実部の比較的均一な増強効果を認めるが，Antoni B型で比較的強い増強効果を示す。

参考文献
1) Lloyd G, et al：Imaging for juvenile angiofibroma. J Laryngol Otol, 114：727-730, 2000.
2) Fujita A, et al：IgG4-related disease of the head and neck：CT and MR imaging manifestations. RadioGraphics, 32：1945-1958, 2012.
3) Baba Y, et al：MR imaging appearances of schwannoma：correlation with pathological findings. Nippon Igaku Hoshasen Gakkai Zasshi, 57：499-504, 1997.

Foramen rotundum
正円孔

正円孔の画像解剖(1, 2)

1 正常解剖(頭蓋底上面)の骨標本写真
↑：正円孔

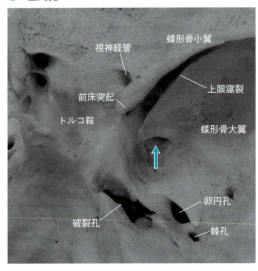

2 正常解剖のCT骨条件
↑：正円孔

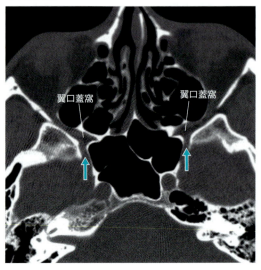

- 正円孔は上眼窩裂の直下に存在し，頭蓋底を前後方向に短く，太く，ほぼ直線状に貫く。正円孔は海綿静脈洞部と翼口蓋窩とをつなぎ，翼口蓋窩には下眼窩裂レベルで入る。内部を三叉神経第2枝，正円孔動脈が走行する。

画像診断上の意義

①翼口蓋窩と中頭蓋窩，海綿静脈洞とをつなぐ経路になる。

TIPS

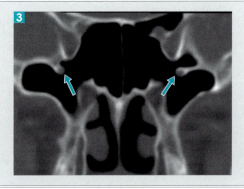

蝶形骨洞内を走行する正円孔(3)
- 蝶形骨洞内の含気により，正円孔が取り囲まれ，蝶形骨洞内を貫通して走行(↑)することがある。
- 蝶形骨洞に入る内視鏡手術では，術前CTにおいて大変重要な情報となる。

症例1 神経周囲進展（上咽頭癌の三叉神経第2枝への神経周囲進展）(60歳代, 女性)

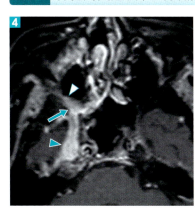

● 画像所見
脂肪抑制造影T1強調像 4：拡大した右正円孔を認める（↑）。三叉神経第2枝を介した増強効果を伴う病変は、翼口蓋窩（△）から正円孔を介し中頭蓋窩、海綿静脈洞（▲）へ進展している。

● 解説
本症例では原発巣が右Rosenmüller窩にあり、前方へ腫瘍が進展し、鼻腔外側後上方にある蝶口蓋孔に進展し、翼口蓋窩に及び、さらに三叉神経第2枝に沿って進展し正円孔を介して海綿静脈洞に腫瘍を形成している。正円孔への神経周囲進展の経路には、上咽頭癌の前方進展と側方進展がある。前方進展では、腫瘍は鼻腔後方の側壁へ進展し、蝶口蓋孔から翼口蓋窩、正円孔へ進展する。側方進展では、傍咽頭間隙へ進展した腫瘍が前外方に進展すると側頭下窩、咀嚼筋間隙へ進展し、さらに翼上顎裂を介し翼口蓋窩、正円孔へ進展する。翼口蓋窩へ進展した腫瘍は三叉神経第2枝に浸潤し、神経周囲進展を来す可能性がある。また、腫瘍が正円孔を介し海綿静脈洞、Meckel腔に到達した場合、三叉神経第1枝、3枝に沿って上眼窩裂や卵円孔など末梢側へ進展することがあるため、注意深く読影しなくてはならない。

症例2 副鼻腔原発悪性リンパ腫（三叉神経第2枝の神経周囲進展）(40歳代, 男性)

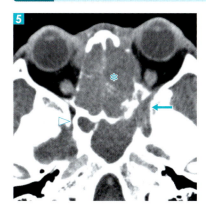

● 画像所見
造影CT 5：篩骨洞をほぼ占拠する腫瘤性病変を認める（*）。左正円孔は拡大し（↑）、翼口蓋窩から連続する増強効果を伴う病変が認められる。右正円孔内の正常脂肪織（△）を示す。

● 解説
本症例では、篩骨洞原発の悪性リンパ腫が鼻腔外側後上方にある蝶口蓋孔に直接進展し、翼口蓋窩で三叉神経第2枝に沿った神経周囲進展を示し、正円孔から海綿静脈洞にかけて腫瘍を形成している。
鼻副鼻腔原発の悪性リンパ腫は、CTで軟部組織濃度を示し、T1強調像で低信号、T2強調像で低～中間信号、拡散強調像でADC値の著明な低下を伴う高信号を示し、造影増強効果を示す。膨張性から骨破壊性まで形態はさまざまで、近傍の三叉神経分枝に沿った神経周囲進展をきたすこともある。

症例3 IgG4関連疾患 (60歳代, 男性)

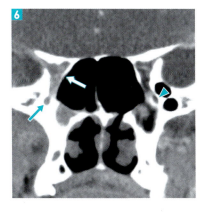

● 画像所見
造影CT冠状断像 6：右正円孔内（↑）から眼窩尖部（⇧）にかけて増強される軟部組織病変を認める。左正円孔内の正常脂肪織の低吸収とも対比されたい（▲）。

● 解説
本症例では、右翼口蓋窩から正円孔、下眼窩裂、眼窩尖部にかけて軟部組織病変を認める。三叉神経第2枝に沿ったIgG4関連疾患に伴う神経病変であった。
IgG4関連疾患では神経に沿った病変を示すことがよく知られ、頭頸部領域では、三叉神経の分枝や海綿静脈洞に好発する。画像所見では、神経腫大、神経の造影増強効果、神経管や孔の拡大がある。IgG4関連疾患で認められる病変の線維化を反映して、CTでは均一な軟部組織濃度を示し、MRIのT2強調像で低～中間信号、T1強調像で低信号を示し、造影後に均一な増強効果を示す。

参考文献
1) Ginsberg LE：Perineural tumor spread associated with head and neck malignancies. Head and Neck Imaging, 5th ed, Som PM, Curtin HD, eds. Mosby Inc, St Louis, 2011, p2771-2822.
2) Yamamoto M, et al：Primary malignant lymphoma of the maxillary sinus：CT and MRI. Neuroradiology, 42：285-289, 2000.
3) Fujita A, et al：IgG4-related disease of the head and neck：CT and MR imaging manifestations. RadioGraphics, 32：1945-1958, 2012.

Foramen ovale
卵円孔

卵円孔の画像解剖（**1**, **2**）

1 卵円孔の骨標本写真（内頭蓋底）
↑：卵円孔

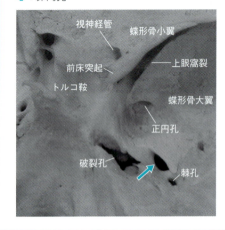

2 正常解剖のCT骨条件
↑：卵円孔

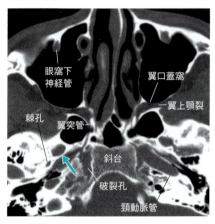

- 卵円孔は，蝶形骨大翼内側に位置し，内部を三叉神経第3枝（下顎神経）が走行する。下顎神経は内側翼突筋と外側翼突筋の間を走行する。

画像診断上の意義

①口腔や咽頭，唾液腺などに発生した腫瘍や病変が咀嚼筋間隙を介し，直接的，または神経周囲進展により頭蓋内へ進展する経路になる。

TIPS
神経周囲進展
- 神経周囲進展とは，腫瘍が原発巣から神経に沿って広がる腫瘍の進展様式の1つである。頭頸部領域において神経周囲進展をきたす腫瘍の組織型として，扁平上皮癌と腺様嚢胞癌がよく知られ，その他に基底細胞癌，粘表皮癌，悪性リンパ腫，悪性黒色腫，横紋筋肉腫などが報告されている。
- 神経周囲浸潤や進展は，進行癌や高悪性度腫瘍，再発腫瘍で認められることが多く，予後不良因子として知っておくべきである。
- 神経周囲進展の画像所見には，直接所見と間接所見がある。直接所見として，腫瘍浸潤をきたした神経の腫大，造影増強効果，神経孔の拡大，神経孔内およびその直下の正常脂肪組織の消失がある。間接所見として脱神経性変化があり，急性期（1カ月以内）から亜急性期（1～20カ月）の脱神経性変化では神経支配を受けている筋肉は腫大し，T2強調像で高信号を示し，造影増強効果を認める。慢性期（20カ月以上）の脱神経性変化では筋肉の萎縮と脂肪変性を認める。臨床的に神経周囲進展が疑われる場合には，造影MRI検査が推奨され脂肪抑制法の併用も有用である。

傍咽頭間隙病変の卵円孔への進展路（「翼口蓋窩」のTIPS図3を参照）
- 咀嚼筋間隙と傍咽頭間隙は深頸筋膜浅葉により境され，その筋膜は卵円孔内側の頭蓋底に付着する。このため，傍咽頭間隙由来の腫瘍や傍咽頭間隙へ進展した腫瘍はこの筋膜を越え，咀嚼筋間隙へ進展してから三叉神経第3枝を介し，卵円孔，頭蓋内へ進展することがある。

症例1 神経周囲進展（耳下腺腺様嚢胞癌の術後再発）(60歳代, 男性)

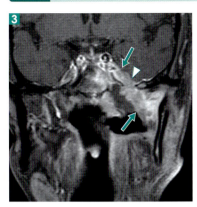
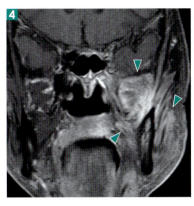

● 画像所見
脂肪抑制造影T1強調冠状断像**3**, **4**：左卵円孔は拡大し（△），三叉神経第3枝の腫大とこれに沿った増強効果を認め，病変は海綿静脈洞へ進展している（↑）。左咀嚼筋群（内側・外側翼突筋，咬筋）は増強効果を認め（▲），三叉神経第3枝の脱神経性変化と考えられる。

● 解説
左耳下腺腫瘍（腺様嚢胞癌）の術後2年に，三叉神経第3枝に沿った神経周囲進展で再発した症例である。三叉神経第3枝に沿って進展し，卵円孔を介して海綿静脈洞に及んでいる。耳下腺腫瘍では三叉神経第3枝の耳介枝と顔面神経の神経周囲進展をきたす可能性があるため，術前・術後画像検査において，これら神経の走行部位を確認し，神経周囲進展の有無を評価することが大切である。

症例2 神経周囲進展（上咽頭癌）(60歳代, 男性)

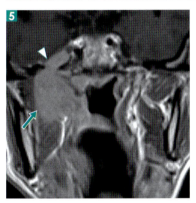
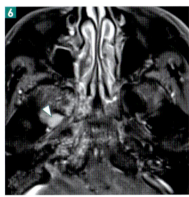

● 画像所見
造影T1強調冠状断像**5**，脂肪抑制造影T1強調横断像**6**：上咽頭右側から傍咽頭間隙，咀嚼筋間隙を占拠する腫瘤を認める（↑）。右三叉神経第3枝は腫大し，増強効果を認め，拡大した卵円孔（△）から頭蓋内，海綿静脈洞への神経周囲進展を認める。

● 解説
上咽頭右側壁が原発部位で，傍咽頭間隙を越えて咀嚼筋間隙に腫瘍が進展し，そこで三叉神経第3枝に沿った神経周囲進展をきたし，卵円孔を介し右海綿静脈洞に及んでいる。上咽頭癌の卵円孔への進展経路には側方進展がある。これは，腫瘍が傍咽頭間隙やその他の深部組織浸潤をきたすものである。傍咽頭間隙へ進展した腫瘍が，前側方に進展すると側頭下窩，咀嚼筋間隙へ進展する。腫瘍が咀嚼筋間隙へ浸潤した場合，三叉神経第3枝に沿った神経周囲進展をきたす可能性がある。三叉神経第3枝に進展すると，卵円孔を介し海綿静脈洞，頭蓋内へ進展しうる。

症例3 卵円孔骨折 (60歳代, 女性)

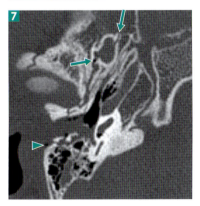

● 画像所見
造影CT骨条件**7**：右側頭骨に縦骨折を認める（▲）。骨折線は卵円孔に及んでいる（↑）。

● 解説
頭蓋底の神経孔や血管孔などは外力に対し弱く，骨折が及ぶこともある。側頭骨骨折に頭蓋底骨折を合併することはしばしばあり，まれではあるが卵円孔に骨折が及ぶこともある。卵円孔骨折は，小孔内を走行する下顎神経に障害をきたし，舌，下顎部，下顎歯，下唇の粘膜，頬粘膜の一部，外耳の疼痛や感覚障害，咀嚼筋などの運動障害を引き起こす。

参考文献
1) Ginsberg LE：Perineural tumor spread associated with head and neck malignancies. Head and Neck Imaging, 5th ed, Som PM, Curtin HD, eds. Mosby Inc, St Louis, 2011, p2771-2822.

I. Head & Neck　　　　　　　　　　　　　　　　　　　　　　　　　　　　　　齋藤尚子

Carotid canal
頸動脈管

頸動脈管の画像解剖（①, ②）

① 正常解剖（頭蓋底下面）の骨標本写真
↑：頸動脈管

② 正常解剖のCT骨条件
↑：頸動脈管

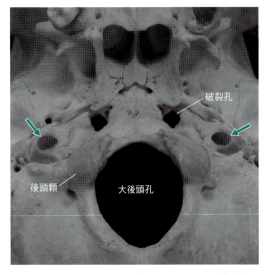
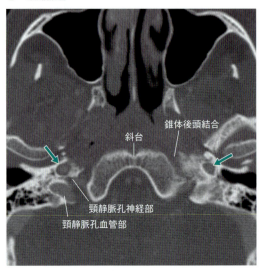

- 錐体骨底部と尖部のほぼ中央部下面に頸動脈管開口部が位置する．頸動脈管は鼓室前壁に沿って上行（垂直部）した後，錐体骨尖部方向に水平に走行（水平部）し，頭蓋内に入り，破裂孔に至る．頸動脈管内には，内頸動脈とともに随伴する交感神経叢が走行する．

画像診断上の意義

①内部を走行する内頸動脈の異常，外傷例では損傷の程度を正しく評価することが不可欠である．

TIPS　頸動脈損傷の画像所見
- CTAで認める動脈損傷の画像所見には，完全または部分的閉塞，血管攣縮，解離，仮性動脈瘤，内膜損傷，動静脈瘻がある．内頸動脈損傷では，一過性脳虚血発作や神経症状をきたす．
- 骨折線が頸動脈管を横断する，または近傍を走行する場合は，積極的にCTAを行い，血管損傷の有無を評価しなければならない．

参考文献
1) Resnick DK, et al：The significance of carotid canal involvement in basilar cranial fracture. Neurosurgery, 40：1177-1181, 1997.
2) 尾尻博也：上咽頭．頭頸部の臨床画像診断学，第3版，南江堂，2016, p149-187.
3) Florio F, et al：Congenital absence of the internal carotid artery. Cardiovasc Intervent Radiol, 22：74-78, 1999.

症例1　頸動脈管骨折（40歳代，男性）

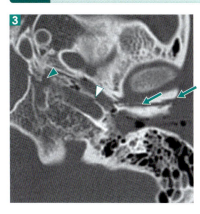

● 画像所見
側頭骨CT骨条件 3：左側頭骨に錐体骨を含む縦骨折を認める（↑）。骨折は，頸動脈管（△），破裂孔（▲）に及んでいる。

● 解説
頸動脈管骨折は側頭骨骨折や頭蓋底骨折の約10～50％に認められる。特に錐体骨を含む側頭骨骨折は頸動脈管骨折や内頸動脈損傷の重要な危険因子である。頸動脈管骨折の約10～35％に内頸動脈損傷を合併する。頸動脈管骨折は破裂孔－海綿静脈洞部間に最多である。内頸動脈損傷は錐体部頸動脈管での骨折に伴うものが最も多い。

症例2　上咽頭癌の頭蓋底浸潤・頸動脈管浸潤（70歳代，男性）

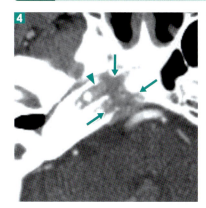

● 画像所見
造影CT 4：右Rosenmüller窩から連続する腫瘍による錐体骨尖部や斜台への広範な頭蓋底浸潤を認める（↑）。腫瘍は頸動脈管にも浸潤し，内頸動脈を全周性に取り囲み，内腔もやや狭小化している（▲）。

● 解説
上咽頭癌の上方進展による頭蓋底浸潤の好発部位は，破裂孔やその周囲の錐体骨，斜台，蝶形骨体部から翼状突起基部である。錐体骨は頸動脈管を含むため，この部位へ進展する腫瘤は頸動脈管，および内頸動脈へ浸潤することがある。頭蓋底浸潤の画像所見は，腫瘍に接する頭蓋底の骨破壊像や骨硬化性変化である。MRIでは，頭蓋底の正常脂肪髄によるT1高信号の消失や，造影後脂肪抑制併用T1強調像での増強効果として認められる。

症例3　頸動脈管無形成（40歳代，女性）

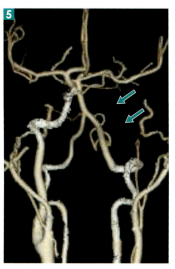
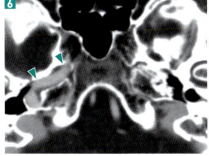

● 画像所見
CTA 5，CTA元画像 6：左内頸動脈は認められず，元画像にて左内頸動脈管が欠損しており，無形成である。正常側の右内頸動脈は頸動脈管内を走行する（▲）。

● 解説
剖検による報告で内頸動脈欠損症の頻度は0.01％以下とされる。胎生6週ごろの第3動脈弓および背側大動脈の末梢部分の消失ないし形成不全が原因と考えられている。左側欠損は右側欠損より3倍多いとされ，両側欠損は全体の10％未満といわれている。後天性内頸動脈閉塞症と鑑別するために頸動脈管の無形成，もしくは低形成をCTで確認することが重要である。

Foramen lacerum
破裂孔

破裂孔の画像解剖（1, 2）

1 正常解剖（頭蓋底上面）の骨標本写真
↑：破裂孔

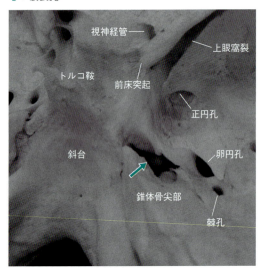

2 正常解剖のCT
↑：破裂孔

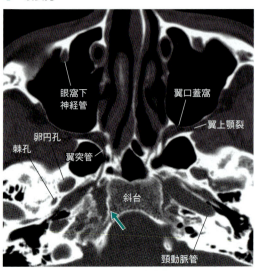

- 蝶形骨体部と錐体骨尖部との間に生じた不規則な形をした裂隙である。内部には軟骨性組織が認められ、頸動脈管から出た内頸動脈が走行する。

画像診断上の意義

①上咽頭癌の上方進展による頭蓋底浸潤の好発部位である。
②軟骨組織があるため、軟骨性腫瘍の発生母地になりうる。

TIPS 頭蓋底の発生

○頭蓋冠の骨は膜性骨化により、頭蓋底の骨は軟骨内骨化により形成される。軟骨内骨化は、軟骨内に骨化中心が出現し骨化していくことで完成に至る。神経や血管はこの軟骨内骨化が出現する前に発達し、これらを避けるように頭蓋底が形成されたため、複雑な孔や裂が生じる。骨化の進行に伴い軟骨結合の大部分は消失するが、一部の軟骨は成人においても遺残する。その代表的なものが、錐体後頭軟骨結合と破裂孔であり、軟骨性腫瘍の母地としてもよく知られる。

参考文献

1) 酒井 修ほか：頭蓋底. 頭頸部の画像診断, 酒井 修編著. 秀潤社, 2002, p74-101.
2) 尾尻博也：上咽頭. 頭頸部の臨床画像診断学, 第3版. 南江堂, 2016, p149-187.
3) Curtin HD, Chavali R：Imaging of the skull base. Radiol Clin North Am, 36：801-817, 1998.

症例1　上咽頭癌の頭蓋底浸潤（50歳代，男性）

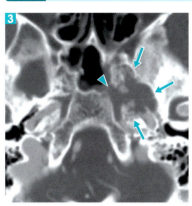 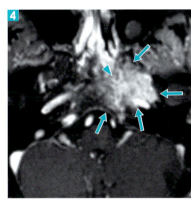

● 画像所見
CT骨条件 3：左破裂孔は拡大し（▲），周囲の蝶形骨左大翼内側部や錐体骨尖部に骨破壊を認める（↑）。
脂肪抑制造影T1強調像 4：上咽頭から左破裂孔（▲）を中心とした頭蓋底に広範に浸潤する腫瘍を認める（↑）。

症例2　上咽頭癌の頭蓋底浸潤（50歳代，男性）

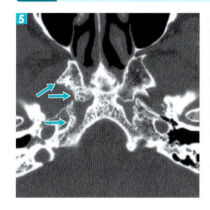

● 画像所見
頭蓋底レベルの骨条件CT 5：右Rosenmüller窩から発生した上咽頭癌に接して，右破裂孔周囲や翼状突起基部に軽度の骨硬化性変化を認める（↑）。MRI（非提示）では同部位における腫瘍の頭蓋底浸潤を認めた。

● 解説（【症例1，2】共通）
上咽頭癌の上方進展による頭蓋底浸潤の好発部位は，破裂孔やその周囲の錐体骨，斜台，蝶形骨体部から翼状突起基部である。これは，上咽頭癌の好発部位であるRosenmüller窩の直上に破裂孔が存在するためとされる。頭蓋底浸潤の画像所見は，CT骨条件での腫瘍に接する頭蓋底の骨破壊像や骨硬化性変化である。MRIでは，T1強調像での頭蓋底の正常脂肪髄が示す高信号の消失や，脂肪抑制造影T1強調像での異常増強効果として認められる。

症例3　頭蓋底軟骨肉腫（60歳代，男性）

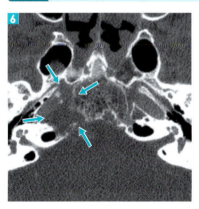 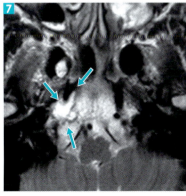

● 画像所見
CT骨条件 6：右破裂孔から錐体後頭軟骨結合にかけて，骨破壊を伴い辺縁分葉状の腫瘤を認める（↑）。
脂肪抑制T2強調像 7：この腫瘤は著明な高信号を示す（↑）。

● 解説
胎児期軟骨の遺残，あるいは髄膜の線維芽細胞に由来する悪性骨腫瘍である。頭蓋底の軟骨肉腫は錐体後頭軟骨結合が好発部位である。CTで軟骨肉腫は，骨破壊を示す腫瘍として認められ，内部に点状，曲線状の軟骨様石灰化を伴うことが多い。MRIでは，T2強調像で軟骨成分を反映した著明な高信号を示すことが特徴である。造影後は，不均一な増強効果を示す。

Facial canal
顔面神経管

顔面神経管の画像解剖（❶）

1 顔面神経管の単純CT骨条件（a〜c），顔面神経の走行（d）
図d中のラインは図a〜cの横断面。

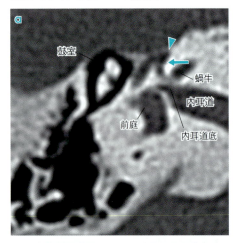
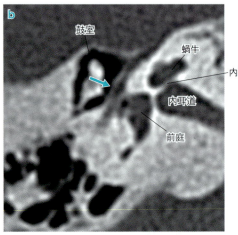
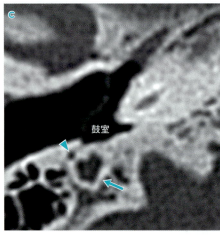
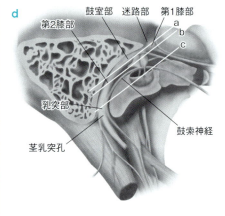

- 顔面神経管は顔面神経を入れる骨性の管腔で，迷路部・鼓室部・乳突部からなる（d）。
- 迷路部は内耳道の外側端にあたる内耳道底に始まり，屈曲して蝸牛の外側を前方に走行（aの↑），第1膝部（aの▲）に至る。第1膝部から後方へ屈曲し，鼓室内側壁を後方へ走行，第2膝部に至る（鼓室部，bの↑）。第2膝部で下方へ屈曲し，茎乳突孔に終わる（乳突部，cの↑）。

画像診断上の意義

①術前の解剖学的破格の評価。
②真珠腫や骨折などによる顔面神経管の浸食，損傷の有無の判定。
③顔面神経鞘腫や血管腫の由来の確認。

> **TIPS** 鼓索神経管
> ○鼓索神経を通す管である。茎乳突孔の直上で顔面神経管から分かれ上行し，鼓膜内側で鼓室内へ開口する（**1** cの▲）。

症例1 顔面神経管裂開（40歳代，女性）

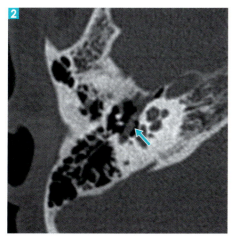
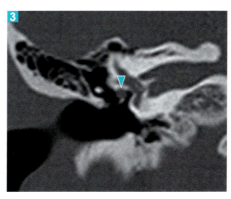

● 画像所見
単純CT骨条件横断像2：顔面神経管鼓室部の骨壁が同定できず，ややたるんだように走行している（↑）。
単純CT骨条件冠状断像3：顔面神経がやや下垂し，アブミ骨と接触している（▲）。
● 解説
顔面神経管裂開は卵円孔直上に多く，下壁が裂開していることが多い。症状を呈することはあまりないが，術中損傷のリスクとなる。

症例2 重複顔面神経管（1歳，男児）

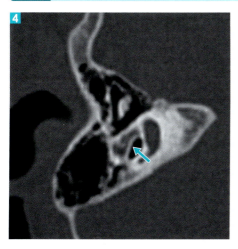

● 画像所見
単純CT骨条件4：顔面神経管鼓室部が拡大し（↑），内部に薄く隔壁がある。
● 解説
顔面神経管の奇形は，ほかの中耳・内耳奇形と合併することが多い。先天性難聴や聴器奇形をみた場合には，顔面神経管も確認する必要がある。

症例3 顔面神経鞘腫（30歳代，女性）

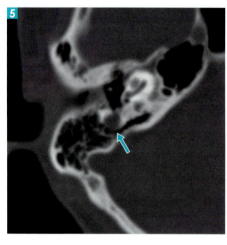
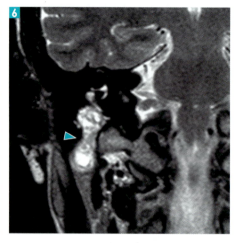

● **画像所見**
単純CT骨条件横断像 5 ：顔面神経管乳突部が拡大している（↑）。
T2強調像冠状断像 6 ：顔面神経に沿うように上下に長いダンベル状の腫瘤を認める（▲）。手術にて顔面神経鞘腫と診断された。

● **解説**
顔面神経からは神経鞘腫や血管腫が発生する。血管腫はときに特徴的な蜂巣状の石灰化を伴う。耳下腺癌も顔面神経に沿って神経周囲進展をきたす。

症例4 顔面神経管骨折（20歳代，男性）

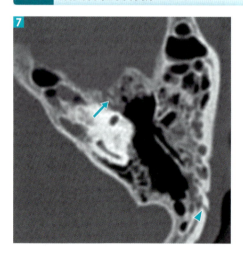

● **画像所見**
単純CT骨条件 7 ：顔面神経管第1膝部に骨片が存在している（↑）。乳突蜂巣に液体貯留があり，骨折線を認める（▲）。手術にて顔面神経管骨折が確認された。

● **解説**
側頭骨骨折は錐体に長軸方向の縦骨折と短軸方向の横骨折，これらの混合型に分けられるが，横骨折では永続的顔面神経麻痺を生じやすい。

文献
1) Hong HS, et al：Enhancement pattern of the normal facial nerve at 3.0 T temporal MRI. Br J Radiol, 83：118-121, 2010.

TIPS 顔面神経の造影効果

○顔面神経管内の神経周囲には動静脈叢があり，正常でも造影される。乳突部や膝神経節付近で観察されやすく（8），内耳道内や迷路部でも見られることがある[1]。Ramsay-Hunt症候群やBell麻痺で顔面神経の造影効果は増強されるが，正常でも動静脈叢の造影効果があることに注意する必要がある。

8 脂肪抑制造影T1強調像

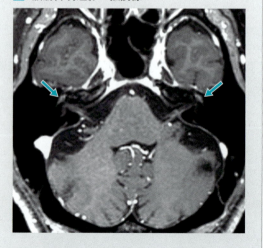

両側膝神経節付近に造影効果を認める。

Internal auditory canal
内耳道

内耳道の画像解剖（**1**）

1 内耳道の単純CT横断像（a, b）とheavily T2強調斜矢状断像（c）

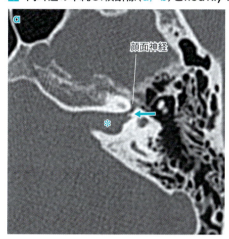
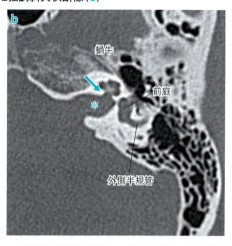
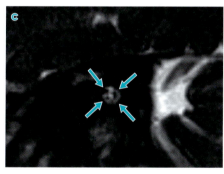

- 内耳道は錐体後面にある内耳孔から外側終末部である内耳道底までの1cm程度の管である（a, bの＊）。顔面神経・内耳神経・迷路動静脈が走行する。
- heavily T2強調像では，内耳道内を走行する顔面神経（前上部）・蝸牛神経（前下部）・上下前庭神経（後上部，後下部）が確認可能である（cの↑）。
- 内耳道は底部側で横稜により上下に分かれ，さらに上部は垂直稜（aの↑）により，前後に区分される。垂直稜前方を顔面神経が走行する。蝸牛底（bの↑）を蝸牛神経が走行する。

画像診断上の意義

①聴神経鞘腫，髄膜腫などの腫瘍性病変の評価。
②先天奇形の評価。

症例1 聴神経鞘腫（40歳代，女性）

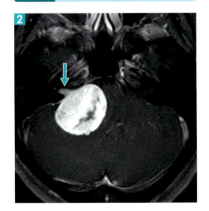

● 画像所見
脂肪抑制造影T1強調像 2：右小脳橋角部から内耳道（↑）に腫瘤を認める。

症例2 髄膜腫（40歳代，女性）

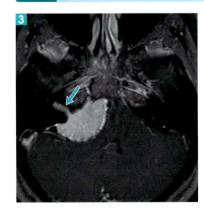

● 画像所見
脂肪抑制造影T1強調像 3：右小脳橋角部から内耳道（↑）に腫瘤を認める。

● 解説
小脳橋角部から内耳道の代表的な腫瘍性病変として神経鞘腫と髄膜腫がある。いずれもさまざまな所見を呈しうるが，髄膜腫は髄膜に付着し，dural tail signや骨肥厚を伴うこと，神経鞘腫と比較し強く，均一な造影増強効果を呈することが鑑別のポイントとなる。

症例3 重複内耳道（40歳代，女性）

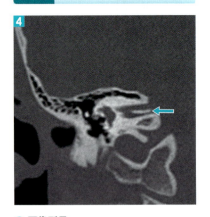

● 画像所見
単純CT冠状断像 4：内耳道内に骨性の隔壁（↑）を認め，重複内耳道と考えられる。

● 解説
内耳道の先天奇形としては，重複内耳道や内耳道狭窄，蝸牛神経欠損，顔面神経欠損などがある。

症例4 胃癌髄膜播種（60歳代，女性）

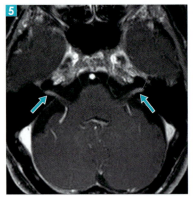

● 画像所見
脂肪抑制造影T1強調像 5：両側内耳神経，顔面神経に沿った造影増強効果を認める（↑）。

● 解説
髄膜播種が脳神経に及ぶと脳神経症状を呈しうる。担癌患者に難聴や顔面神経麻痺などがみられれば，患側の脳神経をよく観察する必要がある。

症例5 肥厚性硬膜炎［抗好中球細胞質抗体（anti-neutrophil cytoplasmic antibody；ANCA）関連血管炎］（70歳代，女性）

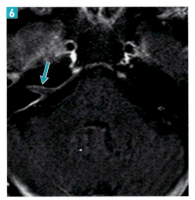

● 画像所見
脂肪抑制造影T1強調像 6：内耳道の辺縁に沿った造影増強効果を認める（↑）。

● 解説
内耳道にも硬膜があるため，硬膜病変が波及する。

| 症例6 | **内耳道骨腫**(50歳代, 女性) |

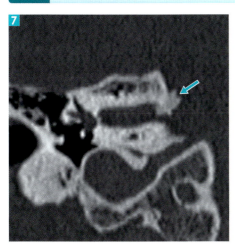

● **画像所見**
単純CT冠状断像7:内耳道入口部に骨性の分葉状の骨化を認める(↑)。

● **解説**
内耳道骨腫は無症状のことが多い。筋緊張性ジストロフィーでも頭蓋骨が肥厚し,同様の病変を形成する。大理石病,Paget病,線維性異形成症も内耳道の狭窄をきたす[1]。

TIPS 単孔
○後膨大部神経を通す孔であり,CTでは内耳道から後膨大部方向に走行する孔として同定できる(↑)。

8 単純CT横断像

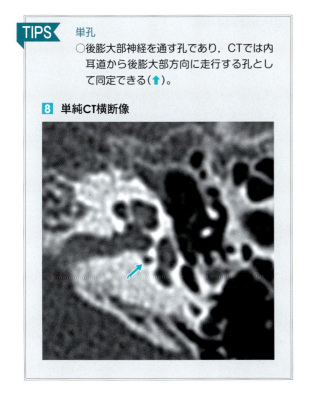

TIPS 弓下窩動脈管
○弓下窩動脈が走行する孔で,CTでは上半規管の直下を走行する低吸収域として同定できる。ときに拡大が目立つことがあるが,病的意義は乏しい(↑)。

9 単純CT横断像

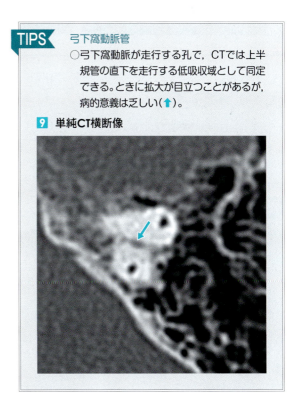

文献
1) Ciorba A, et al:Bilateral osseous stenosis of the internal auditory canal:case report. Acta Otorhinolaryngologica Ital, 31:177-180, 2011.

Inferior tympanic canaliculus
下鼓室小管

下鼓室小管の画像解剖（■1）

1 下鼓室小管の単純CT横断像（a）と同冠状断像（b）

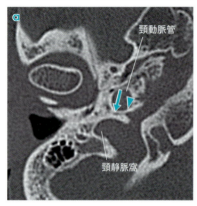
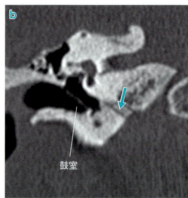

- 下鼓室小管は頸動脈管と頸静脈窩の間のくぼみ（錐体小窩，舌咽神経の下神経節を入れる，aの▲）から外側に走行し，鼓室に至る細い管（a，bの↑）である。舌咽神経の枝である鼓室神経（Jacobson nerve）と上行咽頭動脈の枝である下鼓室動脈が走行する。

画像診断上の意義

①異所性内頸動脈の経路となる。
②傍神経節腫の発生母地となる。

症例1 異所性内頸動脈（50歳代，女性）

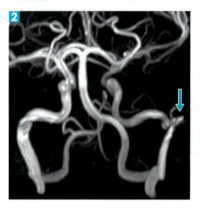
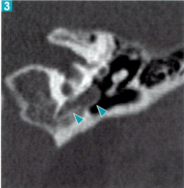

- **画像所見**
MRA **2**：左内頸動脈に走行異常を認める（↑）。
単純CT骨条件 **3**：下鼓室小管が拡大し，内頸動脈が走行している（▲）。

- **解説**
異所性内頸動脈では内頸動脈近位部の部分欠損のため，側副路として上行咽頭動脈の枝である下鼓室動脈が拡張する。蝸牛の後外側から岬角に沿って前方へ走行し，頸鼓動脈を介して頸動脈管水平部へ連なる。類似の所見を呈する内頸動脈外側化では下鼓室小管は拡大せず，鑑別点となる[1]。

文献
1) Glastonbury CM, et al：Lateralized petrous internal carotid artery：imaging features and distinction from the aberrant internal carotid artery. Neuroradiology, 54：1007-1013, 2012.

Foramen magnum
大後頭孔

I. Head & Neck　　　　　　　　　　　　　　　　　　　　　　　　　　　　　檜山貴志

大後頭孔の画像解剖（■1）

1 大後頭孔の単純CT矢状断（a），同横断像（b）

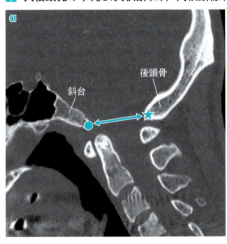
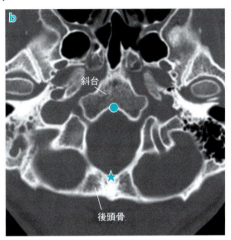

- 大後頭孔は後頭骨下面にある孔で，頭蓋内と脊柱管を連結し（aの⬌），延髄頸髄移行部，副神経，椎骨動脈，静脈叢，硬膜，翼状靱帯が存在する。
- 大後頭孔の前端はbasion（a, bの●），後端はopisthion（a, bの★）とよばれ，計測基準点である。これを結ぶ前後径の平均は成人で35mmである。

画像診断上の意義

① Chiari奇形や扁平頭蓋底など形態異常に伴う延髄頸髄移行部圧迫が評価される。
② 大後頭孔の腫瘍性病変，血管病変が評価される。

症例1　Chiari奇形（Ⅰ型，Ⅱ型）（**2**：30歳代，女性，**3**：1カ月，女児）

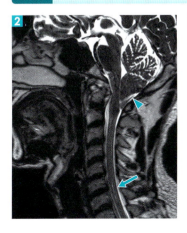
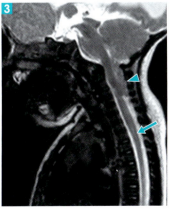

● 画像所見
T2強調矢状断像2：大後頭孔から小脳扁桃が下垂している（▲）。脊髄内にわずかに空洞症を認める（↑）。ChiariⅠ型奇形である。
T2強調矢状断像3：大後頭孔から小脳虫部が下垂している（▲）。わずかに空洞症を認める。後頭蓋窩は狭い。ChiariⅡ型奇形である。

● 解説
ChiariⅠ型奇形は小脳扁桃が大後頭孔より下垂するもので，50％に脊髄空洞症を伴う。ChiariⅡ型奇形は小脳扁桃に加え，虫部や第四脳室も大後頭孔から下垂し，髄膜瘤を伴い，後頭蓋窩の低形成，太い視床間橋，大脳鎌の低形成なども伴う。

症例2　骨異栄養症（1歳，女児）

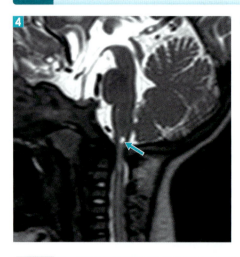

● 画像所見
T2強調矢状断像 4：大後頭孔は狭小化し，延髄頸髄移行部が圧迫され，内部に軟化による高信号（↑）を認める。

● 解説
骨異栄養症では軟骨内骨化の障害により，頭蓋底の低形成を生じる。大後頭孔は狭小化し，延髄の圧迫や水頭症などをきたす。

症例3　頭蓋頸椎移行部硬膜動静脈瘻（70歳代，男性）

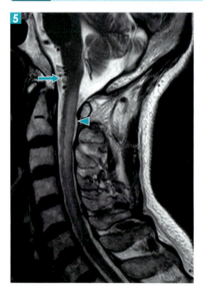
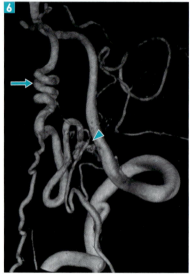

● 画像所見
T2強調矢状断像 5：頸髄内にT2強調像で高信号を認める（▲）。延髄頸髄移行部の前面に拡張した脈管を示すflow voidがあり（↑），動静脈瘻や血管芽腫が鑑別に挙がる。
3D-rotation angiography 6：後下小脳動脈の分枝が拡張し，動静脈瘻を形成（▲），拡張蛇行した静脈へ流出している（↑）。

● 解説
脊髄の静脈浮腫と周囲の拡張した脈管の存在は動静脈瘻を示唆する所見である。大後頭孔には椎骨動脈瘤も発生しうる。内・外頸動脈と椎骨動脈を結ぶ遺残血管吻合である1型遺残前環椎動脈も大孔を通過する。

症例4　大孔部髄膜腫（40歳代，女性）

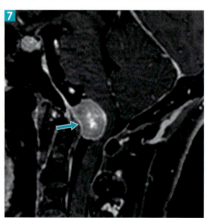

● 画像所見
造影T1強調矢状断像 7：大後頭孔前面の硬膜に付着する腫瘤を認める（↑）。

● 解説
大後頭孔の良性腫瘍としては髄膜腫，神経原性腫瘍が多い[1]。Neuroenteric cystや奇形腫も発生する。脊髄症状を主体とするため，大後頭孔を十分撮像野に含むよう，注意が必要である。

TIPS 後頭骨の発生
○後頭骨は基底部が軟骨内骨化，上項線より上方の鱗部が膜性骨化によって発生する。軟骨内骨化に障害をきたす軟骨異栄養症では大後頭孔は発達障害により狭小化する。

TIPS 扁平頭蓋底
○矢状断像において，鼻根点－下垂体窩とbasion－下垂体窩を結ぶ線の角度（頭蓋底角）が143°を超えれば扁平頭蓋底である（**8**）。Chiari奇形などさまざまな疾患に合併し，頭蓋底陥入を合併する。頭蓋底陥入ではbasionとopisthionを結ぶライン（McRae line）から歯突起の距離が5mm以下となる[2]。

8 単純CT骨条件
頭蓋底角は145°であり，扁平頭蓋底である。McRea line（点線）から歯突起（▲）の距離は5mm以下であり，頭蓋底陥入を伴っている。

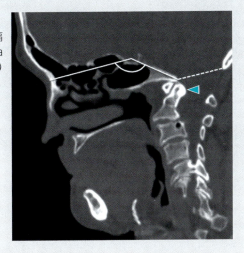

文献
1）Meyer FB, et al：Benign tumors of the foramen magnum. J Neurosurg, 61：136-142, 1984.
2）Kwong Y, et al：Craniometric measurements in the assessment of craniovertebral settling：are they still relevant in the age of cross-sectional imaging? AJR Am J Roentgenol, 196：W421-425, 2011.

Jugular foramen
頸静脈孔

頸静脈孔の画像解剖（1）

1 頸静脈孔の単純CT骨条件（a）とシェーマ（b）

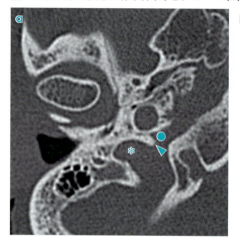
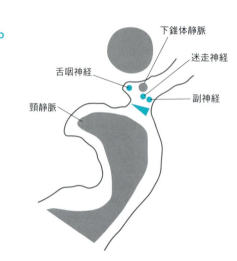

- 頸静脈孔は側頭骨錐体部と後頭骨の間に存在し，錐体後頭裂の下端に位置する．
- 頸静脈孔内突起（a，bの▲）の内側の神経部（aの●）と外側の静脈部（＊）に分かれる．神経部を舌咽神経，迷走神経，副神経，下錐体静脈洞が走行し，静脈部を頸静脈が走行する[1]．

画像診断上の意義

① 頸静脈球には高位頸静脈球，頸静脈裂開，憩室状突出などの破格が見られる．
② 神経鞘腫・髄膜腫などの病変の頭蓋内外への進展経路となる．
③ 傍神経節腫の好発部位の1つである．

症例1　高位頸静脈球（5歳，男児）

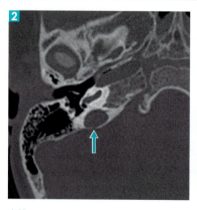
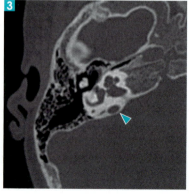

● **画像所見**
単純CT骨条件 **2**，**3**：右頸静脈球後壁に裂開を認める（↑）．より頭側の内耳道レベルでも頸静脈球が憩室状に突出し，高位頸静脈球と考えられる（▲）．

● **解説**
頸静脈球の重要な正常破格として高位頸静脈球，頸静脈裂開，憩室状突出がある．下鼓室に張り出すとretrotympanic vascular massとして認識される．

TIPS
○MRIではS状静脈洞や内頸静脈の信号の左右差を病変と誤認しないよう注意する．

文献
1) Rubinstein D, et al : The anatomy of the inferior petrosal sinus, glossopharyngeal nerve, vagus nerve, and accessory nerve in the jugular foramen. AJNR Am J Neuroradiol, 16 : 185-194, 1995.

症例2　神経鞘腫（舌咽神経）(60歳代，男性)

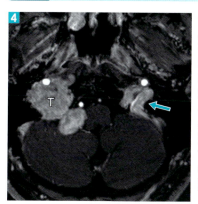

● 画像所見
脂肪抑制造影T1強調像 4 ：右小脳角部から頸静脈孔を経由し，頭蓋外へ進展する腫瘤(T)を認める（対側頸静脈孔，↑）。手術にて舌咽神経由来の神経鞘腫と診断された。

症例3　髄膜腫 (40歳代，女性)

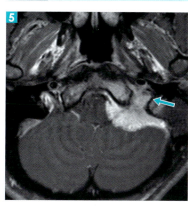

● 画像所見
造影脂肪抑制T1強調像 5 ：左小脳角部から頸静脈孔(↑)に進展する腫瘤を認める。
● 解説
頸静脈孔に進展する腫瘍の鑑別疾患では，神経鞘腫，髄膜腫が代表的である。悪性腫瘍の神経周囲進展，リンパ腫，白血病，IgG4関連疾患などは下位脳神経に沿った病変を形成しうる。

症例4　傍神経節腫（舌咽神経）(60歳代，女性)

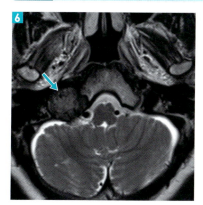

● 画像所見
T2強調像 6 ：右頸静脈孔に腫瘤を認める。内部にflow void (↑)が混在し，多血性腫瘤を疑う。
● 解説
頸静脈球には上下神経節があり，傍神経節腫の好発部位の1つである。

症例5　軟骨肉腫 (70歳代，女性)

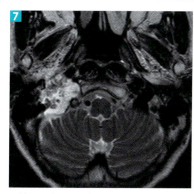

● 画像所見
T2強調像 7 ：右頸静脈孔に高信号を示す腫瘤を認める。
● 解説
錐体後頭裂は軟骨結合により接着しており，軟骨肉腫の好発部位の1つである。錐体後頭裂外側下端に頸静脈孔が存在するため，腫瘤は頸静脈孔を巻き込む。頸静脈孔には軟骨腫の発生も報告されている。

TIPS
蝸牛水管 (8)
○蝸牛水管は前庭窓に近い鼓室階から，頸静脈孔神経部上方のくも膜下腔に開く管である。成人では閉鎖し，機能的意義は少ないが，舌咽神経直上を走行するため，術中，下位脳神経のランドマークとなる。

8　単純CT冠状断像
正円窓近傍から頸静脈孔内側上方へ走行する蝸牛水管を認める(↑)。舌咽神経は蝸牛水管開口部直下の錐体後面のくぼみ [錐形窩(*)] を走行する。

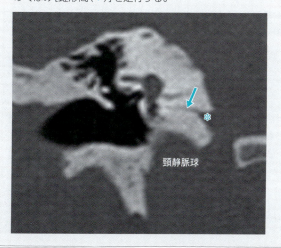

I. Head & Neck　　　　　　　　　　　　　　　　　　　　　　　　　檜山貴志

Hypoglossal canal
舌下神経管

舌下神経管の画像解剖（**1**）

1 舌下神経管の単純CT（**a**），造影T1強調像（**b**）

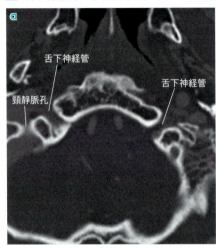 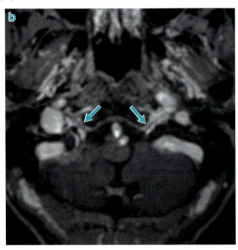

- 舌下神経管は頸静脈孔の内側下方に位置する孔である。後頭骨後頭顆を後内側から前外側へ貫く。舌下神経，上咽頭動脈の舌下神経管枝，静脈叢が通過する。
- 造影後T1強調像では静脈叢が強く造影され，舌下神経管内の舌下神経が描出される（**b**の↑）[1]。舌下神経管はanterior condylar canalともよばれる。

画像診断上の意義

①舌下神経鞘腫の診断に重要である。
②神経鞘腫や髄膜腫など腫瘍の進展経路となる。
③近傍に硬膜動静脈瘻が好発する。

症例1　神経鞘腫（40歳代，女性）

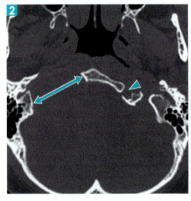 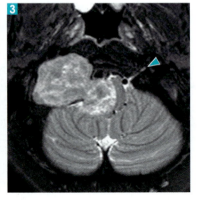

● 画像所見
単純CT骨条件**2**：右舌下神経管～頸静脈孔が拡大（⟷）している。対側舌下神経管を▲で示す。
STIR横断像**3**：**2**と同レベルで延髄右側から舌下神経管を介して，頭蓋外へ膨隆するダンベル状の腫瘤を認める。対側の舌下神経管を▲で示す。手術により舌下神経神経鞘腫と診断された。

● 解説
舌下神経管には舌下神経由来の神経原性腫瘍が発生し，ダンベル状に発育することがある。舌下神経管には髄膜腫や孤立性線維腫などの発生も報告されている。

症例2 anterior condylar confluence近傍硬膜動静脈瘻(60歳代，女性)

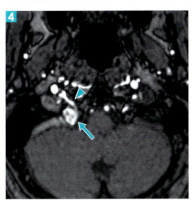
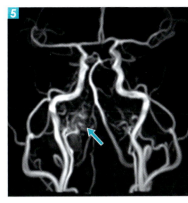

● **画像所見**
MRA元画像4：舌下神経管に拡張した上行咽頭動脈の舌下神経管枝(▲)を認め，近傍の静脈洞は高信号を示す(↑)。
MRA5：上行咽頭動脈が栄養血管として発達し，舌下神経管付近(anterior condylar confluence；ACC)でシャント(↑)を形成し，静脈洞が描出されている。

● **解説**
ACC付近は硬膜動静脈瘻の好発部位の1つである(TIPS参照)。舌下神経管が関与する血管変異として遺残原始舌下神経動脈があり，脳動脈瘤を合併しやすい。

TIPS anterior condylar confluence(ACC)
○ACCは舌下神経管の外側に位置する憩室状の静脈構造であり，下錐体静脈洞，舌下神経管静脈叢など多数の静脈が合流し，後頭蓋窩の重要な脳静脈還流路の1つとなっている。

症例3 白血病(20歳代，女性)

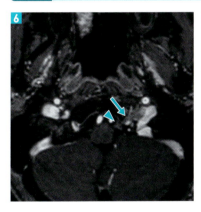
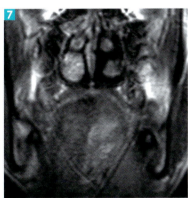

● **画像所見**
脂肪抑制造影T1強調横断像6：延髄左前方で脳槽内に腫瘤を認め(▲)，前方では舌下神経管へ進展している(↑)。このため，舌下神経管の静脈叢の造影効果は不明瞭化している。
FLAIR冠状断像7：舌左側が高信号を示し，舌下神経麻痺による脱神経と考えられる。白血病の神経浸潤と考えられた。

● **解説**
舌下神経には白血病による神経浸潤のほか，悪性腫瘍の神経周囲進展も見られる。舌片側の脱神経の所見がある場合には，舌下神経の病変の有無を神経走行部位に沿って確認する必要がある。

症例4 肝細胞癌骨転移(70歳代，女性)

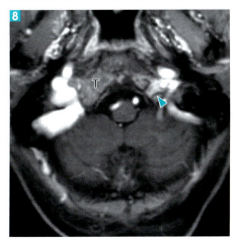

● **画像所見**
脂肪抑制造影T1強調像8：右舌下神経管の静脈叢(対側の▲)が同定できず，斜台を置換する腫瘤(T)が進展している。

● **解説**
頭蓋底骨転移は乳癌，前立腺癌，肺癌で頻度が高い。Ⅸ〜Ⅻ脳神経が障害されたものをCollet-Sicard症候群といい，腫瘍に起因するものが最も多い[2]。

文献
1) Voyvodic F, et al：The hypoglossal canal：normal MR enhancement pattern. AJNR Am J Neuroradiol, 16：1707-1710, 1995.
2) Villatoro R, et al：Collet-Sicard syndrome as an initial presentation of prostate cancer：a case report. J Med Case Rep, 5：315, 2011.

Pterygoid canal
翼突管

翼突管の画像解剖（1）

- 翼突管は蝶形骨体部と大翼の間にあり，正円孔の下内側で，翼口蓋窩と破裂孔の間に存在する．内部を翼突管動脈と翼突管神経が走行する．
- 翼突管動脈は内・外頸動脈の吻合枝となることがある．

1 翼突管（↑）の骨条件CT横断像（a），同冠状断像（b）

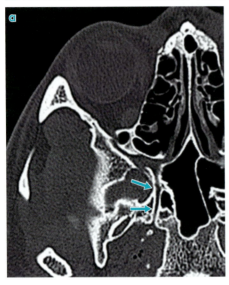
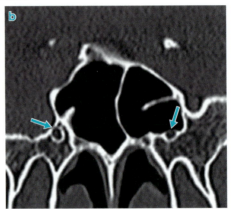

画像診断上の意義

① 翼突管神経は翼口蓋窩で翼口蓋神経節に至る．翼口蓋窩神経節は上方で三叉神経第2枝の分枝である神経節枝で，下方で大・小口蓋神経と連絡するため，翼口蓋窩へ進展した頭頸部悪性腫瘍の神経周囲進展に関与しうる[1,2]．
② 頭頸部腫瘍の頭蓋底浸潤によりCTで不明瞭化することがある．
③ 翼突管の走行部位の破格では，蝶形骨洞手術時の合併症に注意が必要となることがある．

症例1　上咽頭扁平上皮癌（60歳代，男性）

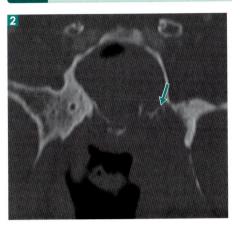

● 画像所見
造影CT骨条件冠状断像 2：蝶形骨体部左側を中心に骨浸食が見られ（↑），左翼突管の辺縁は不明瞭化している。上咽頭癌の直接浸潤に伴う所見である。

● 解説
翼突管の非対称性は近傍の悪性腫瘍の進展や転移性骨腫瘍で見られることがあり，特に上咽頭癌の読影では注意が必要である。

症例2　蝶形骨洞内を走行する翼突管（正常破格）（20歳代，女性）

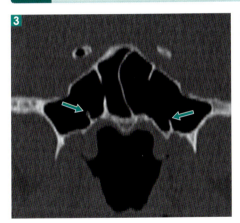

● 画像所見
CT骨条件冠状断像 3：両側の翼突管は蝶形骨洞下壁から洞内に突出している（↑）。

● 解説
本例のように翼突管や正円孔が蝶形骨洞内に大きく突出し，前後方向に走行することがある。蝶形骨洞手術時には無用な損傷をきたさないよう，必要に応じて注意を促す。

参考文献
1) Osborn AG：Radiology of the pterygoid plates and pterygopalatine fossa. AJR Am J Roentgenol, 132：389-394, 1979.
2) Omami G, et al：The neglected anatomical and clinical aspects of pterygoid canal：CT scan study. Surg Radiol Anat, 33：697-702, 2011.

Foramen spinosum
棘孔

I. Head & Neck　　　浮洲龍太郎

棘孔の画像解剖（**1**）

- 棘孔は蝶形骨の大翼において卵円孔の後外側に開口する小孔で、内部を中硬膜動脈が走行する（↑）。
- 造影CTやCTAの元画像では、卵円孔の後外側で動脈を示す高吸収が小孔内に見られる。

1 棘孔（↑）の標本写真（a）、造影CT（b）

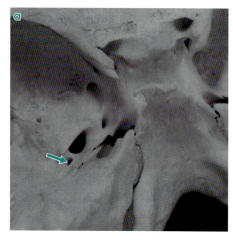 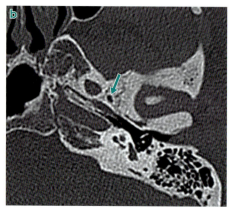

画像診断上の意義

① 棘孔の5mm以上の拡大は病的で、中硬膜動脈の拡張、腫瘍、水頭症などによる慢性的な頭蓋内圧上昇を示唆する。
② 棘孔の欠損は遺残アブミ骨動脈を示唆する。

症例1 髄膜腫（50歳代，女性）

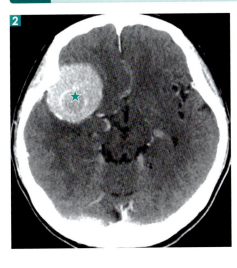
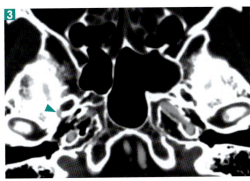
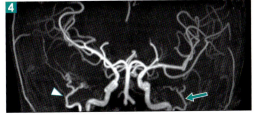

● 画像所見
CT 2：右側の脳表によく造影される境界明瞭な腫瘤性病変が見られ髄膜腫が疑われた（★）。
CTAの元画像 3：右卵円孔の後外側に棘孔の拡大と拡張した中硬膜動脈が見られる（▲）。
MRA 4：髄膜腫の栄養動脈として拡張した中硬膜動脈が明瞭に描出される（△）。左側の中硬膜動脈（↑）と比べると左右差が明らかである。

● 解説
髄膜腫の栄養動脈の1つとして中硬膜動脈がよく知られる．血流に富む粗大病変では本例のような拡張をきたすことがある．術前の経動脈的塞栓療法にあたりCTやMRIが参考になる．

症例2 右棘孔欠損（右遺残アブミ骨動脈の疑い）（30歳代，男性）

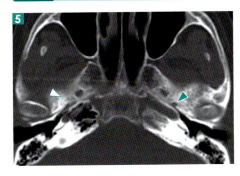

● 画像所見
CT 5：慢性的な右耳鳴スクリーニング目的のCTで，右棘孔の描出がない（△）．左棘孔は正常である（▲）．臨床像と併せ遺残アブミ骨動脈を疑った．

● 解説
遺残アブミ骨動脈：まれではあるが内頚動脈から中硬膜動脈が分枝しアブミ骨を貫通することがあり，遺残アブミ骨動脈とよばれる．耳鳴症の原因として臨床的に重要で，CTでは患側の棘孔が欠損する[1,2]．耳鳴を主訴にCTが施行されることは少ないが，読影時には骨条件画像の注意深い観察も必要である．

文献
1) Jain R, et al：Case 67：Persistent stapedial artery. Radiology, 230：413-416, 2004.
2) Ellwanger JH, Campos D：Abnormality of the foramen spinosum due to a variation in the trajectory of the middle meningeal artery：A Case Report. Human J Neurol Surg Rep, 74：73-76, 2013.

Foramen Vesalius
Vesalius孔

Vesalius孔の画像解剖（**1**）

- Vesalius孔は卵円孔の内側を上下方向に走行する径2mm以下の小孔で，中頭蓋窩から外側翼突板外側部の舟状窩に開口する。
- 海綿静脈洞から翼突静脈叢への静脈血流出路の1つで，Vesalius孔の欠損では，導出静脈が卵円孔から頭蓋外へ走行する。ときとして顎動脈の分枝である副硬膜枝が走行することもある。
- CTでは48%において両側性，30%において片側性に認めると報告されている[1]。

1 Vesalius孔（↑）の標本写真（a），CT（b）
標本写真では左Vesalius孔の欠損（▲）が見られる。

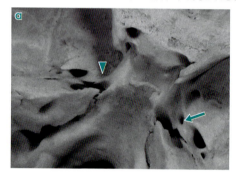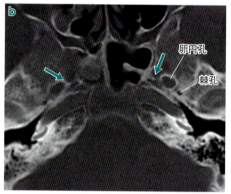

画像診断上の意義

①片側性のVesalius孔の拡大・浸食像を認めたら，硬膜動静脈瘻，悪性腫瘍，頭蓋底骨髄炎の進展などを考える[2]。

症例1 上咽頭扁平上皮癌(50歳代，女性)

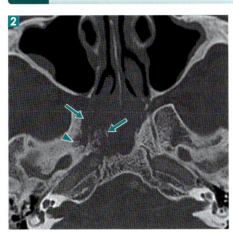

● 画像所見
CT[2]：蝶形骨体部から右小翼に骨浸食が見られ(↑)，右Vesalius孔は不明瞭化している(▲)。上咽頭癌の直接浸潤に伴う所見である。

● 解説
Vesalius孔の非対称性や不明瞭化は，悪性腫瘍の進展や転移性骨腫瘍でも見られる。

症例2 線維性骨異形成症(20歳代，男性)

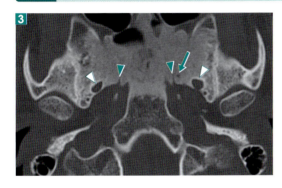

● 画像所見
CT[3]：中頭蓋窩底部にほぼ対称性の広範なすりガラス状の濃度域が見られる。線維性骨異形成症で，右Vesalius孔は同定されず，左Vesalius孔がわずかに観察される(↑)。翼突管の狭小化も著明で(▲)，卵円孔は軽度外側に偏位している(△)。

● 解説
頭蓋底の骨増殖性疾患は，CTで小孔の不明瞭化〜消失，延長や偏位をきたすことがある。

文献
1) Ginsberg LE, , et al：Skull-base foramina of the middle cranial fossa；reassessment of normal variation with high-resolution CT. AJNR Am J Neuroradiol, 15：283-291, 1994.
2) Lanzieri CF, et al：The significance of asymmetry of the foramen of Vesalius. AJNR Am J Neuroradiol, 9：1201-1204, 1988.

Condylar canal
顆管

顆管の画像解剖（**1**）

- 顆管は頸静脈孔後壁から後頭窩の後方の顆頭窩へ走行し，内部を頸静脈球またはS状静脈洞から後頭下静脈叢への導出静脈が走行する．
- 導出静脈が通過する小孔としては頭蓋底で最も大きく，走行方向も多彩で非対称性に描出されることも多い．

1 顆管（↑）の標本写真（a），CT（b）

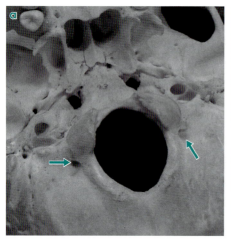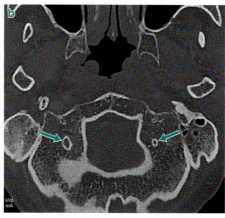

画像診断上の意義

①CTAにおける顆管内の造影効果の左右差は，血流異常を反映することがある[1]．

文献

1) Weissman JL：Condylar canal vein：unfamiliar normal structure as seen at CT and MR imaging. Radiology, 190：81-84, 1994.

症例1　硬膜動静脈瘻（50歳代，女性）

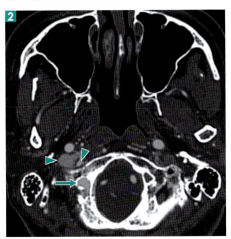 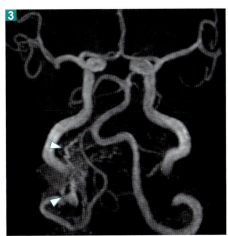

● **画像所見**
CTAの元画像2：右顆管内に対側には見られない強い造影効果が認められ（↑），動静脈短絡により拡張し早期から造影される導出静脈である。この前外側では内頸動脈の後方に良好に造影される右内頸静脈と細い異常血管が描出される（▲）。
MRA3：後頭蓋窩右側に硬膜動静脈瘻が見られる（△）。

● **解説**
顆管の左右差は正常でもしばしば見られるが，硬膜動静脈瘻の導出静脈としてCTA/MRAで片側性の強い造影効果/高信号を示すことがある。

症例2　鍼治療に合併した頸部間隙膿瘍（60歳代，女性）

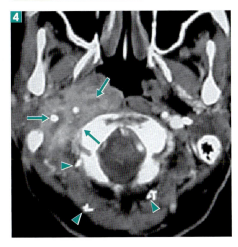 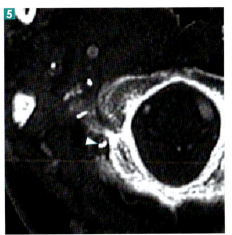

● **画像所見**
造影CT4：右椎周囲間隙椎前部，右頸動脈間隙内に低吸収域が見られる。周囲が層状に造影され膿瘍腔である（↑）。頸部軟部組織内に小さな高吸収域が散見され，金属異物が示唆される（▲）。
骨条件CT5：上述の高吸収域に加え，右顆管内にも小さな線状の小さな高吸収が見られ，鍼治療に用いた埋伏鍼の迷入である（△）。

● **解説**
椎周囲間隙膿瘍の大部分は椎体椎間板炎に続発するが，ときに外傷・異物が原因となる。画像診断，治療方針の決定にあたっては，膿瘍のみならず原因である異物の存在に気付くことが重要だが，金属以外の異物はCTでは検出困難なことも多い。

OVERVIEW — 頭頸部の解剖
Anatomy of the fascia & space

頭頸部の画像解剖（1〜4）[1〜3]

- 頭頸部は「筋膜に囲まれた頭尾方向に長い鞘状・円筒状の間隙の集合体」である。頭頸部の筋膜と間隙については1938年のGrodinskyとHolyokeの報告が基礎となり，近年では舌骨を基準とした間隙の分類が広く受け入れられている。舌骨上頸部は頭蓋外頸部における頭蓋底から舌骨までの領域を指し，舌骨下頸部は舌骨から鎖骨上窩までの領域をいう。この領域の病変の進展様式を理解し，CT/MRIから鑑別診断を効率的かつ系統的に絞り込むためには，筋膜解剖に基づく間隙の三次元的構造を理解することが重要である。以下，頭頸部筋膜と舌骨から上部・下部，頭両者側にまたがる間隙につき概説する。

- International Fascia Research Congressによれば，筋膜の定義は「すべての線維性結合組織を含む，人体に広がる結合組織系の軟部組織成分」とある。頭頸部では筋膜は浅頸筋膜および深頸筋膜に大別され，さらに深頸筋膜は浅葉（──）・中葉（──）・深葉（──）の3葉に分類される（1〜4）。

- 浅頸筋膜は皮膚と広頸筋の間の領域，すなわち皮下組織を指し，リンパ節，神経，血管のほか，顔面では表情筋，頸部では広頸筋を含む。

- 深頸筋膜浅葉は耳下腺，顎下腺，胸鎖乳突筋や僧帽筋など比較的浅い部位に存在する組織を被覆する。深頸筋膜中葉は臓側葉ともよばれ，甲状腺，副甲状腺，咽頭腔，食道壁などを囲み，ときに裏打ちする。深頸筋膜深葉は主に椎周囲間隙と他間隙の境界をなす。前方では椎周囲間隙椎前部と危険間隙を包んで横突起に付着する。後方では椎体周囲の筋群を被覆し，棘突起，項靱帯に付着する。これらの筋膜は腱膜とよばれるほど強靱なものからもろく粗なものまで，その構造は多彩である。

- 舌骨上頸部間隙としては傍咽頭間隙，咀嚼筋間隙，咽頭粘膜間隙，耳下腺間隙，舌下間隙，顎下間隙が，舌骨下頸部では臓側間隙などがよく知られ，両者に共通する主要間隙は咽頭粘膜間隙，咽頭後間隙，危険間隙，椎周囲間隙である。

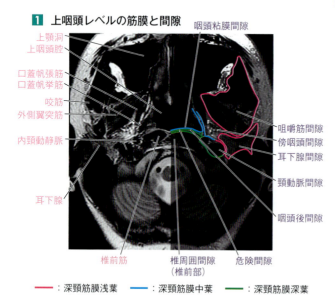

1 上咽頭レベルの筋膜と間隙

- 間隙解剖をより深く理解するためには，咽頭頭底筋膜やtensor-vascular-styloid fascia（TVSF）の解剖を知ることも重要である。咽頭粘膜間隙や耳下腺間隙，顎下間隙，後頸間隙など，必ずしも筋膜で完全に区画されない間隙があることにも注意すべきである。ほかにも扁桃周囲間隙や前喉頭蓋間隙，傍声帯間隙，輪状甲状間隙など，病態の理解，腫瘍の進展様式を理解するうえで知っておくべき小間隙がいくつか存在する。

文献

1) Grodinsky M, Holyoke E : The fascia and fascial spaces of the head and neck and adjacent regions. Am J Anat, 63 : 367-407, 1938.
2) Levitt GW : Cervical fascia and deep neck infection. Laryngoscope, 80 : 409-435, 1970.
3) Guidera AK, et al : Head and neck fascia and compartments : No space for spaces. Head Neck, 36 : 1058-1068, 2014.

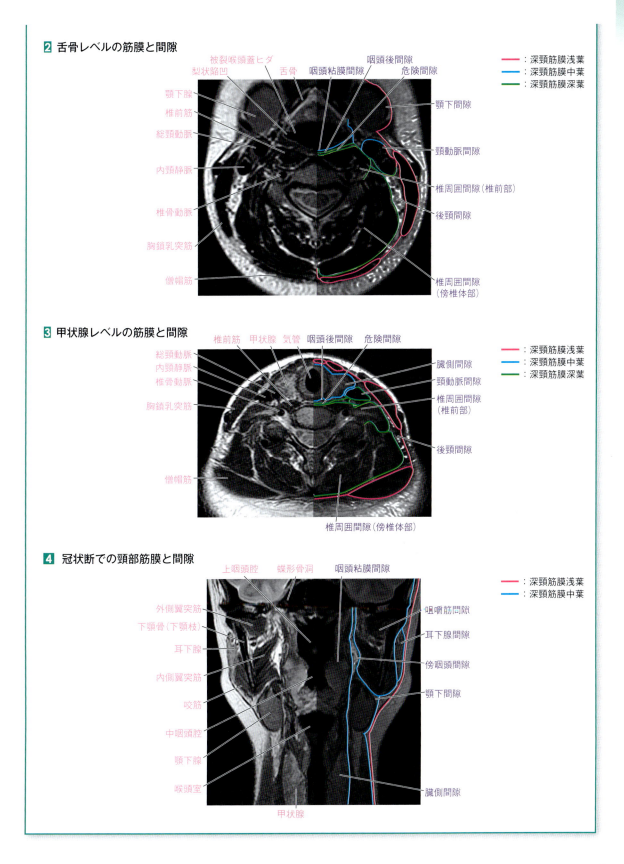

Pharyngobasilar fascia
咽頭頭底筋膜

咽頭頭底筋膜の画像解剖（1, 2）

1 咽頭頭底筋膜のシェーマ

- ─：咽頭頭底筋膜
- ─：深頸筋膜浅葉
- ─：深頸筋膜中葉
- ─：深頸筋膜深葉

ラベル：耳管隆起、翼状突起内側板、翼状突起外側板、下顎骨、側頭筋、咬筋、内側翼突筋、外側翼突筋、口蓋帆張筋、口蓋帆挙筋、耳下腺、茎状突起、内頸動脈、内頸静脈、Morgagni洞、椎前筋、Rosenmüller窩

2 正常例（30歳代，男性）のT2強調像

─：咽頭頭底筋膜

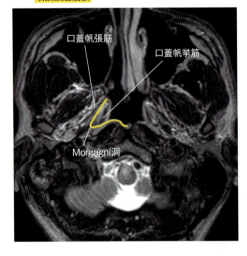

- 咽頭頭底筋膜は，上咽頭収縮筋を頭蓋底から吊り下げる強靱な線維性の筋膜であり，上咽頭レベルで咽頭粘膜を裏打ちしている。頭蓋底での付着部位は，後方で咽頭結節，外側で側頭骨錐体部や頸動脈管，前方で蝶形骨内側翼突板である。
- 咽頭頭底筋膜の内側に口蓋帆挙筋，外側に口蓋帆張筋が存在するため，これらの筋肉は咽頭頭底筋膜の位置を推定する目安になる。咽頭頭底筋膜の外側部には，Morgagni洞とよばれる欠損部が存在し，耳管軟骨と口蓋帆挙筋がMorgagni洞を貫通する。
- 咽頭頭底筋膜は，画像で認識できないが，腫瘍（特に上咽頭癌）や炎症が深部に進展する障壁になるため，その存在部位を意識することが重要である。

画像診断上の意義

① 上咽頭癌は，Morgagni洞を介して傍咽頭間隙へ側方進展し，さらに頸動脈間隙や咀嚼筋間隙へ進展する。
② 上咽頭癌は，咽頭頭底筋膜の前方付着部である内側翼突板や外側後方付着部の側頭骨錐体部で咽頭頭底筋膜を破ることがある。
③ 上咽頭癌の咽頭頭底筋膜浸潤は，口蓋帆挙筋の信号変化，口蓋帆挙筋と口蓋帆張筋の間の脂肪消失として認識できる。
④ 上咽頭癌の傍咽頭間隙浸潤（T2）は，口蓋帆張筋の信号変化，傍咽頭間隙の脂肪消失として認識できる。

参考文献

1) Hyare H, et al：The anatomy of nasopharyngeal carcinoma spread through the pharyngobasilar fascia to the trigeminal mandibular nerve on 1.5 T MRI. Surg Radiol Anat, 32：937-944, 2010.
2) Abdel Khalek Abdel Razek A, et al：MRI and CT of nasopharyngeal carcinoma. AJR Am J Roentgenol, 198：11-18, 2012.

症例1　上咽頭悪性リンパ腫（diffuse large B-cell lymphoma；DLBCL）(70歳代, 男性)

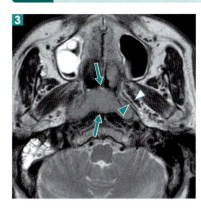

● 画像所見
T2強調像③：上咽頭を占拠する腫瘤を認める（↑）。左側では口蓋帆挙筋（▲）の信号変化はなく，口蓋帆挙筋と口蓋帆張筋（△）の間の脂肪層は保たれているため，咽頭頭底筋膜浸潤はない。右側では口蓋帆挙筋と口蓋帆張筋がいずれも同定できず，傍咽頭間隙の脂肪に突出しているため，傍咽頭間隙浸潤の所見である。

● 解説
口蓋帆挙筋と口蓋帆張筋は，咽頭頭底筋膜浸潤，傍咽頭間隙浸潤の有無を評価する際に目安となる構造物である。

症例2　上咽頭癌（T1）(70歳代, 男性)

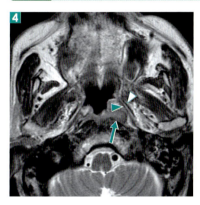 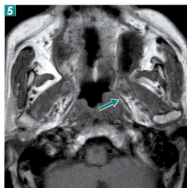

● 画像所見
T2強調像④：左Rosenmüller窩に腫瘤を認める（↑）。左口蓋帆挙筋（▲）の信号変化はなく，口蓋帆挙筋（▲）と口蓋帆張筋（△）の間の脂肪層は保たれているため，咽頭頭底筋膜浸潤はない。
T1強調像⑤：左口蓋帆挙筋と口蓋帆張筋の間の脂肪層（↑）が明瞭に描出されている。

● 解説
口蓋帆挙筋と口蓋帆張筋は，小さな解剖学的構造であるため，口蓋帆挙筋と口蓋帆張筋の間の脂肪層を含め，これらを評価しうる高精細のMRIで深達度を診断する必要がある。

症例3　上咽頭癌（T2）(40歳代, 女性)

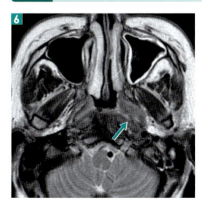 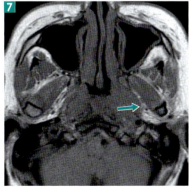

● 画像所見
T2強調像⑥：左Rosenmüller窩に腫瘤を認め（↑），口蓋帆挙筋と口蓋帆張筋がいずれも同定できず，傍咽頭間隙の脂肪に突出しているため，傍咽頭間隙浸潤の所見である。
T1強調像⑦：同様に，左傍咽頭間隙の脂肪に突出する所見が明らかである（↑）。

● 解説
上咽頭癌が，傍咽頭間隙に進展するとT2になる。

> **TIPS**
> ○Ⅰ期（T1N0M0）の上咽頭癌は，放射線治療単独の適応となるが，T2と診断されればⅡ期以上が確定するため，化学放射線療法が標準的治療となる。
> ○治療法選択の観点からもT1とT2の判定は重要であり，MRIの果たす役割は大きい。

Parapharyngeal space
傍咽頭間隙

傍咽頭間隙の画像解剖（1, 2）

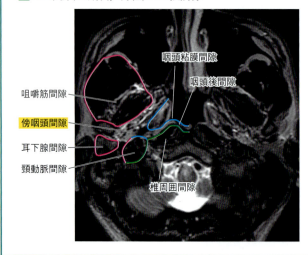

- 傍咽頭間隙は，舌骨上頸部に存在し，側頭骨錐体部などの頭蓋底を底辺とする逆三角形を示す．筋膜で囲まれる真の間隙ではなく，周囲間隙の辺縁によって形成される潜在腔である．
- 多くの間隙に囲まれ，内側前方で咽頭粘膜間隙に，内側後方で咽頭後間隙・危険間隙に，外側前方で咀嚼筋間隙に，外側で耳下腺間隙に，後方で頸動脈間隙にそれぞれ接している．
- 尾側は顎下間隙後方で茎突舌筋に達するが，傍咽頭間隙と顎下間隙を境界する筋膜は存在しないため，傍咽頭間隙下部と顎下間隙後方部には交通がある．
- 傍咽頭間隙は，ほとんどが脂肪組織で構成され，上行咽頭動脈，咽頭（翼突）静脈叢，顎動脈などの血管を含む．

画像診断上の意義

① 傍咽頭間隙を由来とする病変は非常にまれである．傍咽頭間隙病変はまず周囲間隙からの進展を考え，傍咽頭間隙の脂肪が偏位する方向で病変の由来を推定する．
② まれな傍咽頭間隙由来の病変は，傍咽頭間隙の脂肪が全周性に囲む．
③ 耳下腺深葉由来の病変は，耳下腺との間に脂肪が介在せず，病変が傍咽頭間隙の脂肪を内側に圧排し，茎突下顎トンネル（stylomandibular tunnel）が開大する．
④ 後茎突区（頸動脈間隙）由来の病変は，傍咽頭間隙の脂肪を前方（または外側前方）に圧排し，内頸動脈を前方（または内側前方）に圧排する．
⑤ 咽頭粘膜間隙由来の病変は，傍咽頭間隙の脂肪を外側後方に圧排し，咀嚼筋間隙由来の病変は，傍咽頭間隙の脂肪を内側後方に圧排する．

症例1 中咽頭癌（T2）(60歳代, 男性)

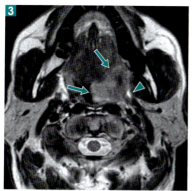 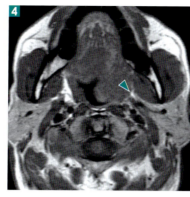

● 画像所見
T2強調像 3 : 左口蓋扁桃に腫瘍を認め（↑），腫瘍によって左傍咽頭間隙の脂肪（▲）が外側後方に圧排されている。
T1強調像 4 : 同様に，傍咽頭間隙の脂肪（▲）が外側後方に圧排されていることが明らかである。

● 解説
中咽頭原発の悪性腫瘍は，扁平上皮癌と悪性リンパ腫の頻度が高く，進行すると咽頭収縮筋を越えて傍咽頭間隙に進展する。

症例2 多形腺腫 (50歳代, 女性)

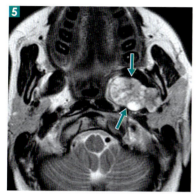 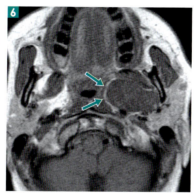

● 画像所見
T2強調像 5 : 左傍咽頭間隙に不均一な高信号を示す腫瘍を認め（↑），腫瘍と耳下腺の間に介在する脂肪は認められない。
T1強調像 6 : 腫瘍によって傍咽頭間隙の脂肪が内側に圧排されているのが明瞭であり（↑），傍咽頭間隙の外側から発生した病変であることがわかる。

● 解説
傍咽頭間隙の腫瘍は，耳下腺深葉由来の割合が最も多く，組織型では多形腺腫が最多である。耳下腺深葉のWarthin腫瘍や悪性唾液腺腫瘍も傍咽頭間隙に進展することがある。

症例3 咽頭（翼突）静脈叢 (70歳代, 女性)

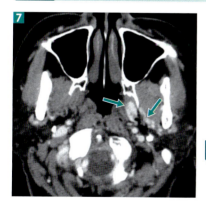

● 画像所見
造影CT 7 : 左傍咽頭間隙の前方から外側に強く増強される領域を認める（↑）。右傍咽頭間隙に同様の所見はない。

● 解説
傍咽頭間隙には，咽頭静脈叢が存在し，拡張すると造影される領域として描出される。左右非対称になることもあるため，偽病変として認識する必要がある。この静脈叢は，外側翼突筋の内側縁に沿って認められることが多い。

> **TIPS** ○耳下腺深葉から傍咽頭間隙に進展した多形腺腫は，臨床症状に乏しく，臨床的に気付かれにくい。このため，耳下腺内の多形腺腫と比べてサイズが大きく，石灰化や嚢胞変性を伴う頻度が高い（症例2）。

参考文献
1) Som PM, et al : Common tumors of the parapharyngeal space ; refined imaging diagnosis. Radiology, 169 : 81-85, 1988.
2) Jain S, et al : Imaging of parapharyngeal space and infratemporal fossa. Otorhinolaryngology Clinics : An International Journal, 4 : 113-121, 2012.

Tensor-vascular-styloid fascia (TVSF)

TVSFの画像解剖（**1**, **2**）

1 咽頭頭底筋膜のシェーマ

— : 深頸筋膜浅葉
— : 深頸筋膜中葉
— : 深頸筋膜深葉

耳管隆起
翼状突起内側板
翼状突起外側板
下顎骨
側頭筋
咬筋
内側翼突筋
外側翼突筋
口蓋帆張筋
口蓋帆挙筋
耳下腺
茎状突起
内頸動脈
内頸静脈
椎前筋　Rosenmüller窩
TVSF
前茎突区
後茎突区

2 正常例（30歳代, 男性）のT2強調像

TVSF
前茎突区
後茎突区

- tensor-vascular-styloid fascia（TVSF）は, 舌骨上頸部に存在する筋膜である。TVSFの付着部位は, 内側前方で口蓋帆張筋, 外側後方で茎状突起および茎状突起に付着する筋群である。
- TVSFは, 深頸筋膜浅葉と深頸筋膜深葉の間に位置し, 深頸筋膜中葉に連続する。
- TVSFは, 顔面動脈の分枝である上行口蓋動脈と上行口蓋静脈を含む。
- TVSFを境界として傍咽頭間隙を2分割する方法では, TVSFの外側前方を前茎突区, TVSFの内側後方を後茎突区とよぶ。舌骨上頸部では頸動脈間隙の筋膜は不完全ないし欠如していることが多いため, 後茎突区と頸動脈間隙は, ほぼ同義語として用いられる。
- TVSFは画像で認識できない。

画像診断上の意義

①傍咽頭間隙の病変を見た場合, 前茎突区と後茎突区のいずれを主座としているかに注目する。
②前茎突区を主座とする病変は, 傍咽頭間隙の脂肪が偏位する方向で病変の由来を推定する［「傍咽頭間隙」項目（p64）で既述］。
③後茎突区を主座とする病変のほとんどが, 頸動脈間隙由来の病変である。

症例1 傍神経節腫（30歳代，女性）

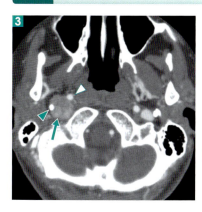

● 画像所見

造影CT像③：右茎状突起（▲）の内側に不均一に増強される腫瘤を認める（↑）。傍咽頭間隙の脂肪を外側前方に圧排しており，傍咽頭間隙後茎突区（頸動脈間隙）由来の病変である。茎状突起（▲）の位置から，TVSFの内側後方に位置する病変であることがわかる。

● 解説

内頸動脈（△）を内側前方に偏位させており，迷走神経由来の病変である。部分的に強い造影増強効果を示し，傍神経節腫を疑うことができる。

> **TIPS** ○後茎突区の腫瘍性病変としては，神経原性腫瘍[神経鞘腫，神経線維腫，傍神経節腫，神経節細胞腫，MPNST（malignant peripheral nerve sheath tumors）]や頸静脈孔髄膜腫を鑑別に挙げ，血管の圧排方向や頭蓋底との関連性に注目して診断を進める。

症例2 神経鞘腫（40歳代，男性）

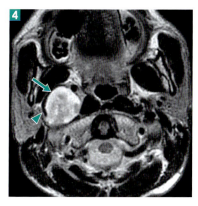 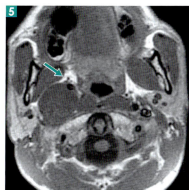

● 画像所見

T2強調像④：右傍咽頭間隙の後方を占拠する境界明瞭な高信号腫瘤を認める（↑）。TVSFは画像で認識できないが，茎状突起（▲）の位置を目安にすると，TVSFは腫瘤によって高度に前方へ圧排されていると推測できる。

T1強調像⑤：傍咽頭間隙の脂肪（↑）を前方に圧排しており，傍咽頭間隙後茎突区（頸動脈間隙）由来の病変である。

● 解説

傍咽頭間隙病変が大きくなると，TVSFを基準として前茎突区病変と後茎突区病変を分類することが難しくなる。やはり傍咽頭間隙の脂肪が偏位する方向で由来を推測することが重要である。

症例3 神経鞘腫（30歳代，男性）

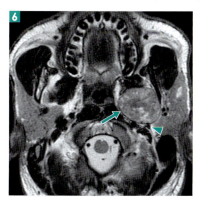 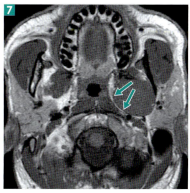

● 画像所見

T2強調像⑥：左傍咽頭間隙を占拠する境界明瞭な被膜を有する腫瘤を認める（↑）。茎状突起（▲）の位置を目安にすると，TVSFの外側前方を主座とする病変である。

T1強調像⑦：傍咽頭間隙の脂肪（↑）を内側後方に圧排しており，咀嚼筋間隙由来を疑う。

● 解説

傍咽頭間隙の神経鞘腫は，後茎突区に存在することが多いが，まれに耳下腺深葉由来や咀嚼筋間隙の神経鞘腫が前茎突区に進展することがある。

参考文献

1) Shin JH, et al：Imaging of parapharyngeal space lesions：focus on the prestyloid compartment. AJR Am J Roentgenol, 177：1465-1470, 2001.
2) Varoquaux A, et al：Retrostyloid parapharyngeal space tumors：a clinician and imaging perspective. Eur J Radiol, 82：773-782, 2013.

Parotid space
耳下腺間隙

耳下腺間隙の画像解剖（**1**, **2**）

1 耳下腺間隙のシェーマ

― ：深頸筋膜浅葉
― ：深頸筋膜中葉
― ：深頸筋膜深葉

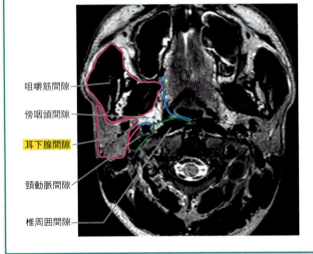

2 正常例（30歳代，男性）のT2強調像

- 耳下腺間隙は，舌骨上頸部に存在し，深頸筋膜浅葉に囲まれた真の間隙である。耳下腺を包む耳下腺被膜は深頸筋膜浅葉由来であり，咬筋筋膜や深頸筋膜浅葉に連続する。
- 前方で咀嚼筋間隙，内側で傍咽頭間隙と頸動脈間隙に接し，後方には乳様突起・胸鎖乳突筋・顎二腹筋後腹が存在する。
- 耳下腺内にはリンパ節が存在し，リンパ節転移やリンパ系腫瘍の発生母地となる。耳下腺は顔面神経の走行する面で浅部と深部に分かれる。耳下腺内を貫通する下顎後静脈は顔面神経を同定する目安になる。耳下腺には外頸動脈が進入し，耳下腺内で顎動脈と浅側頭動脈に分岐する。
- 耳下腺管は耳下腺の前方に出て咬筋の外側面に沿って前進した後，内側に曲がって口腔に開口する。

画像診断上の意義

①耳下腺の深部には，下顎枝後縁と茎状突起または茎突下顎靱帯の間に茎突下顎トンネルが存在し，耳下腺腫瘍が傍咽頭間隙に進展する経路となる。
②耳下腺は脂肪細胞を多く含むが，加齢や慢性炎症で耳下腺実質が萎縮すると間質に脂肪細胞が増生するため，CT値やMRI信号が変化する。
③画像で耳下腺内を走行する顔面神経を直接同定することは難しく，厳密には浅葉と深葉を区別できないが，顔面神経は下顎後静脈のすぐ外側を走行するため，下顎後静脈を指標として浅葉と深葉を区別する方法が簡便で信頼性が高い。

参考文献
1) Divi V, et al：Use of cross-sectional imaging in predicting surgical location of parotid neoplasms. J Comput Assist Tomogr, 29：315-319, 2005.
2) Yousem DM, et al：Major salivary gland imaging. Radiology, 216：19-29, 2000.

症例1　多形腺腫（60歳代，女性）

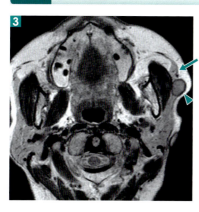

● 画像所見
T2強調像 3：左咬筋外側に境界明瞭な被膜を有する結節を認める（▲）。咬筋外側まで張り出した耳下腺前突起（↑）と連続しており，手術でも耳下腺由来の多形腺腫と診断された。

● 解説
耳下腺が咬筋外側で耳下腺管に沿って著しく前方に突出したものを前突起とよぶ。また耳下腺から分離独立した異所性の唾液腺を副耳下腺とよぶ。いずれも咬筋外側で唾液腺腫瘍の発生母地となるため，咬筋外側では腫瘍と耳下腺の連続性を確認する必要がある。

症例2　多形腺腫（4：60歳代，女性，5：70歳代，男性）

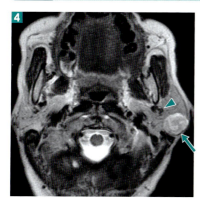 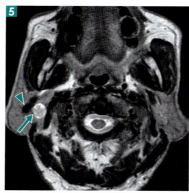

● 画像所見
T2強調像 4，5：耳下腺内に境界明瞭な高信号結節（↑）を認める。

● 解説
4は，下顎後静脈（▲）より浅部に位置しており，耳下腺浅葉の病変である。
5は，下顎後静脈（▲）より深部に位置しており，耳下腺深葉の病変である。

症例4　Warthin腫瘍（70歳代，男性）

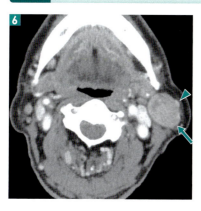 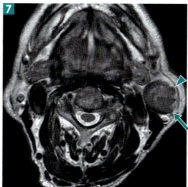

● 画像所見
造影CT 6，T2強調像 7：左耳下腺下極を占拠する境界明瞭な結節を認める（↑）。下顎後静脈（▲）を外側に圧排しているため，深葉に位置していると推測できる。

● 解説
耳下腺の深葉腫瘍は浅葉腫瘍に比して一過性麻痺を含めた術後顔面神経麻痺が生じやすく，手術の難易度が高い。

> **TIPS**　○顔面神経の下顎縁枝より尾側に位置する耳下腺腫瘍を下極腫瘍と分類することがあるが，下極腫瘍においては浅葉と深葉の病変間に手術の難易度や合併症の頻度に差がないため，下極腫瘍で浅葉・深葉を区別する意義は少ない。浅葉腫瘍と下極腫瘍の間にも，手術の難易度や合併症の頻度に差がない。

Infratemporal fossa
側頭下窩

加藤博基, 松尾政之

側頭下窩の画像解剖 (1, 2)

1 側頭下窩のシェーマ

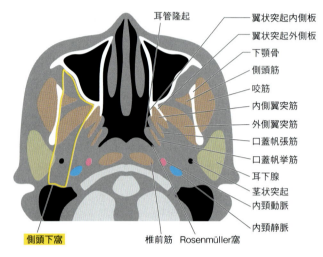

耳管隆起
翼状突起内側板
翼状突起外側板
下顎骨
側頭筋
咬筋
内側翼突筋
外側翼突筋
口蓋帆張筋
口蓋帆挙筋
耳下腺
茎状突起
内頸動脈
内頸静脈
側頭下窩
椎前筋　Rosenmüller窩

2 正常例（30歳代，男性）のT2強調像

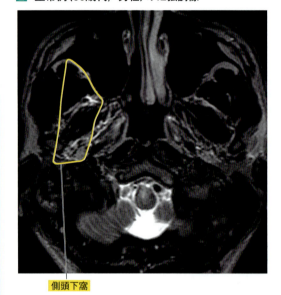

側頭下窩

- 側頭下窩は，頭蓋底を上端とする広い領域を指し，頭蓋底の内側部は蝶形骨大翼下面，頭蓋底の外側部は側頭骨鱗部で構成される．前方は上顎骨後面，後方は側頭骨乳突部，外側は下顎枝・頬骨弓，内側は蝶形骨翼状突起外側板が境界となる．
- 側頭下窩の下縁は，顎二腹筋後腹や下顎角のレベルであり，部分的には内側翼突筋が底を形成しているが，尾側の頸部とは交通している．
- 側頭下窩には側頭筋下部，内側・外側翼突筋，顎動脈，咽頭（翼突）静脈叢，三叉神経第3枝を含むが，咬筋は含まない．
- 側頭下窩は，筋膜によって囲まれる領域ではなく，咀嚼筋間隙，傍咽頭間隙，頬間隙の一部を組み合わせた領域である．
- 側頭下窩の前方は下眼窩裂により眼窩，内側は翼上顎裂により翼口蓋窩，上方は卵円孔・棘孔により中頭蓋窩に通じている．

画像診断上の意義

①側頭下窩を原発とする腫瘍は少なく，側頭下窩腫瘍の多くは周囲から側頭下窩に進展した腫瘍である．
②眼窩，翼口蓋窩，中頭蓋窩などに通じているため，側頭下窩腫瘍の進展範囲は慎重に評価する必要がある．
③側頭骨・蝶形骨・上顎骨・下顎骨・頬骨などに囲まれており，顔面深部に位置するため，この領域の手術は難易度が高い．

症例1 静脈奇形（20歳代，男性）

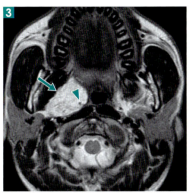
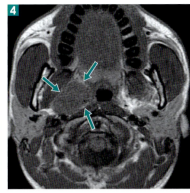

● 画像所見

T2強調像 3：右傍咽頭間隙を占拠する境界明瞭な腫瘤を認める（↑）。分葉状の辺縁，著明な高信号，静脈石を示唆する点状低信号（▲）から静脈奇形を疑うことができる。

T1強調像 4：傍咽頭間隙の脂肪を示す高信号が腫瘤を全周性に囲んでおり（↑），傍咽頭間隙由来と考えられる。

● 解説

傍咽頭間隙を発生母地とする病変はきわめてまれであり，ほかには遺残唾液腺由来の唾液腺腫瘍や脂肪腫が知られている。

症例2 悪性リンパ腫（diffuse large B-cell lymphoma；DLBCL）（60歳代，男性）

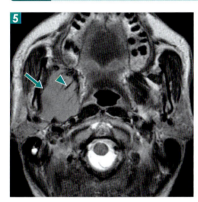
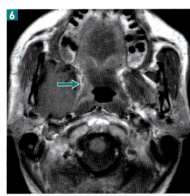

● 画像所見

T2強調像 5：右側頭下窩を占拠する腫瘤を認める（↑）。内部に翼突筋の筋線維（▲）が残存しているため，咀嚼筋間隙由来の病変を疑う。腫瘍サイズが大きい割に変性や壊死が乏しく，悪性リンパ腫の特徴を示している。

T1強調像 6：傍咽頭間隙の脂肪（↑）が内側に圧排されている。

● 解説

側頭下窩とよばれる領域にほぼ合致して存在する病変である。体表側からも咽頭粘膜側からもある程度の距離があるため，生検や手術のアプローチが難しい。

症例3 滑膜肉腫（80歳代，女性）

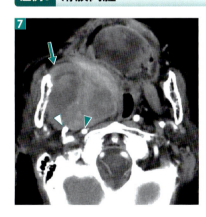

● 画像所見

造影CT 7：右側頭下窩を占拠する巨大な腫瘤を認める（↑）。内頸動脈（▲）や茎状突起（△）を後方に圧排している。内側翼突筋は同定できず，傍咽頭間隙の脂肪を内側後方に圧排しており，咀嚼筋間隙由来が疑われる。

● 解説

側頭下窩をほぼ占拠し，咽頭粘膜に接する領域まで内側に進展している巨大な病変である。

> **TIPS**
> ○側頭下窩腫瘍に対するアプローチ法は多彩（眼窩頬骨到達法，頬骨到達法，側頭下窩アプローチ，上顎スイング法など）であり，術者や施設によって異なる場合がある。アプローチ法を選択する際に側頭下窩内の局在が重要である。

参考文献

1) Jain S, et al：Imaging of parapharyngeal space and infratemporal fossa. Otorhinolaryngology Clinics：An International Journal, 4：113-121, 2012.
2) Tiwari R, et al：Tumors of the infratemporal fossa. Skull Base Surg, 10：1-9, 2000.

Masticator space
咀嚼筋間隙

咀嚼筋間隙の画像解剖（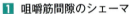）

- 咀嚼筋間隙は主に下顎骨と咀嚼筋（咬筋，側頭筋，内側翼突筋，外側翼突筋）からなり，深頸筋膜浅葉に包まれている．側頭窩を含む上下に長い間隙で，頬骨弓から上方を頬骨上咀嚼筋間隙（側頭窩）という．内側では傍咽頭間隙に，上方では頭蓋底に，下方では顎下間隙に接する．
- 三叉神経第3枝（＝下顎神経）（2）は卵円孔を出た後，外側翼突筋の背側から下面を走行し，内側翼突筋上面から前面へと至り，舌神経や下歯槽神経などに分岐する．
- 顎動脈は外頸動脈から分岐し，外側翼突筋前面で内側へ向かい走行する．咀嚼筋間隙内で中硬膜動脈，下歯槽動脈，咬筋動脈，翼突筋枝などを分枝し，翼上顎裂を経て翼口蓋窩に達する．中硬膜動脈は顎動脈から分岐後，上行し棘孔を経て頭蓋内へ入る．

1 咀嚼筋間隙のシェーマ

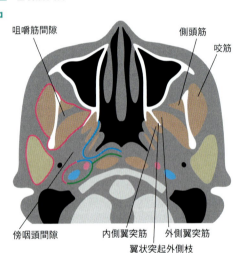
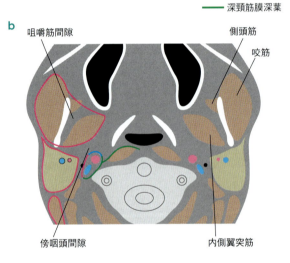

深頸筋膜浅葉
深頸筋膜中葉
深頸筋膜深葉

a: 咀嚼筋間隙／側頭筋／咬筋／傍咽頭間隙／内側翼突筋／翼状突起外側枝／外側翼突筋
b: 咀嚼筋間隙／側頭筋／咬筋／傍咽頭間隙／内側翼突筋

画像診断上の意義

①咀嚼筋間隙は上下に広い間隙であり，腫瘍や炎症の広がりの評価には冠状断像が重要．
②三叉神経第3枝の走行部位を認識することが，腫瘍の神経周囲進展の検出に役立つ．

参考文献
1) Fernandes T, et al：Anatomy and pathology of the masticator space. Insights Imaging, 4：605-616, 2013.
2) Abdel Razek AA：Computed tomography and magnetic resonance imaging of lesions at masticator space. Jpn J Radiol, 32：23-137, 2014.

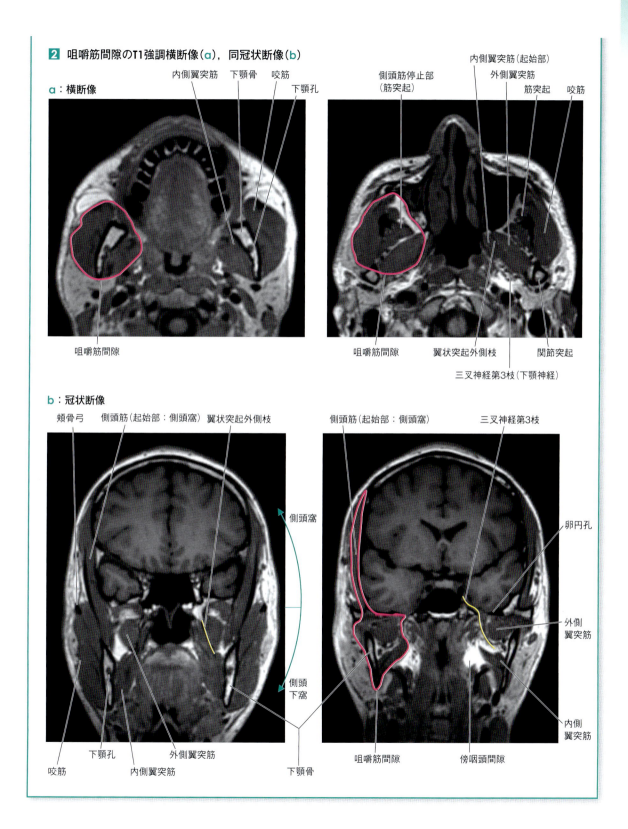

2 咀嚼筋間隙のT1強調横断像（a），同冠状断像（b）

症例1　静脈奇形（5歳，女児）

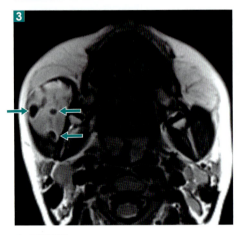 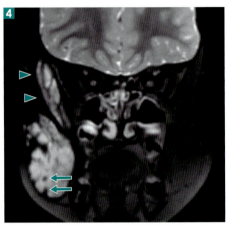

● 画像所見
T2強調横断像3，脂肪抑制T2強調冠状断像4：右咬筋内に高信号腫瘤が認められる（3，4）。内部に小さな低信号域（↑）が点在し石灰化（静脈石）が示唆される。冠状断像では頬骨上部において，同様の病変が側頭筋内にも見られる（▲）。

● 解説
血管奇形はT2強調像で高信号を示し，複数の間隙にまたがることも多い。脂肪抑制T2強調像やSTIR像は病変分布をよく示し，多断面での評価が広がり診断に役立つ。静脈石はT2強調像で低信号を呈し，CTでは容易に確認できる。dynamic造影T1強調像における造影増強効果は血流状態によりさまざまである。

症例2　動静脈瘻（20歳代，女性）

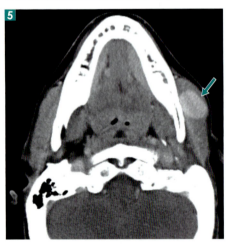 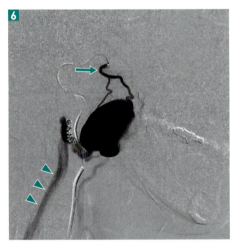

● 画像所見
造影CT5：左咬筋内に血管と同程度の造影効果を呈する腫瘤を認める（↑）。
咬筋動脈からのDSA6：咬筋動脈（↑）を流入動脈とし左外頸静脈（▲）を流出静脈とする血管性病変でnidusの形成は見られない。顔面動脈咬筋枝も流入動脈となっており（非提示），複数の動脈が関与する咬筋内動静脈瘻であった。

● 解説
本症例では臨床上，拍動性腫瘤であり，動脈性血管病変が疑われた。動脈性病変の鑑別として動静脈奇形，動静脈瘻，真性・仮性動脈瘤が考えられる。これらの鑑別のため責任動脈の同定，流出静脈やnidusの有無を評価する。

症例3 咀嚼筋間隙膿瘍（50歳代，男性）

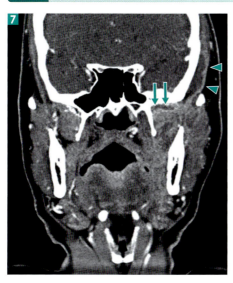

● 画像所見
造影CT冠状断像7：左咀嚼筋の腫大と筋間の脂肪濃度の消失，不均一な造影効果が見られる。頬骨弓より頭側レベルの側頭窩では膿瘍による側頭筋の圧排・偏位が認められる（▲）。側頭下窩では外側翼突筋上面に頭蓋底に接する膿瘍腔が見られる（↑）。

● 解説
咀嚼筋間隙は下顎骨を含み，舌下間隙，顎下間隙の上方にあるため，これらの部位から炎症が波及することが多い。歯性感染巣，ドレナージ可能な膿瘍腔や頭蓋内への炎症波及の有無を評価する必要がある。

症例4 悪性リンパ腫（90歳代，女性）

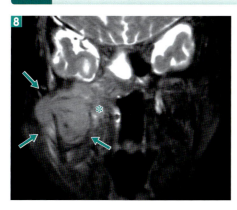 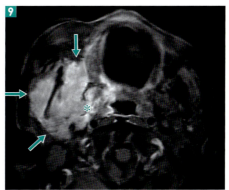

● 画像所見
脂肪抑制T2強調冠状断像8，脂肪抑制造影T1強調像9：右咬筋，外側翼突筋を中心にほぼ性状が均一な腫瘤性病変が認められ（↑），脂肪抑制T2強調像で中等度高信号を呈し（8），均一に造影されている（9）。右傍咽頭間隙への進展も認められる（＊）。

● 解説
咀嚼筋間隙由来の腫瘤性病変としてはこのほかに横紋筋肉腫（小児），神経原性腫瘍（神経鞘腫・神経線維腫），下顎骨由来の病変（顎骨中心性扁平上皮癌，転移性骨腫瘍，骨肉腫など）が代表的である。

症例5　悪性リンパ腫の下顎神経に沿った浸潤(50歳代，男性)

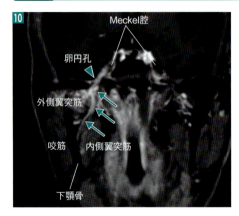

● 画像所見
脂肪抑制T1強調冠状断像⑩：右三叉神経第3枝(＝下顎神経)に沿った造影増強効果(↑)が卵円孔(▲)を越え，右Meckel腔まで見られる。悪性リンパ腫治療後の再発であった。

● 解説
神経周囲進展をきたしやすい腫瘍としては，腺様嚢胞癌がよく知られているが，扁平上皮癌や悪性黒色腫，悪性リンパ腫など，ほかの悪性腫瘍でも起こりうる。神経走行を意識した読影が，これらの検出に重要である。

TIPS　翼突静脈叢(⑪)
○翼突静脈叢は翼突筋周囲に広がっており，脂肪抑制T2強調像で高信号に描出される。また造影CT，脂肪抑制造影T1強調像でもしばしば強い造影効果が見られる。
○翼突静脈叢は頭側で下眼静脈を介し海綿静脈洞と，前下方で深顔面静脈を介し顔面静脈と，後方で顎静脈を介し下顎後静脈と連続している。
○ときに翼突静脈叢の描出に左右差が目立つことがあるが，多くの場合，病的意義はない。

⑪　脂肪抑制T2強調像

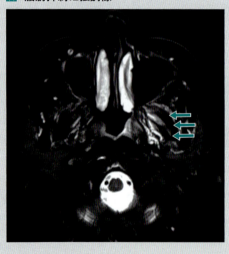

開口障害を主訴にMRIが施行された。左咀嚼筋間隙では翼突筋に沿って線状の高信号域が目立つ(↑)。非対称性の翼突静脈叢で病的意義はないが，動静脈瘻などの血管病変の可能性がないか慎重な判断が求められる。

Ⅰ. Head & Neck

Buccal space
頬間隙

頬間隙の画像解剖 ❶

- 頬間隙は上顎歯槽骨に沿って頬部皮下に存在する間隙で，その深層は補助的な咀嚼筋である頬筋からなり，浅層は顔面表情筋（笑筋，大・小頬骨筋），表層は浅頸筋膜（superficial musculoaponeurotic system；SMAS，浅筋腱膜系）からなる．内部は主に脂肪組織で満たされ，耳下腺管，顔面動静脈，（顎動脈の分枝である）頬動脈を含む．また副耳下腺や頬リンパ節が描出されることもある．
- 画像では描出されないが三叉神経第3枝の枝である頬神経と顔面神経の枝である頬筋枝が筋へと分布しており，それぞれ中枢側では卵円孔，茎乳突孔へ至る．
- 頬筋は翼突下顎縫線と上・下顎骨の外側歯槽縁から起始し，顔面表情筋である大頬骨筋や笑筋とともに口角で口輪筋に停止し，頬間隙の前方内側縁を形成する．また頬筋は後方では翼突下顎縫線を介し上咽頭収縮筋と連続している．頬筋と頬粘膜の間には粘膜下脂肪層が介在している．
- 頬間隙の後方には咀嚼筋間隙，耳下腺間隙が接している．上下方向には明確な境界はなく，それぞれ側頭窩脂肪織，顎下間隙へと連続する．
- 耳下腺管はおおむね頬骨弓下を頬骨弓と平行に前方へ走行し，上顎第2大臼歯レベルで頬筋を貫いて口腔内に開口する．

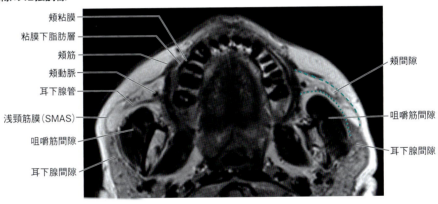

❶ 頬間隙のT2強調像

画像診断上の意義

① 頬間隙と隣接する咀嚼筋間隙や顎下間隙との間には解剖学的に連続性があり，炎症波及や腫瘍浸潤の進展経路となる．
② 顔面静脈は翼突筋静脈叢や海綿静脈洞からの血流を受けており，頬間隙の炎症が逆行性に波及し，海綿静脈洞血栓症を起こすことがある．
③ 頬粘膜，上顎洞，頬部皮膚のリンパ流は頬リンパ節・頬間隙を経て顎下リンパ節へと向かうので，悪性腫瘍のリンパ節転移の診断の際には注意が必要となる．

参考文献
1) Tart RP, et al：CT and MR imaging of the buccal space and buccal space masses. RadioGraphics, 15：531–550, 1995.
2) Kim HC, et al：CT and MR imaging of the buccal space：normal anatomy and abnormalities. Korean J Radiol, 6：22–30, 2005.

症例1　上顎歯肉癌の頰間隙〜咀嚼筋間隙への進展（90歳代，女性）

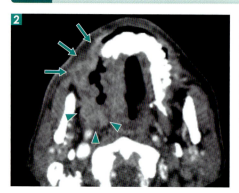

● 画像所見
造影CT **2**：上顎歯肉部に不均一な濃染を示す腫瘍が形成され（＊），外側では頰粘膜・頰筋を越えて頰間隙へ浸潤している（↑）。後方進展による翼状突起の破壊，咀嚼筋間隙への浸潤も見られる（▲）。

● 解説
悪性腫瘍の頰間隙への進展においては頰粘膜下脂肪層・頰筋の不明瞭化のほか，浅頸筋膜の不整・肥厚，耳下腺管への浸潤などの所見に注意する。浅頸筋膜より浅層の皮下組織・皮膚や頸骨への浸潤や，咀嚼筋間隙への進展の有無など頰間隙を越えた浸潤の評価も重要である。補綴物による金属アーチファクトのためCTでの評価が困難な場合は，MRIのT2強調像や造影T1強調像が腫瘍進展の評価に役立つ。

症例2　耳下腺管炎（耳下腺管拡張）（80歳代，男性）

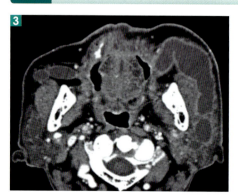

● 画像所見
造影CT **3**：左側優位に両側耳下腺管の拡張と壁肥厚が見られる。耳下腺や隣接組織にも濃度上昇，造影増強効果が見られ，炎症の波及が示唆される。

● 解説
耳下腺管の拡張をきたす疾患としては，唾石や異物を原因とする急性化膿性耳下腺管炎，アレルギーにより生じる慢性型の線維素性耳下腺管炎，腫瘍性病変が鑑別に挙がる。線維素性耳下腺管炎では拡張した耳下腺管内に白色線維素塊が見られる。

症例3　副耳下腺に発生した多形腺腫（60歳代，男性）

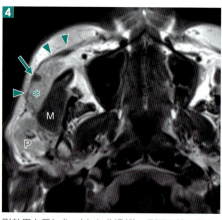

● 画像所見
T1強調像 **4**：耳下腺（P）と同程度の信号強度を呈する副耳下腺（＊）が咬筋（M）と浅頸筋膜/SMAS（▲）にはさまれた頰間隙内に認められる。副耳下腺内に筋と等信号の5mm大の結節（↑）が見られる。T2強調像で高信号，ダイナミックスタディで漸増性の造影効果を呈し（いずれも非掲載），副耳下腺に発生した多形腺腫であった。

● 解説
頰間隙内の副耳下腺は比較的よく認められ，浅頸筋膜/SMASの存在に注意を払うことによって，病変が頰間隙と皮下脂肪組織のいずれに存在するのか判断できる。

TIPS

上顎後脂肪組織（retromaxillary fat pad）（**5**）
○ 頰間隙は上顎洞後壁背側まで連続して見られ，同部の脂肪組織を上顎後脂肪組織（retromaxillary fat pad）とよぶ。咀嚼筋間隙の前面に位置し，その上内側には翼上顎裂・翼口蓋窩・蝶口蓋孔が存在する。
○ CTやMRIにおいて上顎後脂肪組織の異常は，周囲組織からの腫瘍や炎症の波及を示唆する重要な所見である。

5　鼻・副鼻腔リンパ腫の上顎後脂肪組織への進展（50歳代，男性）
左鼻腔，上顎洞にT2強調像で中等度信号を呈する腫瘍性病変が見られる。retromaxillary fat pad（＊）は左側で消失し，腫瘍の進展（T）を示す所見である。

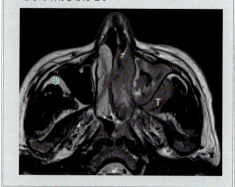

Ⅰ. Head & Neck

Sublingual space
舌下間隙

舌下間隙の画像解剖（1, 2）

- 舌下間隙は顎舌骨筋の上面に位置し，内側にオトガイ舌骨筋，オトガイ舌筋が存在する．また後方には境界をなす筋膜などがなく顎下間隙，傍咽頭間隙と連続している．舌下間隙は舌下腺，舌骨舌筋，茎突舌筋，舌動静脈，舌神経［下顎神経/三叉神経第3枝の枝］，舌咽・舌下神経を含む．

1 舌下間隙のシェーマ：第1大臼歯後部での前頭断（前方面より見て）舌下腺と顎下腺の位置関係

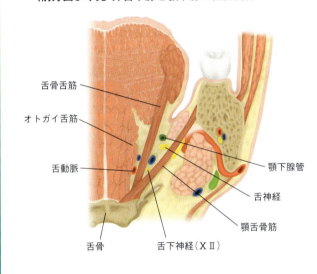

2 舌下間隙のT2強調冠状断像

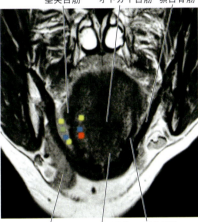

● ：舌動脈，● ：舌深静脈（外側），舌背静脈，
● ：舌下神経（下），舌神経（上），舌咽神経（内側），
● ：顎下腺管

画像診断上の意義

① 舌下間隙の正常解剖の理解，病変範囲の把握には横断像に加え，冠状断像，ときに矢状断像での評価が役立つ．
② 舌下間隙には外舌筋のうち舌骨舌筋やオトガイ舌筋が含まれ，T因子の診断に重要である．

参考文献

1）Yamamoto O, et al：Imaging of the mylohyoid muscle：separation of submandibular and sublingual spaces. AJR Am J Roentgenol, 194：W431–438, 2010.
2）La'porte SJ, et al：Imaging the floor of the mouth and the sublingual space. RadioGraphics, 31：1215–1230, 2011.

症例1　ガマ腫（20歳代，女性）

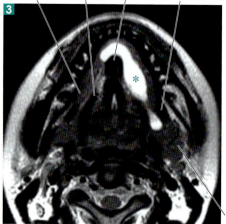

図3 舌下腺／舌骨舌筋／オトガイ舌筋／顎舌骨筋後縁／顎下腺

● 画像所見
T2強調像3：左舌下間隙にT2強調像で高信号を呈する嚢胞性病変が認められる。舌下腺は外側へ圧排されている。病変は腹側ではオトガイ舌筋の前方から対側へと進展している。舌下間隙後方では深部顎下腺を後方へ軽度圧排している。

● 解説
ガマ腫は舌下腺や口腔底小唾液腺から生じる粘液貯留嚢胞で，舌下間隙内に限局するものを単純性ガマ腫（simple ranulaまたは舌下型ガマ腫）とよぶ。舌下間隙を越えて他間隙へ進展したものを潜入性ガマ腫（plunging or dividing ranula）とよぶ。

症例2　口腔底癌（扁平上皮癌）（50歳代，男性）

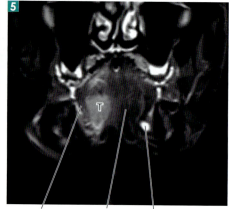

図4 顎舌骨筋／舌下腺／（拡張した）顎下腺管　舌骨舌筋／オトガイ舌筋／顎下腺／顎舌骨筋
図5 舌骨舌筋／オトガイ舌筋／（拡張した）顎下腺管

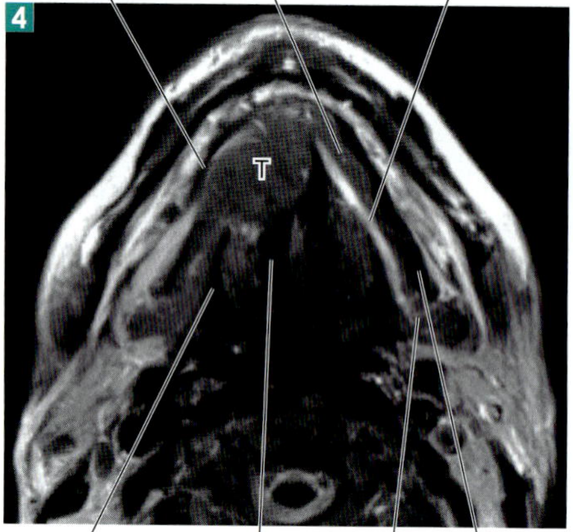

● 画像所見
T2強調横断像4，脂肪抑制T2強調冠状断像5：口腔底に腫瘍が見られ，T2強調像で中等度高信号を呈している。約3cm大の口腔底癌で，腫瘍によりオトガイ舌筋は内側へ圧排されている。腫瘍は，前外側で顎舌骨筋，後外側で舌骨舌筋と接している。対側の口腔底粘膜への進展による左顎下腺管開口部の狭窄のため，左顎下腺管が拡張している。

● 解説
口腔癌の多くは扁平上皮癌で，唾液腺由来の癌の頻度は低い。局所進展に関しては外舌筋（オトガイ舌筋，舌骨舌筋），下顎骨への浸潤が重要となる。神経周囲進展は腺様嚢胞癌でよく知られ，扁平上皮癌などその他の組織型でも起こりうることに注意する。読影では，冠状断像の有用性が高く，下顎骨内の下歯槽神経や舌神経から中枢側の三叉神経第3枝（＝下顎神経，CNV3），卵円孔からMeckel腔までの異常の有無を確認する。

> **TIPS** 舌下間隙の介在リンパ節：舌リンパ節(**6**)
> ○リンパ管の経路に認められるリンパ節を介在リンパ節とよび，口腔底では左右の顎舌骨筋またはオトガイ舌筋間に見られる正中舌リンパ節と，オトガイ舌筋または舌骨舌筋外側に見られる外側舌リンパ節が知られている。通常の頸部郭清範囲にはこれらのリンパ節は含まれないため，術前にその存在を指摘することは重要である。
> ○顎下間隙病変との鑑別には顎舌骨筋との位置関係が重要で，CTやMRIでは冠状断像が役立つ。超音波像ではオトガイ下リンパ節（レベルⅠA）や顎下リンパ節（レベルⅠB）が顎舌骨筋より浅部に位置するのに対し，舌リンパ節は深部に描出される。
>
> 舌リンパ節の頻度
> ○剖検例では正中舌リンパ節15％，外側舌リンパ節30％と報告されている。舌癌の舌リンパ節転移の頻度は1.3〜2.1％と報告されている。

6 左口腔底癌の外側舌リンパ節への転移（60歳代，男性）

左口腔底癌（非提示）と離れて舌下間隙に造影CT横断像（**a**）でリング状造影効果を呈する12mm大の腫瘤性病変が認められ（＊），外側舌リンパ節への転移が疑われる。冠状断像（**b**）では下方に位置する顎舌骨筋（破線）との位置関係が把握しやすい。顎舌骨筋下方，顎二腹筋前腹外側にはやや腫大した顎下リンパ節が認められる。

超音波像（**c**，**d**）では両側で顎舌骨筋の深部に外側舌リンパ節，浅部に顎下リンパ節が認められる。左側では舌リンパ節と顎舌骨筋との境界が不明瞭で浸潤が示唆される。また左顎下リンパ節は10mm大，円形で，リンパ門は消失しており転移も示唆される。

a：造影CT

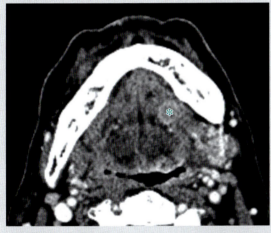

b：造影CT冠状断像

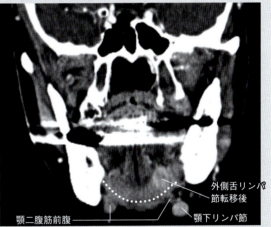

c：超音波Bモード像

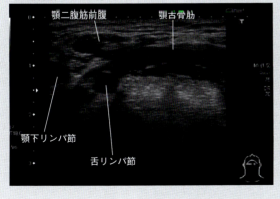

d：超音波Bモード像

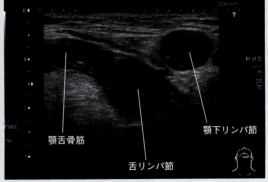

Submandibular space
顎下間隙

顎下間隙の画像解剖（1～3）

- 顎下間隙は顎舌骨筋と，広頸筋を含む浅頸筋膜にはさまれた間隙で後下端は舌骨である。顎二腹筋前腹や顎下腺，オトガイリンパ節，顎下リンパ節，顔面動静脈を含む。
- 顎下間隙は後外側で咀嚼筋間隙（下顎枝＋内側翼突筋）と，後内側で傍咽頭間隙と接している。

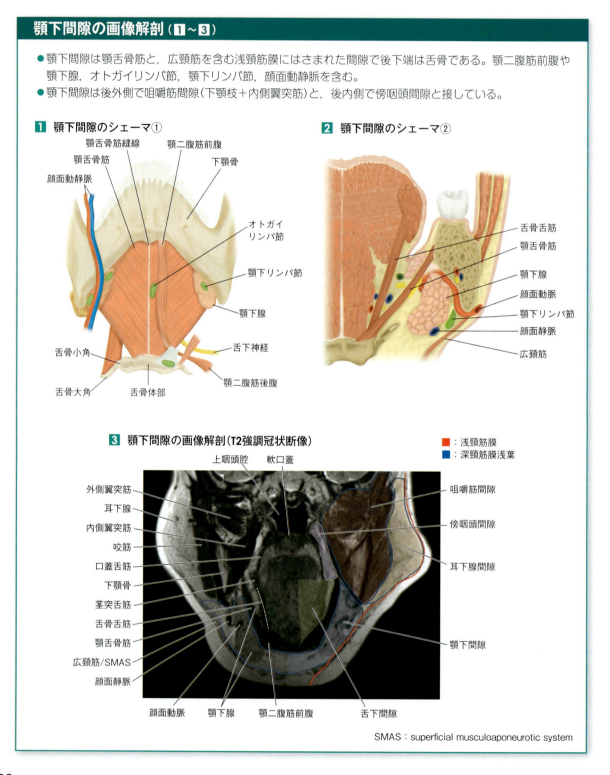

SMAS：superficial musculoaponeurotic system

画像診断上の意義

① 顎二腹筋前腹は，下顎骨体部正中内面の二腹筋窩と舌骨小角間を結び，オトガイリンパ節と顎下リンパ節を分ける指標となる。
② 顎下間隙と隣接する舌下間隙，傍咽頭間隙との間には筋膜などによる解剖学的境界がなく，炎症性・腫瘍性病変の進展経路となりやすい。

症例1 顎下腺の多形腺腫（60歳代，男性）

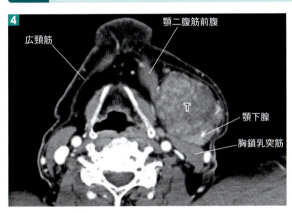
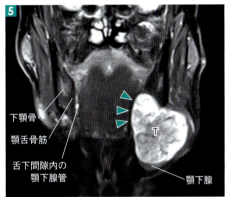

● 画像所見
造影CT横断像4：左顎下間隙に不均一に造影される腫瘤が見られ，顎下腺は後方へ圧排されている。広頸筋への浸潤はない。
脂肪抑制T2強調冠状断像5：腫瘤は境界明瞭で，不均一な高信号を呈している（▲）。腫瘤内側には圧排された顎舌骨筋が認められる。連続性は保たれており，舌下間隙への進展はない。左顎下腺は腫瘤下方に圧排されている。ADC値は高く（$1.69 \times 10^{-3} mm^2/秒$），ダイナミックスタディでは漸増性の造影パターンを呈した（非提示）。

● 解説
顎下腺腫瘍は約半数が多形腺腫で，残りの半数は悪性腫瘍である。画像上，周囲浸潤やリンパ節転移があれば悪性と診断することは可能だが，そうでなければ良・悪の鑑別は難しい。顎下腺や広頸筋，浅頸筋膜，顎舌骨筋など周囲の正常構造物との関係，浸潤の有無を評価することが重要である。

症例2 悪性リンパ腫の顎下リンパ節病変（70歳代，男性）

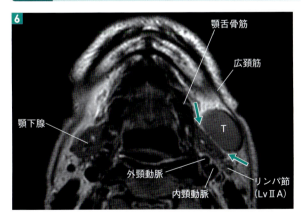

● 画像所見
T2強調像6：左顎下腺腹側に境界明瞭，辺縁平滑な中等度高信号腫瘤性病変を認める。病変と顎下腺との間に脂肪が線状高信号として認められる（↑）。

● 解説
臨床的に顎下腺腫瘍が疑われ，CTやMRIで顎下リンパ節病変が明らかになることがある。このときは，病変と顎下腺の境界や位置関係に注意を払う必要がある。リンパ節病変が疑われる場合，辺縁や内部の性状を評価する。また症状や既往歴などと併せて炎症性病変，リンパ増殖性疾患，悪性腫瘍の転移などの鑑別を行う。

参考文献

1) Yamamoto O, et al：Imaging of the mylohyoid muscle：separation of submandibular and sublingual spaces. AJR Am J Roentgenol, 194：W431-438, 2010.

症例3 化膿性リンパ節炎（月齢10カ月，乳児）

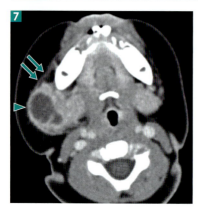
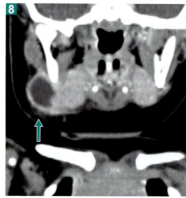

● 画像所見
造影CT横断像7：右顎下腺外側に接し，造影される厚い壁を有する囊胞性病変が認められる（▲）。囊胞性病変の外側には肥厚した広頸筋（↑）が認められる。
造影CT冠状断像8：囊胞性病変の下方で皮下脂肪織の濃度上昇が見られ（↑），化膿性リンパ節炎による炎症の波及が示唆される。

● 解説
細菌性リンパ節炎は通常片側性で，腫大リンパ節の周囲に炎症性変化を伴うことが多い。乳幼児で多く見られ，進行すると節内に膿瘍を形成し化膿性リンパ節炎となる。起炎菌としては黄色ブドウ球菌やA群連鎖球菌が多い。

症例4 顎下部静脈瘤（60歳代，男性）

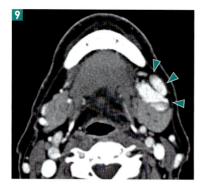
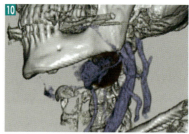

● 画像所見
造影CT9，造影CT volume-rendering像10：左顎下腺腹側に血管と同程度に造影される腫瘤性病変が見られる。周囲の静脈と連続しており，オトガイ下静脈に生じた静脈瘤であった。

● 解説
形態と造影効果から血管性病変の診断は容易である。動脈性病変との鑑別が困難なときは，触診，Valsalva法，超音波検査などで確認する必要がある。静脈瘤では，まれに内部に血栓化や石灰化が起こることがある。

TIPS 顎舌骨筋の欠損
○舌下間隙と顎下間隙の境界である顎舌骨筋は，左右の下顎骨内側縁から起こり，正中で癒合し，舌骨体部前面に停止しているが，剖検では高頻度（10〜50%）に部分的な欠損があることが報告されている。この欠損部から舌下腺を含む舌下間隙内容物が顎下間隙へ突出することがあり，CTやMRI（特に冠状断像）で指摘できる。

Carotid sheath
頸動脈間隙

頸動脈間隙の画像解剖（**1**）

- 深頸筋膜3葉（浅・中・深葉）からなる頸動脈鞘に覆われた間隙で，頭蓋底の頸動脈管外口と頸静脈窩から大動脈弓まで伸びる管状の形態を呈し，頸動脈（内頸動脈，総頸動脈），頸静脈，迷走神経（X脳神経）を含む。
- 頭蓋底〜軟口蓋レベルでは，迷走神経とともに頸静脈孔を通る舌咽神経（IX脳神経），副神経（XI脳神経），舌下神経管を通る舌下神経（XII脳神経）が含まれる。
- いずれの神経も頭蓋底レベルでは頸動脈間隙内側に位置するが，下降するに従い，舌咽神経，舌下神経は頸動脈間隙を離れ，内頸動脈外側を前方へ向かう。副神経は内頸動静脈間を抜けた後，後下方へ向かう。
- このほか内深頸リンパ節（レベルII〜IV）も頸動脈間隙に含まれる。
- 椎前筋前方を頭尾側に伸びる交感神経幹は，頸動脈間隙前内側に近接する。交感神経幹の上頸神経節から出た交感神経線維は，頸動脈間隙内で頸動脈神経叢を形成する。

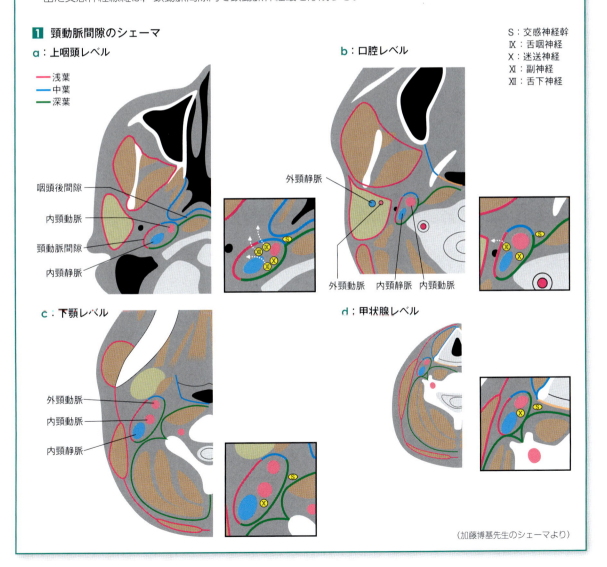

1 頸動脈間隙のシェーマ
a：上咽頭レベル b：口腔レベル c：下顎レベル d：甲状腺レベル

S：交感神経幹
IX：舌咽神経
X：迷走神経
XI：副神経
XII：舌下神経

（加藤博基先生のシェーマより）

画像診断上の意義

①頸動脈間隙に由来する病変としては頸動脈病変（頸動脈解離，狭窄・閉塞，血管炎など），内頸静脈病変（静脈血栓症），神経原性腫瘍，リンパ節病変（炎症，肉芽腫性疾患，転移，リンパ腫など）が重要である。
②頸動脈間隙内の神経原性腫瘍は各神経の走行，分布と頸動脈，頸静脈の圧排される方向を考慮することで由来神経を推測することがあるが，筋膜の破格により非典型的な所見となることもある。

症例1　頸動脈小体の傍神経節腫瘍（50歳，女性）

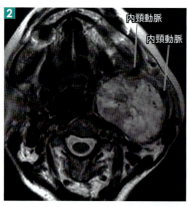
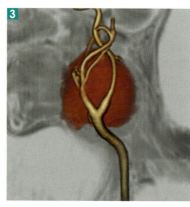

● 画像所見
T2強調像 2，TOF-MRAを基にしたvolume-rendering像 3：内外頸動脈を離開しながら前外側へ圧排する腫瘤が見られる。2では高信号を呈し，内部にflow voidが認められる。
dynamic造影MRI 4：早期濃染と後期相での洗い出しを認める。

● 解説
頸動脈間隙に発生する傍神経節腫は頸静脈孔の上迷走神経節に発生する頸静脈糸球傍神経節腫，頸動脈分岐部の頸動脈小体に発生する頸動脈小体腫瘍と，主にこれらの間（頭蓋底から舌骨上）の下迷走神経神経節に発生する迷走神経糸球傍神経節腫がある。富血性（hypervascular）腫瘍で，造影早期に濃染する。
サイズの大きな腫瘍ではsalt and pepper signが見られることがある。

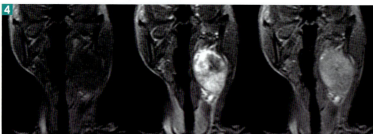

TIPS

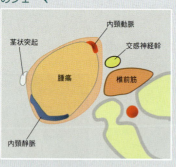
右迷走神経鞘腫による頸動静脈圧排のシェーマ

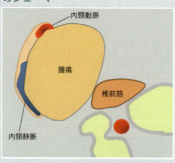
右交感神経鞘腫による頸動静脈圧排のシェーマ

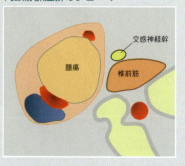
右頸動脈小体腫瘍による内・外頸動脈，内頸静脈圧排のシェーマ

参考文献

1）Chong VFH, Fan YF：Pictorial review：Radiology of the carotid space. Clin Radiol, 51：762-768, 1996.
2）Murphey MD, et al：From the archives of the AFIP. RadioGraphics, 19：1253-1280, 1999.
3）Kuwada C, et al：Imaging of the carotid space. Otolaryngol Clin North Am, 45：1273-1292, 2012.

症例2　神経鞘腫（迷走神経）(60歳代，女性)

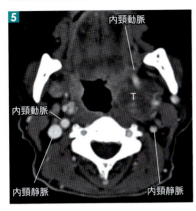
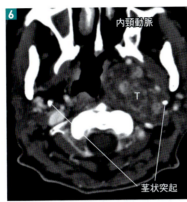
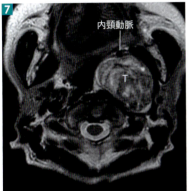
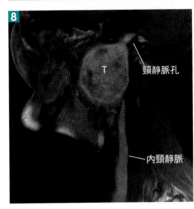

● 画像所見
造影CT **5**, **6**, T2強調像**7**, 脂肪抑制造影T1強調像**8**：左中咽頭レベルで内頸動脈を前方やや外側に（**5**, **6**），左内頸静脈を後方（**5**, **8**）に圧排する腫瘤が認められる。左茎状突起は外側へと偏位している（**6**）。単純CTでは低吸収（非提示）で，造影後は弱く不均一な造影効果が認められる（**6**）。T2強調像で不均一な高信号（**7**），造影T1強調像で不均一な造影効果（**8**）を呈している。

● 解説
頸動脈間隙内に生じる神経鞘腫・線維腫は迷走神経，交感神経幹由来のものが多い。
迷走神経は頸動脈間隙内側，頸動脈と内頸静脈との間を上下に走行しており，迷走神経から発生する腫瘍は頸動脈と内頸静脈を離開する。交感神経幹由来の場合，頸動静脈は外側へ圧排される。

症例3　神経鞘腫（副神経）(50歳代，女性)

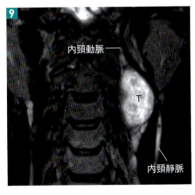
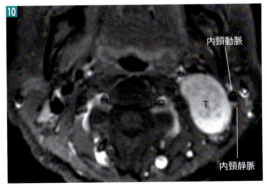

● 画像所見
脂肪抑制T2強調冠状断像**9**，脂肪抑制造影T1強調横断像**10**：中咽頭レベルで内頸動静脈を外側へと圧排する腫瘤性病変が見られる。T2強調像ではやや不均一な高信号を呈している。脂肪抑制造影T1強調像では内部やや不均一に造影されている。

● 解説
副神経は上方では頸動脈間隙内側に位置するが，下行するに従って内頸動静脈間を通り，頸動脈間隙外側に達し，その後頸動脈間隙を離れる。従って腫瘍が高位で発生した場合は頸動静脈は外側へ偏位し，下位で発生した場合には頸動静脈の離開や内側偏位が見られる。

症例4　神経鞘腫（頸神経）(40歳代，女性)

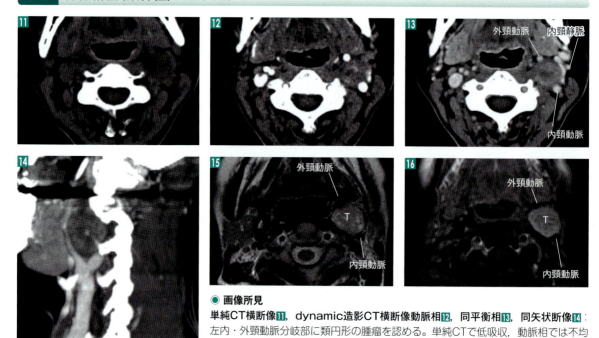

● 画像所見

単純CT横断像⑪，dynamic造影CT横断像動脈相⑫，同平衡相⑬，同矢状断像⑭：左内・外頸動脈分岐部に類円形の腫瘤を認める。単純CTで低吸収，動脈相では不均一な淡い造影効果，平衡相では均一で淡い造影効果を呈する。

T2強調横断像⑮，脂肪抑制造影T1強調横断像⑯：T2強調像で中等度高信号，造影T1強調像で均一な造影増強効果が見られた。

● 解説

頸動脈間隙内では，頸神経C1～3由来の神経線維が頸動静脈に沿ってループを形成しており（頸神経ワナ），そこから分枝する神経線維は前頸部の筋肉に分布する。内・外頸動脈間隙を離開する神経原性腫瘍と，頸動脈小体傍神経節腫瘍とは，特にdynamic造影CTやdynamic造影T1強調像における早期からの造影効果に注目すれば鑑別可能なことが多い。

症例5　下咽頭癌の頸部リンパ節転移の頸動脈浸潤(40歳代，男性)

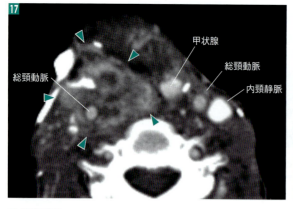 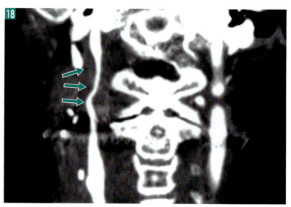

● 画像所見

造影CT横断像⑰，同冠状断像⑱：横断像では右頸部に総頸動脈を全周性に取り巻く腫瘤が認められる（▲）。内部の造影効果は不良で壊死が示唆され，冠状断像では総頸動脈から内頸動脈内腔の狭小化（↑）が見られる。

● 解説

転移リンパ節の頸動脈浸潤の所見については，頸動脈の変形や，腫瘍が頸動脈を取り囲む範囲（180°までは鋭的に剥離可能，270°以上では剥離困難とされる），上下方向で腫瘍が頸動脈に接する距離（3cm），頸動脈周囲脂肪層の消失などが報告されている。CTで鑑別困難なときは軟部組織コントラストの分解能がより高いMRIが診断に役立つ。

88

Retropharyngeal space
咽頭後間隙

咽頭後間隙の画像解剖（1, 2）

1 咽頭後間隙のシェーマ

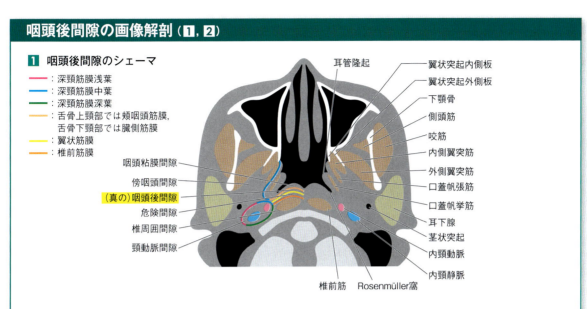

2 正常例（30歳代，男性）のT2強調像

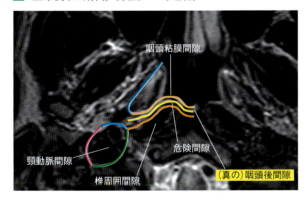

- 咽頭後間隙は，頸部正中深部に位置し，舌骨上頸部から舌骨下頸部に広がる潜在腔である．
- 咽頭後間隙の外側には，傍咽頭間隙や頸動脈間隙が存在する．咽頭後間隙の前方には，深頸筋膜中葉が存在し，舌骨上頸部では頬咽頭筋膜とよばれて咽頭粘膜間隙との境界になり，舌骨下頸部では臓側筋膜とよばれて臓器間隙との境界になる．咽頭後間隙の後方には，椎前筋膜が存在して椎周囲間隙との境界になり，非常に強固である椎前筋膜は炎症波及や腫瘍浸潤の障壁になる．
- 咽頭後間隙には，深頸筋膜深葉の一部である翼状筋膜が存在し，翼状筋膜の前方を真の咽頭後間隙，翼状筋膜の後方を危険間隙とよぶ．咽頭後間隙は頭蓋底から始まり，深頸筋膜中葉と翼状筋膜が癒合する上位胸椎レベルにまで広がる．
- 舌骨上頸部の咽頭後間隙は脂肪と咽頭後リンパ節を含むが，舌骨下頸部の咽頭後間隙は脂肪のみを含む．

画像診断上の意義

① 咽頭後リンパ節は，舌骨上頸部のみに存在し，内側群（内側咽頭後リンパ節）と外側群（外側咽頭後リンパ節：Rouvièreリンパ節）に分類されるが，内側咽頭後リンパ節は病的に腫大した場合にのみ画像で認識できるようになる．
② 外側咽頭後リンパ節は，椎前筋の外側前方かつ内頸動脈の内側前方に位置し，腫大すると内頸動脈を外側（または外側後方）に偏位させる．

参考文献

1) Davis WL, et al：Retropharyngeal space：evaluation of normal anatomy and diseases with CT and MR imaging. Radiology, 174：59-64, 1990.
2) Zhang GY, et al：Radiologic criteria of retropharyngeal lymph node metastasis in nasopharyngeal carcinoma treated with radiation therapy. Radiology, 255：605-612, 2010.

症例1 悪性リンパ腫(diffuse large B-cell lymphoma；DLBCL)(10歳代, 男性)

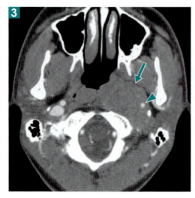
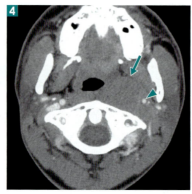

● **画像所見**
造影CT **3**, **4**：左外側咽頭後リンパ節が著明に腫大している(↑)。傍咽頭間隙の脂肪を外側前方に圧排している。

● **解説**
内部は均一に増強され，変性や壊死を示す造影不良域は認められない。左内頸動脈(▲)は腫大したリンパ節に全周性に囲まれているものの，狭窄の程度は軽度である。これらの所見は悪性リンパ腫の特徴を示している。

症例2 外側咽頭後リンパ節転移(中咽頭癌)(50歳代, 女性)

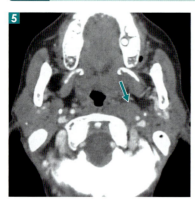
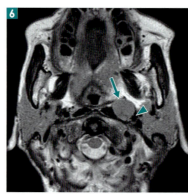

● **画像所見**
造影CT **5**：腫大した左外側咽頭後リンパ節を認めるが，MRIと比べると椎前筋との境界が不明瞭で同定しにくい(↑)。
T2強調像 **6**：コントラスト分解能が高いMRIのT2強調像では，外側咽頭後リンパ節(↑)を同定することが容易であるため，検出や診断に有用である。内頸動脈(▲)を外側後方に圧排している。

● **解説**
外側咽頭後リンパ節転移の原発巣としては，上咽頭癌が圧倒的に多く，中咽頭癌，下咽頭癌が続く。まれにその他の頭頸部扁平上皮癌が外側咽頭後リンパ節に転移する。

症例3 外側咽頭後リンパ節反応性腫大(10歳代, 男性)

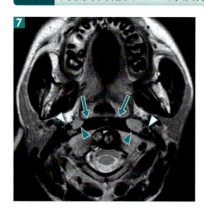

● **画像所見**
T2強調像 **7**：左側優位の両側外側咽頭後リンパ節が腫大している(▲)。いずれも椎前筋(↑)と内頸動脈(△)の間に位置している。

● **解説**
小児や若年成人にMRIを撮像すると，ほとんどの症例で反応性に腫大した外側咽頭後リンパ節を認める。一方で高齢者に腫大した外側咽頭後リンパ節を認めた場合は病的腫大である可能性が高いため，年齢を考慮した判断が要求される。

TIPS ○MRIによる上咽頭癌の外側咽頭後リンパ節転移の診断基準は，短径6mm以上，中心壊死の存在，複数の腫大リンパ節と報告されている。

Danger space
危険間隙

Ⅰ．Head & Neck

加藤博基，松尾政之

危険間隙の画像解剖（**1**, **2**）

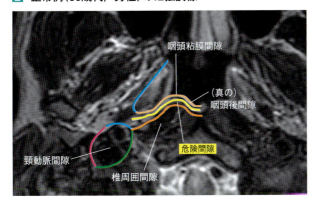

1 危険間隙のシェーマ

- ― : 深頸筋膜浅葉
- ― : 深頸筋膜中葉
- ― : 深頸筋膜深葉
- ― : 舌骨上頸部では頬咽頭筋膜，舌骨下頸部では臓側筋膜
- ― : 翼状筋膜
- ― : 椎前筋膜

咽頭粘膜間隙／傍咽頭間隙／（真の）咽頭後間隙／危険間隙／椎周囲間隙／頸動脈間隙／椎前筋／Rosenmüller窩／耳管隆起／翼状突起内側板／翼状突起外側板／下顎骨／側頭筋／咬筋／内側翼突筋／外側翼突筋／口蓋帆張筋／口蓋帆挙筋／耳下腺／茎状突起／内頸動脈／内頸静脈

2 正常例（30歳代，男性）のT2強調像

咽頭粘膜間隙／（真の）咽頭後間隙／危険間隙／頸動脈間隙／椎周囲間隙

- 危険間隙は，頸部正中深部に位置し，舌骨上頸部から舌骨下頸部に頭尾側に広がる潜在腔である。
- 咽頭後間隙には深頸筋膜深葉の一部である翼状筋膜が存在し，翼状筋膜の前方を真の咽頭後間隙，翼状筋膜の後方を危険間隙とよぶ。翼状筋膜は非常に薄く，障壁としては機能しないため，臨床上は危険間隙を咽頭後間隙の一部と考える。
- 危険間隙も咽頭後間隙と同様に頭蓋底から始まるが，咽頭後間隙よりさらに尾側に広がって横隔膜レベルに達する。
- 画像では咽頭後間隙と危険間隙を区別できず，正常例における咽頭後間隙および危険間隙は咽頭収縮筋と椎前筋の間のわずかな脂肪層として認められる。

画像診断上の意義

① 咽頭後間隙膿瘍（咽後膿瘍）の原因は，小児では咽頭後リンパ節の化膿性リンパ節炎が多く，成人では脊椎炎，手術，外傷，異物（魚骨）などが挙げられる。
② 咽後膿瘍の膿瘍壁は，造影CTや造影MRIでリング状に増強されることが重要であり，これに対して咽頭後間隙浮腫はリング状に増強されない。
③ 咽頭後間隙や危険間隙の病変は，頭尾方向の広がりを評価する必要があるため，矢状断像での観察が重要である。
④ 頸部の感染・炎症が，咽頭後間隙や危険間隙を経由し後縦隔まで下降すると，縦隔炎や縦隔膿瘍を合併することがある。

参考文献

1) Hoang JK, et al：Multiplanar CT and MRI of collections in the retropharyngeal space：is it an abscess? AJR Am J Roentgenol, 196：W426-432, 2011.
2) Tomita H, et al：Fluid collection in the retropharyngeal space：A wide spectrum of various emergency diseases. Eur J Radiol, 85：1247-1256, 2016.

症例1　石灰沈着性頸長筋腱炎 (30歳代, 女性)

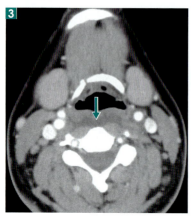
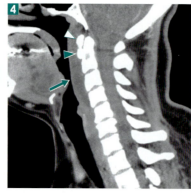

● **画像所見**
造影CT横断像3：咽頭後間隙に低吸収域を認めるが，咽後膿瘍を疑うリング状濃染は認めない(↑)。
造影CT再構成矢状断像4：C4レベルを下端とする咽頭後間隙の低吸収域が頭尾方向に広がっている(↑)。環椎前結節(△)の直下に存在する異常な石灰化(▲)は頸長筋腱の環椎前弓付着部に相当するため，石灰沈着性頸長筋腱炎と診断できる。

● **解説**
石灰沈着性頸長筋腱炎は，環椎前結節に付着する頸長筋腱にハイドロキシアパタイトが沈着する石灰化腱炎の一種である。炎症反応が強く，頸部痛などの急性症状で発症し，臨床像が咽後膿瘍に類似するため，画像で咽後膿瘍と鑑別することが重要である。

症例2　咽後膿瘍 (60歳代, 男性)

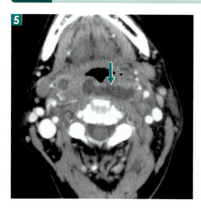
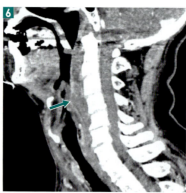

● **画像所見**
造影CT横断像5：咽頭間隙の低吸収域にリング状濃染を認めるため，咽後膿瘍と診断できる(↑)。
造影CT再構成矢状断像6：咽後膿瘍がC5レベルまで下降している(↑)。

● **解説**
咽後膿瘍のリング状濃染は，膿瘍壁の存在を示す所見であり，遅延相で明瞭化しやすいため，咽後膿瘍を疑って造影CTを施行する場合は遅延相の追加が望ましい。

症例3　川崎病 (10歳以下, 女子)

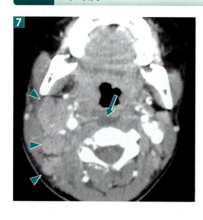

● **画像所見**
造影CT7：右上内深頸・右副神経リンパ節が腫大している(▲)。咽頭後間隙(危険間隙)に低吸収域(↑)を認めるが，辺縁がリング状に増強されておらず，咽頭後間隙の浮腫と判断できる。

● **解説**
川崎病のなかには特徴的な主要症状を示す前に，発熱と頸部リンパ節腫脹のみで発症する症例があり，この場合は診断および治療開始が遅れることがある。川崎病では，咽頭後間隙の浮腫を伴うことがあるため，この画像所見を根拠にして可能性を示唆できる場合がある。

> **TIPS**
> ○咽後膿瘍以外で咽頭後間隙に浮腫または液体貯留を生じる病態として，石灰化頸長筋腱炎，川崎病，リンパ管奇形，血管性浮腫などが挙げられる。

Perivertebral space
椎周囲間隙

傍脊椎間隙の画像解剖（1, 2）

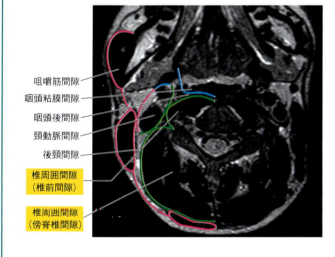

1 傍脊椎間隙のシェーマ

- ― ：深頸筋膜浅葉
- ― ：深頸筋膜中葉
- ― ：深頸筋膜深葉

咀嚼筋間隙／咽頭粘膜間隙／咽頭後間隙／頸動脈間隙／後頸間隙／椎周囲間隙（椎前間隙）／椎周囲間隙（傍脊椎間隙）／僧帽筋

顎下腺／顎二腹筋／椎前筋／外頸動脈／内頸動脈／内頸静脈／胸鎖乳突筋／頸椎／頸骨動脈／脊髄／傍脊柱筋群

2 正常例（30歳代，男性）のT2強調像

咀嚼筋間隙／咽頭粘膜間隙／咽頭後間隙／頸動脈間隙／後頸間隙／椎周囲間隙（椎前間隙）／椎周囲間隙（傍脊椎間隙）

- 椎周囲間隙は，頸部正中後方に位置し，深頸筋膜深葉に囲まれる間隙である。頭蓋底を上端としておよそTh4レベルにまで存在するが，尾骨にまで至るという説もある。
- 深頸筋膜深葉は棘突起と項靱帯に始まり，僧帽筋の内側を通過して横突起に付着した後，前方で椎前筋膜となって椎前筋を覆う。このため椎周囲間隙は，棘突起付着部より前方の椎前部（椎前間隙）と後方の傍脊椎部（傍脊椎間隙）に分類される。前方で深頸筋膜深葉の一部である椎前筋膜を介して咽頭後間隙・危険間隙に，外側前方で頸動脈間隙に，外側で後頸間隙にそれぞれ接している。
- 椎前間隙には椎体，椎間板，椎前筋，斜角筋，神経根，腕神経叢，横隔神経，椎骨・動静脈を含む。傍脊椎間隙には脊椎の後方成分，傍脊柱筋群を含む。

画像診断上の意義

①椎前間隙の病変は，椎前筋内や椎体内に限局するか，椎前筋を前方に圧迫する。
②傍脊椎間隙の病変は，傍脊柱筋内に限局するか，後頸間隙の脂肪を外側または外側前方に圧迫する。
③椎前筋膜は強固であるため，前方に位置する咽頭後間隙や危険間隙から椎周囲間隙への炎症波及や腫瘍浸潤は生じにくい。頭頸部悪性腫瘍が椎前筋に浸潤すればT4となる。

症例1 神経鞘腫（20歳代，男性）

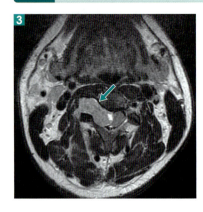

● 画像所見
T2強調像 3：右椎間孔を拡大させる腫瘤を認める（↑）。椎間孔外側や脊柱管内に進展しており，ダンベル状とよばれる特徴的な形態を示している。神経根由来の神経鞘腫が疑われる。

● 解説
椎周囲間隙には，さまざまな軟部腫瘍が発生するが，神経根や腕神経叢を由来とする神経原性腫瘍の頻度が高いため，椎周囲間隙の腫瘍を見た場合には神経との連続性を確認する必要がある。

> **TIPS** ○椎周囲間隙の感染症は，化膿性脊椎炎または結核性脊椎炎を原因とすることが多い。CTでは，横断像単独での診断が難しい場合があるため，矢状断再構成像を作成して椎体終板の破壊などを詳細に評価する必要がある。

症例2 神経鞘腫（90歳代，女性）

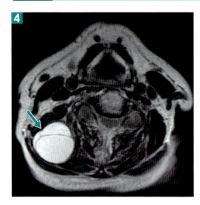
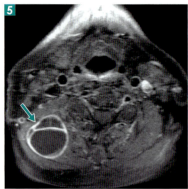

● 画像所見
T2強調像 4：右傍脊柱筋群に囲まれた囊胞性病変を認める（↑）。椎周囲間隙の傍脊椎部（傍脊椎間隙）に限局する病変である。
脂肪抑制造影T1強調像 5：囊胞壁や隔壁が増強されている（↑）。

● 解説
神経根や腕神経叢以外の細い神経を由来とする神経原性腫瘍は，由来神経との連続性を同定できないことが多い。また神経鞘腫にはさまざまな大きさや数の囊胞変性を伴うことがあり，本症例のように腫瘍全体がきわめて高度の囊胞変性を示すこともある。

症例3 化膿性椎体椎間板炎（60歳代，男性）

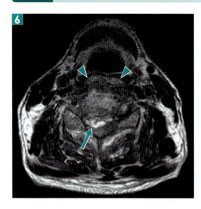
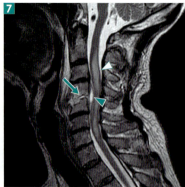

● 画像所見
T2強調横断像 6：椎体の後方に硬膜外膿瘍が形成されている（↑）。椎体の前方には，肉芽組織を疑わせる高信号域が椎前筋を腹側に圧排している（▲）。
T2強調矢状断像 7：C4/5椎間板が高信号を示し，椎体椎間板炎と診断できる（↑）。C4/5椎間板の後方に硬膜外膿瘍（▲）が形成され，硬膜外膿瘍に圧排された脊髄に脊髄軟化症（myelomalacia）を示す高信号域（△）を認める。

● 解説
椎体椎間板炎は，椎体椎間板の信号変化，椎体終板の破壊，椎体周囲の肉芽形成や膿瘍形成に注目して診断する。

参考文献
1) Debnam JM, et al：Retropharyngeal and prevertebral spaces：anatomic imaging and diagnosis. Otolaryngol Clin North Am, 45：1293-1310, 2012.

Pharyngeal mucosal space
咽頭粘膜間隙

加藤博基，松尾政之

咽頭粘膜間隙の画像解剖（**1**, **2**）

1 咽頭粘膜間隙のシェーマ

- ：深頸筋膜浅葉
- ：深頸筋膜中葉
- ：深頸筋膜深葉
- ：頬咽頭筋膜

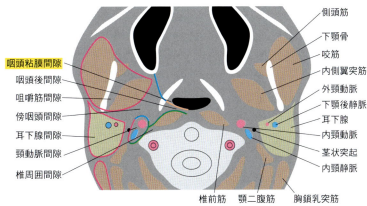

2 正常例（30歳代，男性）のT2強調像

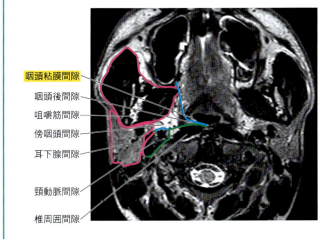

- 咽頭粘膜間隙は，頭蓋底から舌骨レベルの舌骨上頸部に存在する間隙であり，深頸筋膜中葉に囲まれている。
- 後方から外側は深頸筋膜中葉に囲まれているが，前方には筋膜を認めない。外側には傍咽頭間隙，外側前方には咀嚼筋間隙，外側後方には頸動脈間隙が存在している。後方には深頸筋膜中葉の一部である頬咽頭筋膜が存在して，咽頭後間隙との境界になる。舌骨下頸部の臓器間隙とは境界なく連続している。
- 咽頭粘膜間隙には上・中咽頭粘膜，上・中咽頭収縮筋，Wardeyer輪のリンパ組織，小唾液腺，咽頭頭底筋膜，口蓋帆挙筋，耳管咽頭筋，耳管軟骨端などを含む。

画像診断上の意義

①咽頭粘膜間隙の病変が，傍咽頭間隙に進展する場合は，傍咽頭間隙の脂肪を外側後方に偏位させる。
②咽頭粘膜間隙の腫瘍は，咽頭粘膜上皮から発生する扁平上皮癌が最多であり，扁桃のリンパ組織から発生する悪性リンパ腫がこれに次ぐ。また，小唾液腺から唾液腺腫瘍が発生することもある。

参考文献

1）Parker GD, et al：The pharyngeal mucosal space. Semin Ultrasound CT MR, 11：460-475, 1990.
2）Sekiya K, et al：Nasopharyngeal cystic lesions：Tornwaldt and mucous retention cysts of the nasopharynx：findings on MR imaging. J Comput Assist Tomogr, 38：9-13, 2014.

症例1　Tornwaldt囊胞（60歳代，女性）

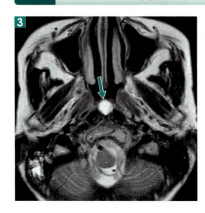

● **画像所見**
T2強調像❸：上咽頭後壁の正中部に単房性の囊胞性病変を認める（↑）。

● **解説**
上咽頭後壁の正中部に存在する囊胞であり，Tornwaldt囊胞に典型的である。

> **TIPS** ○Tornwaldt囊胞は，胎生期の脊索遺残による先天性囊胞であり，上咽頭後壁の正中部という局在を特徴とする。偶然に発見されることが多く，感染合併などの特殊な状況を除けば，病理組織診断や外科的切除術などの侵襲的介入は不要である。蛋白濃度の多寡により，MRIで囊胞内容液はさまざまな信号を示す。上咽頭後壁の正中部から左右にはずれた囊胞は粘液貯留囊胞とよばれる。

症例2　上咽頭癌（T1）（60歳代，男性）

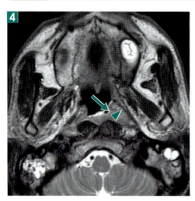 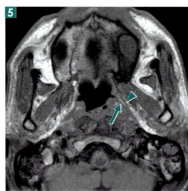

● **画像所見**
T2強調像❹：左Rosenmüller窩に腫瘤を認める（↑）が，外側で隣接する口蓋帆挙筋を示す低信号（▲）は保たれている。
T1強調像❺：同様に口蓋帆挙筋（↑）と口蓋帆張筋（▲）の間の脂肪層は保たれているため，咽頭頭底筋膜浸潤はない。

● **解説**
傍咽頭間隙への外側進展や椎周囲間隙の椎前部（椎前間隙）への深部組織浸潤はなく，咽頭粘膜間隙に限局した病変である。上咽頭癌は椎前筋や斜台などの深部組織に浸潤する傾向があるため，椎前筋や斜台の信号変化にも注意を払う必要がある。

症例3　中咽頭癌（T1）（70歳代，男性）

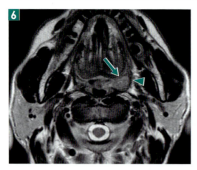 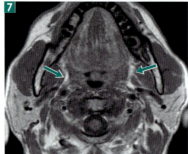

● **画像所見**
T2強調像❻：左口蓋扁桃に腫瘤を認める（↑）が，外側で隣接する咽頭収縮筋を示す低信号（▲）は保たれている。
T1強調像❼：傍咽頭間隙の脂肪に左右差を認めず（↑），傍咽頭間隙浸潤はない。

● **解説**
咽頭収縮筋を越えた傍咽頭間隙への外側進展はなく，咽頭粘膜間隙に限局した病変である。咽頭収縮筋はT2強調像で低信号を示すため，咽頭収縮筋への浸潤はT2強調像で低信号の不明瞭化・消失として認められる。

I. Head & Neck　　　　　　　　　　　　　　　　　　　　　　加藤博基，松尾政之

Visceral space
臓器間隙

臓器間隙の画像解剖（1, 2）

1 臓器間隙のシェーマ

― ：深頸筋膜浅葉
― ：深頸筋膜中葉
― ：深頸筋膜深葉
― ：頬咽頭筋膜

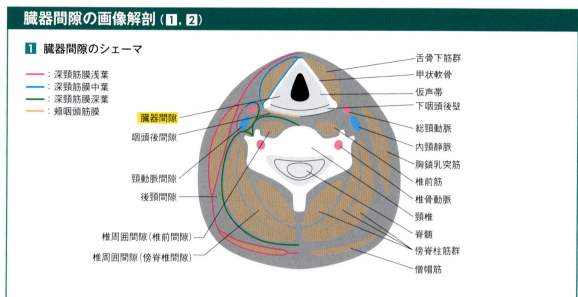

2 正常例（30歳代，男性）のT2強調像

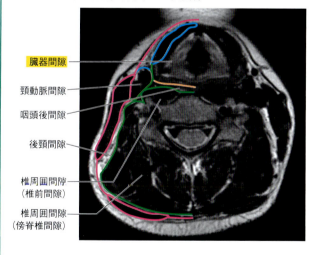

- 臓器間隙は，舌骨から縦隔上部レベルの舌骨下頸部に存在する間隙であり，深頸筋膜中葉に囲まれている。
- 外側後方には，頸動脈間隙が存在している。後方には，深頸筋膜中葉の一部である臓側筋膜が存在して，咽頭後間隙との境界になる。舌骨上頸部の咽頭粘膜間隙とは，境界なく連続している。
- 臓器間隙には喉頭，下咽頭，甲状腺，副甲状腺，気管，反回神経，リンパ節，舌骨下筋群などを含む。

画像診断上の意義

① 臓器間隙の腫瘍は，咽頭・下咽頭，甲状腺，副甲状腺，食道を由来とすることがほとんどである。
② 咽頭・下咽頭病変は，喉頭軟骨に囲まれた部位に存在する。
③ 甲状腺病変は，周囲を甲状腺組織に囲まれ，大きくなると頸動脈間隙を外側に圧迫し，気管と食道を反対側に圧迫する。
④ 副甲状腺病変は，甲状腺と椎前筋の間に存在し，甲状腺を前方に圧迫し，頸動脈間隙を外側に圧迫する。
⑤ 食道病変は，気管の後方に存在し，気管を前方に圧排する。

症例1　甲状腺乳頭癌（10歳代，女性）

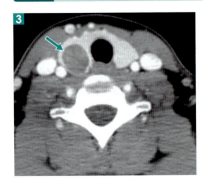

● 画像所見
造影CT **3**：甲状腺右葉に境界明瞭な低吸収結節を認める（↑）。甲状腺組織に全周性に囲まれているため，甲状腺由来の病変である。

● 解説
日常臨床では，CTやMRIによる甲状腺結節の良・悪性診断は難しい場合が多く，超音波所見や病理組織診断が優先される。

> **TIPS**　○甲状腺偶発腫に遭遇した場合は，PETの限局性FDG高集積，浸潤所見，頸部リンパ節腫大を認めればサイズにかかわらず超音波を勧める。これらの所見を認めない場合は，35歳未満では10mm以上の結節，35歳以上では15mm以上の結節に対して超音波検査を勧めることが推奨されている。

症例2　副甲状腺腫（40歳代，女性）

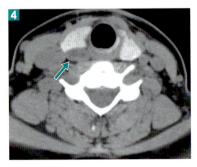 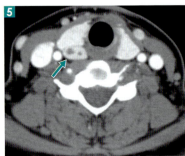

● 画像所見
単純CT **4**：甲状腺右葉と椎前筋にはさまれた低濃度結節を認める（↑）。
造影CT **5**：甲状腺右葉背側の結節に強い造影増強効果を認め，内部には嚢胞変性を示唆する造影不良域を認める（↑）。

● 解説
甲状腺の背側に存在する結節は，基本的に副甲状腺病変を疑うが，外方性発育を示す甲状腺病変との鑑別は難しい。甲状腺実質と結節の間に脂肪層が介在すれば，副甲状腺病変と診断できる。

症例3　頸部食道癌（60歳代，男性）

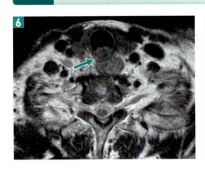 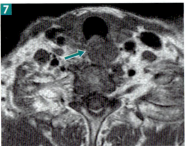

● 画像所見
T2強調像 **6**：気管後方に腫瘤を認め，気管膜様部を前方に圧排している（↑）。正常の頸部食道は指摘できない。
T1強調像 **7**：気管後方の腫瘤は境界明瞭であり，周囲脂肪織に対する明らかな浸潤所見は認めない（↑）。

● 解説
気管後方の病変は，基本的に食道由来を疑う。ただし，壁が全周性に保たれた食道に隣接して腫瘤性病変を認めた場合は，食道の粘膜下腫瘍と食道外発生で食道を壁外性に圧迫する腫瘍の両者を考慮する必要がある。

参考文献
1) Babbel RW, et al：The visceral space：the unique infrahyoid space. Semin Ultrasound CT MR, 12：204-223, 1991.
2) Hoang JK, et al：Managing incidental thyroid nodules detected on imaging：white paper of the ACR Incidental Thyroid Findings Committee. J Am Coll Radiol, 12：143-150, 2015.

Ⅰ. Head & Neck　　　　　　　　　　　　　　　　　　　　　　　　浮洲龍太郎

Peritonsillar space
扁桃周囲間隙

扁桃周囲間隙の画像解剖（**1**, **2**）

- 頭頸部における潜在間隙の1つで，MRIのT2強調像では口蓋扁桃と上咽頭収縮筋にはさまれる部位に相当し，CT/MRIとも健常時は腔として認識されない（↑）。

1 扁桃周囲間隙のシェーマ　　　　　　**2** 扁桃周囲間隙のT2強調像

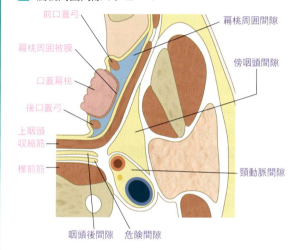
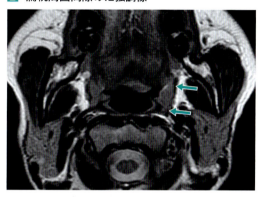

画像診断上の意義

①この領域に発生する病変は，口蓋扁桃と上咽頭収縮筋，頰咽頭筋膜の間を分けるように存在するので，CT/MRIは病変の存在診断のみならず，広がり診断にも寄与する。

症例1　扁桃周囲膿瘍（40歳代，男性）

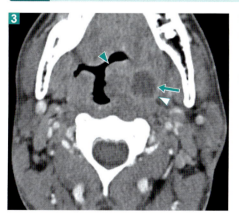

● 画像所見
造影CT **3**：左口蓋扁桃の外側に低吸収域が見られ膿瘍である（↑）。左口蓋扁桃（▲）は内側へ，上咽頭収縮筋（△）は外側へ圧排され，局在は扁桃周囲間隙である。

● 解説
急性扁桃炎に続発する扁桃膿瘍が扁桃被膜外に破裂することにより，扁桃周囲間隙に膿が流出，貯留する。造影CTでは膿瘍の広がりを容易に診断でき，治療方針の迅速な決定に役立つ[1]。

症例2 中咽頭癌（50歳代，男性）

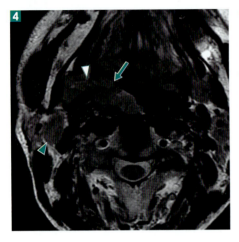

● 画像所見
T2強調像4：右口蓋扁桃に筋と脂肪の中間程度の信号を示す腫瘤が見られ（↑），扁桃周囲間隙から上咽頭収縮筋を越え外側へ浸潤している（△）。患側のレベルIIリンパ節腫大が見られ転移である（▲）。

● 解説
口蓋扁桃由来の腫瘍や炎症は，扁桃周囲間隙から上咽頭収縮筋を越え傍咽頭間隙や咀嚼筋間隙に進展することが多い。中咽頭癌の広がり診断，リンパ節転移の把握にはMRIが適している[2]。

症例3 下極型扁桃周囲膿瘍（40歳代，男性）

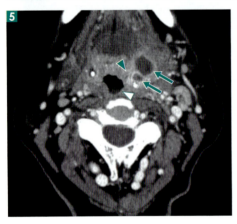 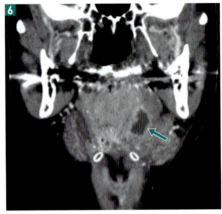

● 画像所見
造影CT5, 6：左口蓋扁桃の下極部外側に，辺縁高吸収を示す低吸収域が見られ膿瘍腔である（↑）。左口蓋扁桃（▲）は内側へ，気道（△）は右側へ圧排され，扁桃周囲間隙由来である。

● 解説
扁桃周囲膿瘍は上極部に好発するが，まれに下極に限局することがある。早期より気道狭窄をきたしやすく，経口的排膿は通常の扁桃膿瘍に比べ難しい。口腔内所見に乏しく，臨床的に診断が難しいことも多いが，造影CTでは膿瘍腔を容易に指摘できる。

文献
1) Maroldi R, et al：Emergency imaging assessment of deep neck space infections. Semin Ultrasound CT MR, 33：432-442, 2012.
2) Zima AJ, et al：Magnetic resonance imaging of oropharyngeal cancer. Top Magn Reson Imaging, 18：237-242, 2007.

Posterior cervical space
後頸間隙

後頸間隙の画像解剖（**1**）

- 後頸間隙の上端は頭蓋底の上床突起で，主体は舌骨下頸部にあり，下端は鎖骨上窩である。深頸筋膜深葉，深頸筋膜浅葉に囲まれ，前方内側縁は頸動脈鞘の筋膜である。脂肪が主体で，内部に副神経リンパ節鎖を含む。CT/MRIでは脂肪を反映する濃度/信号を示す[1]。

1 後頸間隙のMRI T2強調像

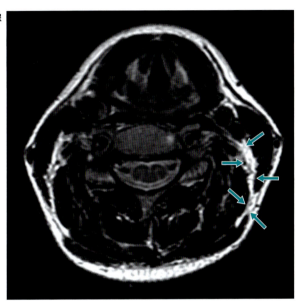

画像診断上の意義

①後頸間隙の脂肪織に全周性に囲まれる病変は後頸間隙由来である。この間隙は比較的単純な構造のため鑑別疾患も限られる。先天性疾患ではリンパ管奇形や血管奇形，炎症性疾患ではリンパ節炎，膿瘍などが大多数を占める。
②後頸間隙腫瘍としては，神経鞘腫や神経線維腫が多い。悪性では副神経リンパ節転移が最多である。
③後頸間隙上部で頸動脈間隙背側部へ密に接する病変は頸動脈間隙由来のことがあり，その解釈に注意が必要である。

症例1　後頸間隙膿瘍（50歳代，女性）

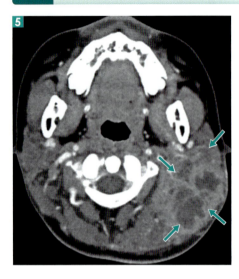

● **画像所見**
造影CT 2：左後頸間隙内に粗大な軟部組織病変が見られる（↑）。内部に辺縁不整な低吸収域が多発し，椎周囲間隙を内側，頸動脈間隙を前内側へ圧排している。副神経リンパ節の化膿性リンパ節炎に続発した膿瘍と考えられた。

● **解説**
後頸間隙の炎症性病変は，副神経リンパ節炎および/またはリンパ節炎に関連する炎症性病変が大部分を占める。膿瘍の診断に続きドレナージなどの処置を行うことが多いので，造影CTでは病変の広がりを正しく評価することが求められる。

症例2　菊池病（20歳代，女性）

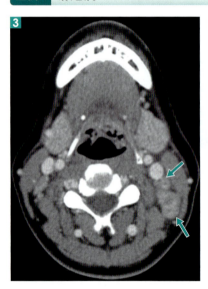 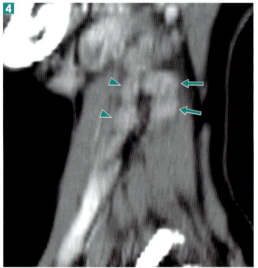

● **画像所見**
造影CT横断像 3：左副神経リンパ節の多発性腫大が見られ，リンパ節内に小さな低吸収域が混在している（↑）。
造影CT矢状断再構成画像 4：左副神経リンパ節腫大に加え，左内深頸リンパ節（↑）に沿った多数の腫大リンパ節も見られる（▲）。
● **解説**
本例では左側の副神経，内深頸リンパ節に多数の腫大リンパ節が見られる。特に後頸間隙上端近くでは，どちらのリンパ節が腫大しているのか識別困難なことがあるが，病変と頸動脈鞘との間に脂肪を示す吸収域/信号域が見られる場合は副神経リンパ節由来とする。

文献

1) Parker GD, Harnsberger HR: Radiologic evaluation of the normal and diseased posterior cervical space. AJR Am J Roentgenol, 157: 161-165, 1991.

Preepiglottic space, paraglottic space
前喉頭蓋間隙，傍声帯間隙

前喉頭蓋間隙（❶）・傍声帯間隙（❷）の画像解剖[1)]

- 前喉頭蓋間隙の上方は舌骨喉頭蓋靱帯，前方は甲状舌骨間膜および甲状軟骨上部で，後下方は喉頭蓋軟骨，甲状喉頭蓋靱帯，方形膜である。脂肪が主構造のため，CT/MRIの横断像では逆V字状，または逆U字状の脂肪の濃度/信号を示し，矢状断像では逆三角形の形態を呈す（❶）。
- 傍声帯間隙は前喉頭蓋間隙の後側方で対をなし，これらの間隙を分かつ構造はない。傍声帯間隙の内側は喉頭粘膜，および喉頭室で，前外側は甲状軟骨側板からなり，下内側は弾性円錐，後方は梨状窩内側壁の粘膜で裏打ちされる。間隙の下端外側は甲状軟骨側板と声帯の下面である。声門レベルでは甲状披裂筋が主体をなし，CTでは甲状軟骨側板の内側縁直下に層状の低吸収域として認められる（❷）。

❶ 前喉頭蓋間隙の造影CT横断像（a），同矢状断像（b）

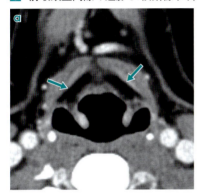
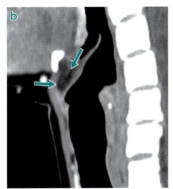

❷ 傍声帯間隙の造影CT横断像

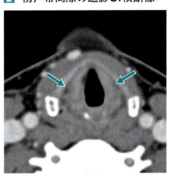

画像診断上の意義

①喉頭癌の深部浸潤では，腫瘍が前喉頭蓋間隙へ進展することも多く，CT/MRIでは脂肪の濃度/信号が消失する。

症例1　前喉頭蓋間隙膿瘍（10歳代，男性）

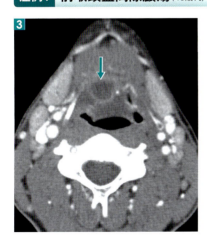

● **画像所見**
造影CT❸：前喉頭蓋間隙に低吸収の占拠性病変が見られる。辺縁に被膜状の造影効果が見られ膿瘍を示す所見である（↑）。

● **解説**
喉頭の感染症のうち，急性喉頭蓋炎，前喉頭蓋間隙膿瘍などは，急速進行性の気道閉塞をきたすことがある。浅在性の頸部膿瘍と異なり，前喉頭蓋間隙の膿瘍は体表面からのアプローチが困難なため，造影CTが膿瘍ドレナージなどの治療方針の決定に重要な役割を果たす。頸部膿瘍の画像診断では，その局在と膿瘍腔の数など詳細に記載すべきである。

症例2　喉頭癌（声門上癌）（60歳代，男性）

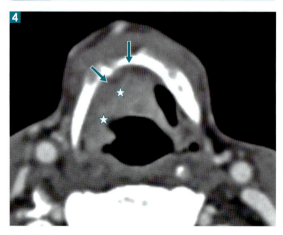

● 画像所見
造影CT **4**：喉頭蓋右側に辺縁不整な腫瘤が見られる（☆）。腫瘤は前喉頭蓋間隙へ進展し，間隙内の脂肪織を示す低吸収域は不明瞭である（↑）。

● 解説
声門上癌が前方へ進展すると前喉頭蓋間隙にしばしば浸潤する。前喉頭蓋間隙へ浸潤する声門上癌はT3である。

症例3　喉頭癌（声門癌）（70歳代，男性）

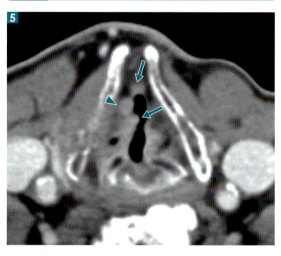

● 画像所見
造影CT **5**：右声門前部から前交連に辺縁不整な腫瘤が見られ（↑），右傍声帯浸潤を認める（▲）。

● 解説
声門癌は声門前半部での発生が多い。傍声帯間隙への浸潤はT3である。

TIPS　輪状甲状間隙（**6**）
○輪状甲状間隙は傍声帯間隙の下方にある小間隙である。声門癌が傍声帯間隙を越え下方へ進展すると，この間隙を介し喉頭外頸部軟部組織へ腫瘍が浸潤する。
○左声門部に腫瘤性病変が見られ，左傍声帯間隙への浸潤が見られる（↑）。この腫瘤は下方で甲状軟骨と輪状軟骨の間から前方へ進展し（▲），輪状甲状間膜を越え喉頭外頸部軟部組織へ浸潤する（△）。喉頭癌のT4a病変である。

6 輪状甲状間隙の造影CT横断像（a，b），同矢状断像（c）

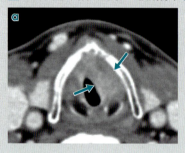 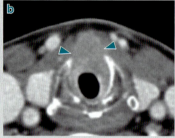 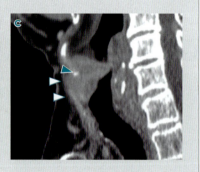

文献
1）Becker M, et al：Imaging of the larynx and hypopharynx. Eur J Radiol, 66：460-479, 2008.

第 2 章

胸部

Chest & Heart, Great Vessel

Ⅱ．Chest & Heart, Great Vessel　　　　　　　　　　　　　　　　　髙橋雅士

OVERVIEW ― 胸部の解剖
Anatomy of the chest

正常の胸部単純X線写真で見られる線（❶～❻）

胸部X線写真で見られる線の成り立ち
- 胸部単純X線写真の対象構造は肺（空気），縦隔・横隔膜（水）そして骨（石灰化）であり，前二者が接する部分には境界線が形成される．ただし，このためにはこの辺縁が曲線を形成し，X線の方向に対して接線とならなければならない．また，空気の中にX線方向に対して平行な面があった場合にも空気の中の線として描出される．

肺縦隔境界線の成り立ちと臨床的意義
各境界線の詳細は各論に譲るので，ここでは各境界線の大まかな成り立ちと，臨床的意義について概説する．
- 前接合線（anterior junction line），後接合線（posterior junction line）（❶）：左右の肺が縦隔の前後で近接する部位の胸膜の辺縁が線として描出され，胸膜翻転線とよばれ，それらが接すると1本の接合線として把握できる．前縦隔腫瘤や後縦隔腫瘤で偏位が認められる．後接合線は大動脈弓の上部でしか描出されない．

❶ 前接合線，後接合線
a：胸部単純X線写真
b：同シェーマ
c：肺volume-rendering（VR）前面像
左右の肺が縦隔の腹側で近接している（↑）．
d：肺VR後面像
左右の肺が縦隔の背側上部で近接している（↑）

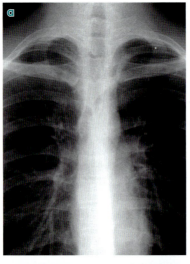
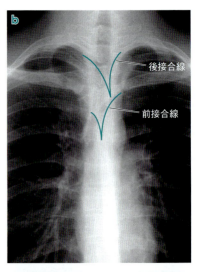
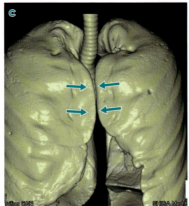
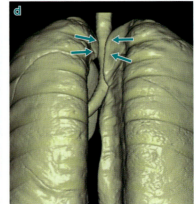

- 奇静脈食道線(陥凹)(azygoesophageal line)，胸部下行大動脈左縁(left edge of descending aorta)(**2**)：奇静脈食道線(陥凹)は，右下肺野内側が心臓背側に突出する辺縁を見ており，右肺下部内側の含気が消失すると不明瞭になる。また，さまざまな縦隔病変で右側に偏位する。胸部下行大動脈左縁は胸部下行大動脈が左肺下部内側に突出する辺縁を見ており，同部肺病変で不明瞭となる。
- 右傍気管線(right paratracheal band)(**3**)：右肺上葉内側と気管が接する部位に見られるbandであり，構成成分は気管壁，縦隔結合織，2枚の胸膜で構成されるが，結合織内のリンパ節腫大で異常が認められることが多い。なお，左側では左気管壁と肺との間には距離があるため，左傍気管線は見られない。

2 奇静脈食道線，胸部下行大動脈左縁
a：単純X線写真
b：同シェーマ
c：単純CT
それぞれの線の成り立ちを線で示す。奇静脈食道線は右下肺が縦隔の背側で左側に突出する辺縁を見ており，同部の肺病変で不明瞭となり，縦隔の腫瘤性病変で右側に突出する。胸部下行大動脈左縁は左下葉内側の肺病変で不明瞭となる。

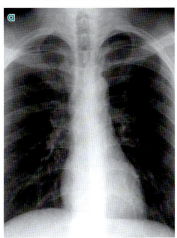
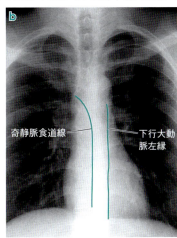
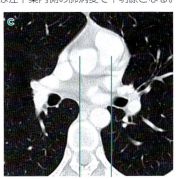

3 右傍気管線
a：単純X線写真
b：同シェーマ
右傍気管線は下方で奇静脈弓(azygos vein arch)に滑らかに移行する。
c：単純CT
右傍気管線は気管壁，縦隔結合織，2枚の胸膜からなる。

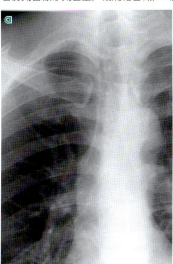
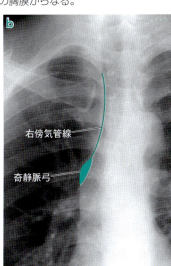
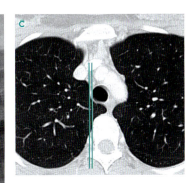

- 大動脈肺動脈窓(aortopulmonary window)(**4**)：これは厳密には肺・縦隔境界線ではなく，大動脈弓下縁，肺動脈上縁，左主気管支上縁，縦隔胸膜で囲まれたpotential spaceである。通常この外側縁は陥凹しており，突出している場合にはBottaloリンパ節の腫大などを疑う。

葉間裂の種類
- 小葉間裂(minor fissure)(**5**)，大葉間裂(major fissure)(**6**)：大葉間裂は右では上中葉と下葉の間，左では上葉と下葉の間に存在する。基本的には側面像で確認されるが，ときに大葉間裂の上外側の辺縁が描出される場合があり，superolateral major fissureとよばれる。小葉間裂は右肺において上中葉間に存在し，正面像・側面像にて確認できる。
- 副葉間裂：奇静脈葉間裂，下副葉間裂，上副葉間裂，左上中葉間裂などがあるが，詳細は各論に譲る。

4 大動脈肺動脈窓
a：単純X線写真
b：同シェーマ
大動脈肺動脈窓は大動脈弓下縁，肺動脈上縁，左主気管支左縁，縦隔胸膜に囲まれた縦隔のpotential spaceであり，この外側縁は必ず陥凹している。
c：造影CT冠状断MPR像
対応する縦隔のスペースを示す(↑)。

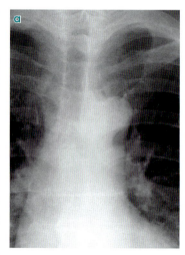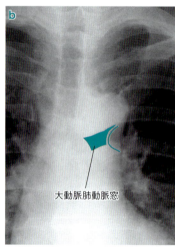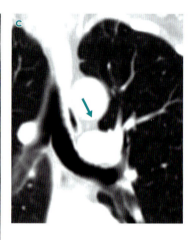

大動脈肺動脈窓

5 小葉間裂

a：単純X線写真
b：同シェーマ

小葉間裂は右肺門の血管の逆「く」の字の中心から外側に軽く弧状を描きながら走行する。

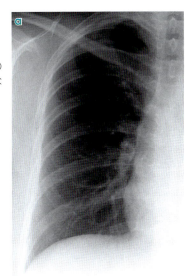
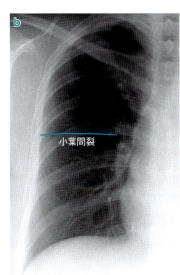

6 大葉間裂

a：単純X線写真側面像
b：同シェーマ

2本の大葉間裂が描出されている場合，背側でより垂直に近いものが左の大葉間裂である。この上方に小葉間裂が描出される。

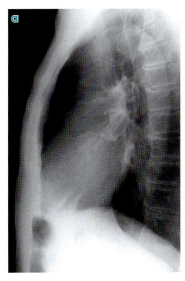
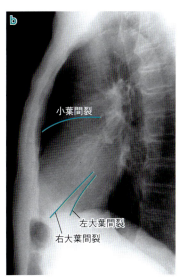

TIPS 小葉間裂と病変の局在

○小葉間裂は正面像で右肺の病変の局在を推測するのに役立つ。陰影の下縁が小葉間裂で境されている場合には上葉，上縁が境されている場合には中葉，小葉間裂を無視して広がっている場合には下葉(S^6)の局在が側面像を撮影しなくても推測される。

病的状態で描出される線（7）

- Kerley's A，B line（7）：小葉間隔壁の浮腫や細胞浸潤で顕在化する線状構造である。Kerley's A lineは肺門から上中肺野に向かう線状影であり5cm程度のことが多い。Kerley's B lineは下肺野外側胸膜下に直行する1〜2cmの線状影である。

7 Kerley's line

a：Kerley's B lineの単純X線写真
下肺野外側胸膜下に1〜2cm程度の線状陰影を認める（↑）。

b：Kerley's A lineの単純X線写真
肺門から上肺野方向に走行する線状影を認める（↑）。

c：小葉間隔壁の伸展固定肺ルーペ像
小葉間隔壁が胸膜から肺野内側に向けて存在する（↑）。目盛りは1mm。

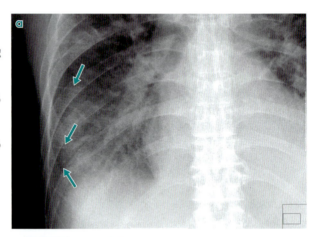
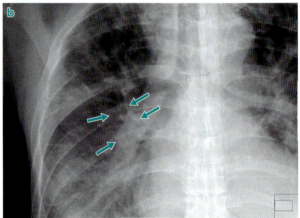
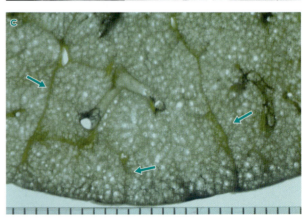

胸部単純X線写真側面像で認められるスペース（8）

- **胸骨後腔（retrosternal space）**（8）：胸骨後面と上行大動脈・肺動脈幹前縁の間の透亮部であり，肺気腫などで拡大，前縦隔腫瘤で不明瞭となる。
- **心臓後腔（retrocardiac space）**（8）：左房拡大，下葉病変などで不明瞭となる。

8 胸骨後腔，心臓後腔
a：単純X線写真側面像
b：同シェーマ
胸骨後腔は胸骨と心大血管の間，心臓後腔は心臓後面と胸椎前面の間を指す。

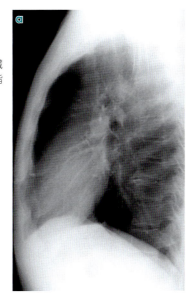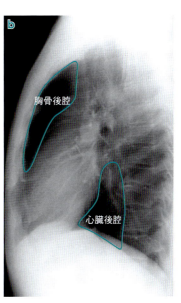

参考文献
1）大場　覚：正常像読影の実際. 日本医師会生涯教育シリーズ 胸部X線写真のABC, 片山　仁ほか, 日本医師会編, 医学書院, 東京, 1990, p57-114.

II. Chest & Heart, Great Vessel　　　　　　　　　町田　幹

Anterior junction line
前接合線

前接合線の画像解剖（1〜4）

1 造影CTから作成した3D-CT

胸骨柄から胸骨体やや左側に重なるように，両側肺の腹側が近接していることが観察される。

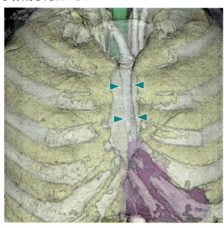

2 単純X線写真

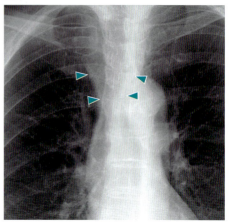

3 造影CT

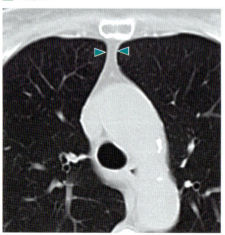

4 造影CTから作成した前縦隔部のRay Sum像

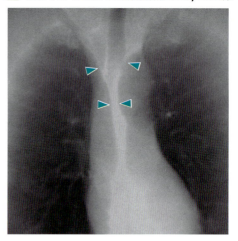

- 胸部単純X線写真の肺の内側縁と縦隔構造の織りなす「縦隔線」の1つである。
- 前縦隔において，胸骨のすぐ背側部の縦隔脂肪をはさんで左右の上葉が近接する部位（肺の腹側の内側縁）であり，解剖学的には縦隔脂肪と肺内空気を境界する，臓側胸膜である。この臓側胸膜がX線束と接線を形成した場合，前接合線として描出される。
- 胸部単純X線写真では，気管から気管分岐に重なる位置で，胸骨柄の辺縁に沿って上外側から下内側に走行し，胸骨体レベルで最近接，正中からやや左側に走行する。①この辺縁の肺は前後に厚みが薄く，縦隔脂肪とコントラストがつくだけの十分な肺内空気がない場合が多い，また，②臓側胸膜がX線束と接線を形成しない場合が多い，この2つの理由から正常でも前接合線がはっきり確認できないケースも多々存在する。

画像診断上の意義

①前縦隔における病変(胸腺腫瘍,リンパ節腫大,肺気腫,傍胸骨)の存在を示唆する縦隔線である。
②正常例でも前接合線が判別できないことも多い。

症例1 胸腺腫(20歳代, 男性)

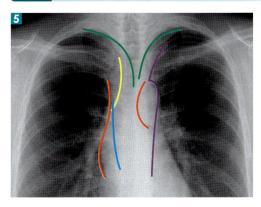
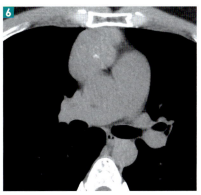

● **画像所見**
単純X線写真5:前接合線(━)は,左側において正常の位置にあるが,右側は著しく右側に偏位し,右側に向かう凸(正常では左側に向かう凸)である。上大静脈右縁(━)は,下部において描出されるが,肺尖に近くなるに従い不明瞭である。後接合線(━)や,傍動脈線から大動脈弓および胸部下行大動脈左縁(━),右気管傍線(━)は保たれている。
造影CT6:前接合線の偏位変形,および上大静脈右縁の肺尖側不明瞭化より,前縦隔の右側から肺尖近傍に広がる病変があると考えられる。

● **解説**
胸腺腫など前縦隔腫瘍の症例では,前接合線(正確には,広義の意味で前縦隔を構成する肺との境界線)は,左右に開大するように移動する。この場合,同レベルに存在する後接合線,傍動脈線,大動脈弓部それぞれの境界線が保たれていることで,病変が前縦隔に存在すると推定できる。

症例2 肺気腫(60歳代, 男性)

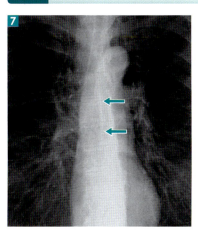
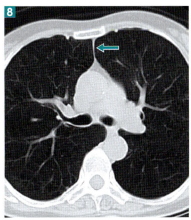

● **画像所見**
単純X線写真7:気管分岐レベルから下方に,椎体に重なるようにやや左側に,上下に走行する線が見える(↑)。
単純CT胸部条件8:上葉が腹側において近接する部位(↑)と理解できる。

● **解説**
肺気腫など,肺に十分空気が存在している場合,縦隔脂肪との吸収値差により,前接合線が明瞭化する。

Ⅱ. Chest & Heart, Great Vessel　　　　　　　　　　　　　　　　　　　　　　町田　幹

Posterior junction line
後接合線

後接合線の画像解剖（❶〜❹）

❶ 造影CTから作成した3D-CT（背側から見た画像を左右反転）

気管やや左側に，肺尖から内側に両側肺の背側部が近接していることが観察される。

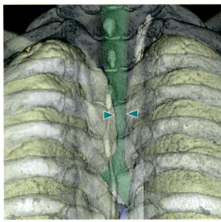

❷ 単純X線写真

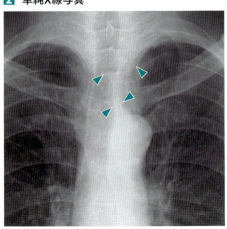

❸ 造影CT

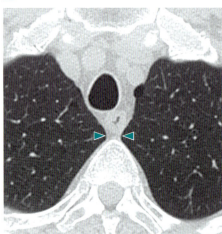

❹ 造影CTから作成した上縦隔背側部のRay Sum像

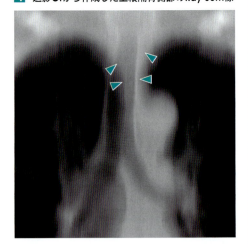

- 単純X線写真の肺の内側縁と縦隔構造の織りなす「縦隔線」の1つ。
- 椎体と気管で前後にはさまれた，食道およびその周囲の縦隔脂肪をはさんで左右の上葉が近接する部位（肺の背側の内側縁）であり，解剖学的には縦隔脂肪と肺内空気を境界する，臓側胸膜である。
- 単純X線写真では，両側肺尖胸膜部から内下方に走行し，椎体と重なる位置で左側で最接近する。下端は，右側では奇静脈弓部，左側では大動脈弓部である。

画像診断上の意義

①上縦隔（背側）における病変（食道腫瘍，胸部に突出する甲状腺腫瘍，肺尖部腫瘍，リンパ節腫大など）の存在を示唆する縦隔線である。

症例1　上部食道癌周囲浸潤，リンパ節転移（70歳代，男性）

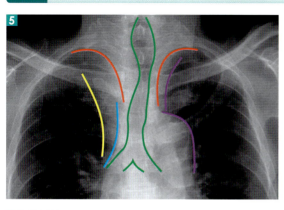
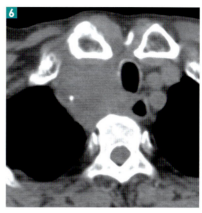

● 画像所見

単純X線写真 5 ：後接合線（━）を肺尖から下方にたどると，鎖骨下レベルで両側ともに外側に偏位している。右気管傍線（━）は肺尖に近くになるに従い，外側（右側）に偏位，上大静脈右縁（━）も全体的に外側（右側）に偏位している。鎖骨下動脈レベル気管右側壁（━）は内側へ圧排されている。傍動脈線や大動脈弓および胸部下行大動脈左縁（━）は保たれている。

造影CT 6 ：後接合線の下方での開大，右気管傍線の肺尖方向での外側偏位，上大静脈右縁の外側偏位，気管の左側への圧排の所見より，上縦隔から肺尖に広がり気管を圧排する病変があると考えられる。

● 解説

上部食道癌・肺尖部腫瘍・リンパ節腫大などの上縦隔腫瘍のケースでは，後接合線（正確には，広義の意味で後縦隔を構成する肺との境界線）は左右に開大するように移動する。この場合，近接する上大静脈左縁や傍動脈線，そしてときには大動脈弓部や右気管傍線も同時に不明瞭化や外側偏位することがあり，上縦隔背側中心に病変があると推定できる。

症例2　上部食道癌（70歳代，男性）

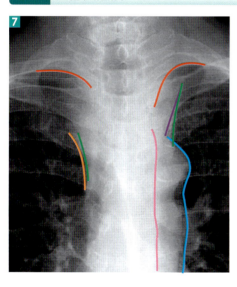
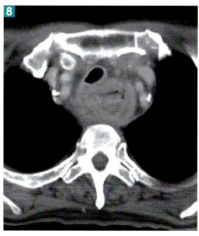

● 画像所見

単純X線写真 7 ，造影CT縦隔条件 8 ：後接合線（━）を肺尖から下方にたどると，鎖骨下レベルで両側ともに外側に偏位している。傍動脈線（左鎖骨下動脈左縁），上大静脈右縁（━）はやや外側に偏位しているほか，それぞれの線に近接した類似の線（━）が出現している。この線は，大動脈弓部（━）と交差し，大動脈に接した構造ではないと理解できる。また，左傍脊椎線（━）は大動脈弓部を越えて上方に延長し，かつ，外側に軽度膨隆偏位している。以上より，上縦隔の左右に広がる腫瘤影の存在が示唆される。

● 解説

前症例同様，上縦隔に占拠性病変が存在する場合，後接合線の外側偏位のみならず，上大静脈左縁や傍動脈線をはじめとした縦隔線の外側偏位を伴う。また，病変そのものに由来する新しい縦隔線の出現が見られることもあり，縦隔線を注意深く観察することが重要である。

Ⅱ. Chest & Heart, Great Vessel　　　　　　　　　　　　　　　　　國弘佳枝

Azygoesophageal recess
奇静脈食道陥凹

奇静脈食道陥凹の画像解剖（**1**〜**3**）

- 右肺下葉は気管分岐部より下方において，胸椎椎体前方を乗り越えるようにして入り込むように存在している．この部分が奇静脈や食道と接することにより，形成される．右傍食道線ともいう．

1 奇静脈食道陥凹のシェーマ

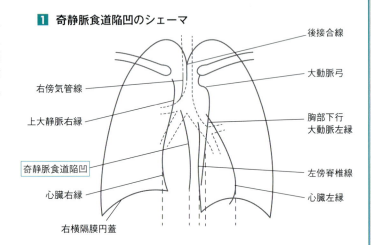

2 単純X線写真
↑：奇静脈食道陥凹

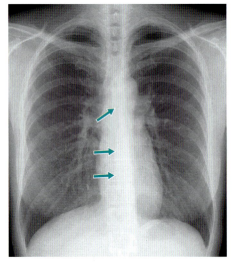

3 単純CT（HRCT）
↑：奇静脈食道陥凹

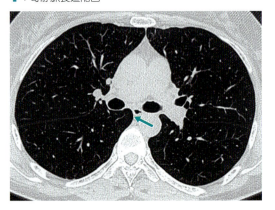

画像診断上の意義

① 正常では気管分岐部からやや左斜め下方に走行する線として描出される．走行の異常や消失がないかを確認することが必要である．
② 食道腫瘍，縦隔リンパ節腫大（気管分岐下，傍食道），その他の中縦隔腫瘍などが存在する場合，右側方向への膨隆や消失が見られる．左房拡大でも膨隆が認められることがある．

文献
1）片山　仁ほか著，日本医師会編：胸部X線写真のABC，第1版．医学書院，東京，1990，p219．
2）大場　覚：胸部X線写真の読み方，第1版．中外医学社，東京，1999，p83．

TIPS

○ 通常の単純X線写真 4 のみでは奇静脈食道陥凹の評価が困難なことがある。
○ その場合はモニタ上で縦隔内部の構造が描出されやすくなるように画質を変えてみることも有用である 5 。

4 通常の単純X線写真

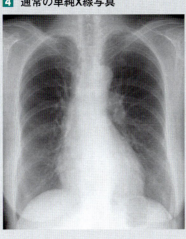

5 画質を変えた単純X線写真

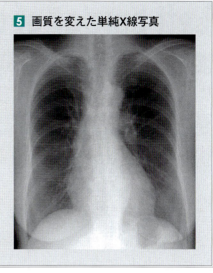

症例1 肺小細胞癌の縦隔リンパ節転移 (60歳代, 男性)

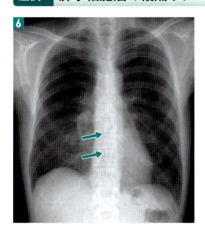

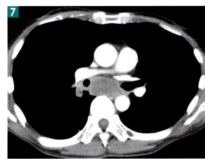

● **画像所見**

単純X線写真 6：気管分岐下において奇静脈食道陥凹の描出が消失している（↑）。その尾側で一部のみ描出が見られる。

造影CT 7：気管分岐下に著明なリンパ節腫大が見られる。

● **解説**

肺小細胞癌，縦隔リンパ節転移の症例である。著明な縦隔リンパ節腫大でも胸部単純X線写真では同定が難しいことがしばしばあるが，奇静脈食道陥凹に注目することで，気管分岐下や傍食道領域のリンパ節腫大の早期発見につながる可能性がある。

症例2 食道癌 (60歳代, 女性)

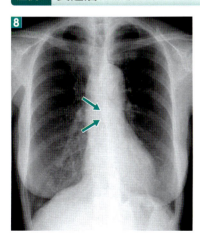

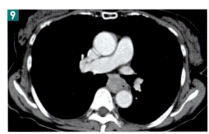

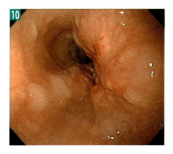

● **画像所見**

単純X線写真 8：左主気管支の下方において奇静脈食道陥凹部の線状構造が右方へ膨隆している（↑）。

造影CT 9 および内視鏡像 10：食道癌を示唆する腫瘤が確認される。

● **解説**

胸部単純X線写真で奇静脈食道陥凹部の線状構造が右方へ膨隆している場合，食道癌の可能性も念頭に置く必要がある。

Ⅱ. Chest & Heart, Great Vessel

Left border of descending thoracic aorta
胸部下行大動脈線（左縁）

胸部下行大動脈線（左縁）の画像解剖（1～3）

- 胸部下行大動脈の左縁が左肺と接することにより，上下方向に走行する線が形成される．正常では心陰影と重なる部位にも胸部下行大動脈の左縁が上下方向に走行する線として描出されている．

1 胸部下行大動脈線（左縁）のシェーマ

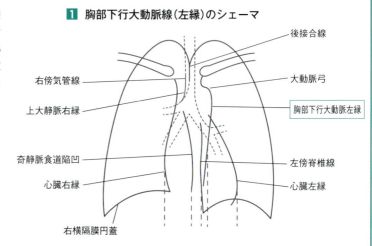

2 単純X線写真
↑：胸部下行大動脈左縁

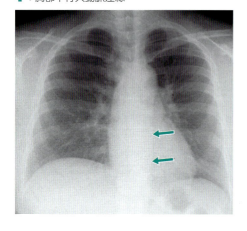

3 造影CT
↑：胸部下行大動脈左縁

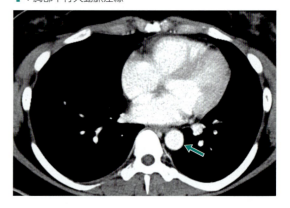

画像診断上の意義

①胸部下行大動脈線（左縁）の走行の異常や消失がないかを確認することが必要である．
②左下葉の無気肺や下行大動脈に接する腫瘍がある場合，胸部下行大動脈線（左縁）は消失する．

参考文献
1）片山　仁ほか著，日本医師会編：胸部X線写真のABC，第1版，医学書院，東京，1990, p147.
2）大場　覚：胸部X線写真の読み方，第1版，中外医学社，東京，1999, p148

TIPS

- 左下葉の無気肺は心陰影と重なることが多く，見逃されやすい。胸部下行大動脈線（左縁）の消失だけでなく，心陰影に重なって描出される左下肺野の血管影の不鮮明化がないかなど，注意深く読影する必要がある。
- **4**，**5** は同一症例で，**5** は左下葉無気肺発症時の胸部単純X線写真である。発症前の **4** と比較すると，胸部下行大動脈左縁の消失や心陰影と重なる左下肺野の血管影の不鮮明化がわかりやすい。

4 単純X線写真（発症前）

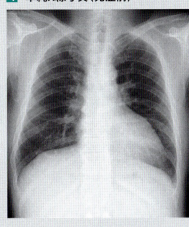

5 単純X線写真（発症時）

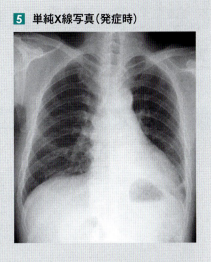

症例1　左肺門部肺癌に合併した左下葉の無気肺（60歳代，男性）

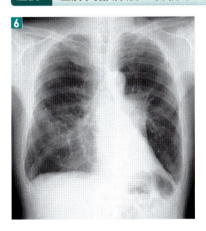

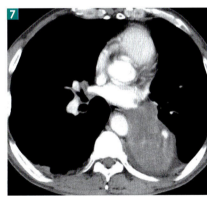

● **画像所見**

単純X線写真 6：心陰影と重なる左下肺野の透過性が低下しており，血管影が不鮮明化している。胸部下行大動脈左縁が消失しており，シルエットサイン陽性である。左肺門腫大も認められる。

造影CT 7：左下葉中枢側に腫瘍性病変があり，末梢側は無気肺を呈している。若干の左胸水貯留が見られる。

● **解説**

左肺門腫大のみでなく，心陰影に重なる左下肺野の透過性低下，胸部下行大動脈線の消失に注目することで，左肺門部肺癌に合併した左下葉無気肺の存在を疑うことができる。

症例2　後縦隔腫瘍（神経鞘腫）（30歳代，男性）

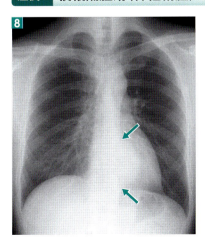

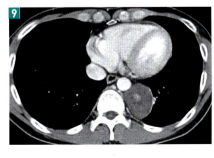

● **画像所見**

単純X線写真 8：心陰影と重なる部位に腫瘤影が認められ，縦隔側で胸部下行大動脈線の消失を伴っている（↑）。

造影CT 9：胸部下行大動脈と接する低濃度腫瘤があり，内部に結節状の濃染域を伴っている。

● **解説**

後縦隔腫瘍（神経鞘腫）の症例である。胸部下行大動脈線の消失が見られた場合，胸部下行大動脈に接する縦隔腫瘍の可能性も考慮する必要がある。

Ⅱ．Chest & Heart, Great Vessel　　　　　　　　　　　　　　　　　　　　　　中園貴彦

Left paraspinal line
左傍脊椎線

左傍脊椎線の画像解剖（1～3）

1 正常例の単純X線写真

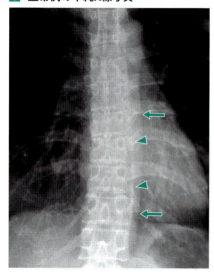

2 正常例のCT

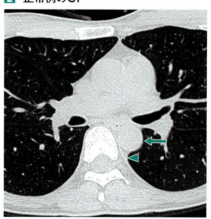

3 正常例のCT再構成冠状断像

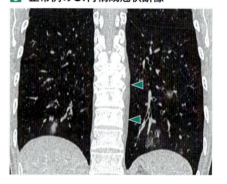

- 単純X線写真にて，大動脈弓部の下方から胸椎左縁の1～2mm外側を平行に走行する白い線（positive Mach band）である（**1**の▲）。胸椎傍部の脂肪組織と胸部下行大動脈背側の左肺下葉内側が接する境界面を反映する（**2**，**3**の▲）。左側では大動脈があるため傍脊椎脂肪組織が厚く，単純X線写真にて左傍脊椎線は描出されやすいが，右側では肺・縦隔境界面が斜めになっており，右傍脊椎線は描出されにくい。また通常，左傍脊椎線の外側には胸部下行大動脈の左側縁が見られ黒い透亮像（negative Mach band）を伴っている（**1**の↑）。

画像診断上の意義

①傍椎体領域の縦隔腫瘍，椎体病変，縦隔胸膜や左肺下葉内側の臓側胸膜由来の病変，縦隔・臓側胸膜間の胸水などによって左傍脊椎線が外側に膨隆，偏位する。
②左肺下葉内側の肺内病変が縦隔に接する場合，左傍脊椎線は不明瞭化する。

参考文献
1) Proto AV：Mediastinal anatomy：emphasis on conventional images with anatomic and computed tomography correlations. J Thorac Imaging, 2：1-48, 1987.
2) Lane EJ, et al：Mach bands and density perception. Radiology, 121：9-17, 1976.

症例1　神経鞘腫（20歳代，男性）

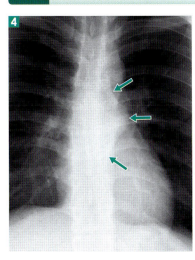
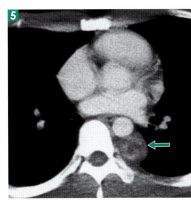

● 画像所見
単純X線写真 4：左傍脊椎線からなだらかに立ち上がる境界明瞭な腫瘤影（↑）を認める。腫瘤影の左側縁や胸部下行大動脈の左側縁に沿って黒い透亮像（negative Mach band）が見られる。

造影CT 5：左傍椎体領域に境界明瞭で，やや不均一な増強効果を伴う腫瘤（↑）を認める。

● 解説
左傍脊椎線の不明瞭化によって，神経原性腫瘍などの傍椎体領域の腫瘤に気が付く場合がある。本症例は単純X線写真にて，腫瘤と左傍脊椎線との境界が不明瞭（シルエットサイン陽性）で，胸部下行大動脈左側縁は明瞭に同定できるので，腫瘤は椎体左側と接していると推測できる。

TIPS　Mach band（Mach効果）
- 実際存在しない偽線ないし縁取りで，コントラストが異なるものの近傍に起こる。生理学的には側方抑制（lateral inhibition）という輝度境界部では，視神経線維の活動に刺激効果の差が目立つために生じるといわれている。
- より輝度の高い（X線上白い）凹状の面が，より輝度の低い（X線上黒い）凸状の面と接する場合（**2**の▲，**6**），その境界の輪郭に沿って際立って白い（明るい）線が見られる（positive Mach band，**1**の▲）。
- より輝度の高い凸状の面が輝度の低い凹状の面と接する場合（**2**の↑，**7**），境界の輪郭に沿って際だって黒い（暗い）線が見られる（negative Mach band，**1**の↑）。

6 positive Mach band

7 negative Mach band

症例2　神経節細胞腫（20歳代，女性）

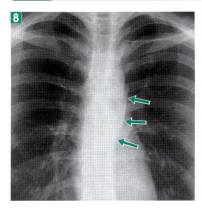
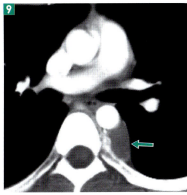

● 画像所見
単純X線写真 8：左傍脊椎線からなだらかに立ち上がる上下に細長い腫瘤影（↑）を認める。

造影CT 9：左傍椎体領域に境界明瞭，辺縁平滑な低吸収腫瘤（↑）を認める。

● 解説
左傍椎体領域の腫瘤によって左傍脊椎線は不明瞭化する。神経節細胞腫などの交感神経節由来の腫瘍は，神経鞘腫などの末梢神経由来の腫瘍に比べ，上下に細長い形態を呈する傾向がある。

Ⅱ. Chest & Heart, Great Vessel　　　　　　　　　　　　　　　　　　　　　　　　　　　　中園貴彦

Right paratracheal stripe
右傍気管線

右傍気管線の画像解剖（1〜3）

1 正常例の単純X線写真

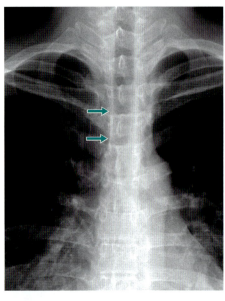

3 正常例のCT再構成冠状断像

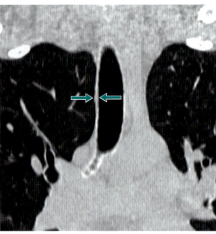

2 正常例のCT

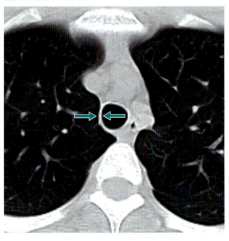

- 単純X線写真にて気管右側に見られる白い索状もしくは帯状の陰影で，気管気管支分岐部レベルの奇静脈が上大静脈に流入する部位より上方から胸郭入口部のやや下方まで見られる（**1**の↑）。気管内の空気と右肺の空気にはさまれた構造，すなわち気管右側壁の粘膜，気管壁，縦隔の脂肪組織，リンパ節，縦隔胸膜，右肺上葉内側の臓側胸膜を反映する（**2**，**3**の↑）。

画像診断上の意義

①気管壁由来の病変，気管右側のリンパ節腫大や縦隔病変，縦隔胸膜や右肺上葉内側の臓側胸膜由来の病変，縦隔・臓側胸膜間の胸水などによって右傍気管線は肥厚する。
②右肺上葉の肺内病変が縦隔に接する場合には，右傍気管線は不明瞭化する。

症例1 原発性肺癌の縦隔リンパ節転移（70歳代，女性）

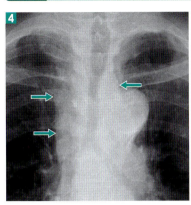
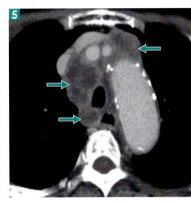

● 画像所見
単純X線写真**4**：気管の両側に軟部陰影（↑）が見られ，右の傍気管線が不明瞭化している。気管および両側の主気管支は圧排されて不整に狭小化している。
造影CT**5**：縦隔に多発リンパ節腫大（↑）を認め，リンパ節腫大の内部は低吸収で壊死が示唆される。気管はリンパ節腫大によって圧排されて狭小化している。

● 解説
右傍気管線の不明瞭化によって縦隔病変や右肺上葉の病変の存在に気付く場合がある。正常の肺・縦隔境界線に注目して単純X線写真を読影することが重要である。

症例2 サルコイドーシス（20歳代，男性）

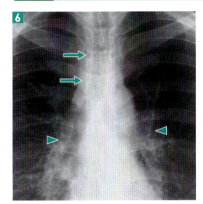
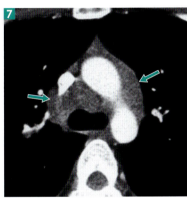

● 画像所見
単純X線写真**6**：右傍気管線の肥厚（↑）を認め，両側肺門腫大（▲）も疑われる。
造影CT**7**：縦隔に多発リンパ節腫大（↑）を認める。

● 解説
右傍気管線の幅の正常は1〜4mmと報告されている。右傍気管線の肥厚によって縦隔リンパ節腫大などの縦隔病変に気付くことがある。

症例3 Castleman病（硝子血管型）（20歳代，男性）

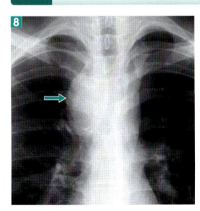
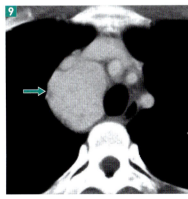

● 画像所見
単純X線写真**8**：気管右側に辺縁平滑な腫瘤（↑）を認める。腫瘤によって気管が圧排され右傍気管線が不明瞭化している。
造影CT**9**：気管右側に接して境界明瞭，辺縁平滑な腫瘤（↑）を認め，腫瘤内には血管と同程度の強い増強効果を認める。

● 解説
気管右側の縦隔腫瘍によって右傍気管線は不明瞭化する。Castleman病は，若年者の縦隔に好発するまれな良性腫瘍であり，病理学的には硝子血管型と形質細胞型に分類され，前者が多い。硝子血管型は富血性腫瘍であり，強い増強効果が特徴的である。

参考文献
1) Savoca CJ, et al: The right paratracheal stripe. Radiology, 122: 295-301, 1977.

II. Chest & Heart, Great Vessel 古谷清美, 宇野善徳

Preaortic recess
前大動脈陥凹

前大動脈陥凹の画像解剖（**1**, **2**）

- 胸部下行大動脈腹側に左肺が突出して形成される縦隔の陥凹を前大動脈陥凹とよぶ。境界線を前大動脈線（preaortic line）とも称する。右の奇静脈食道陥凹に対応する。

1 肺と大動脈のみを描出したvolume-rendering（VR）像横断割面における前大動脈陥凹

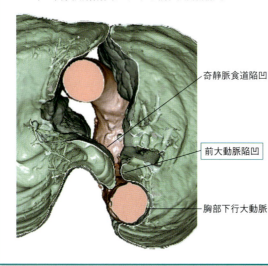

奇静脈食道陥凹
前大動脈陥凹
胸部下行大動脈

2 心陰影よりも背側レベルの同冠状断割面における前大動脈陥凹

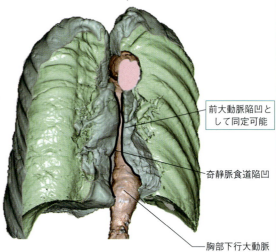

前大動脈陥凹として同定可能
奇静脈食道陥凹
胸部下行大動脈

画像診断上の意義

①縦隔リンパ節腫大，食道病変，縦隔腫瘍，大動脈瘤，縦隔膿瘍などによって縦隔が左方に突出した場合や，肺癌や，肺炎により左肺内側の含気が消失した場合に，前大動脈陥凹線は消失する。

TIPS 前大動脈陥凹の同定

- 前大動脈陥凹は大動脈弓直下から左横隔膜上まで存在しうるが，通常は単純X線写真で浅い陥凹が下行大動脈内側に限局性に同定できるくらいであり正常でもしばしば同定できない[1～3]。
- 単純X線写真で右の奇静脈食道陥凹よりも不明瞭で短い[1～3]。
- 前大動脈陥凹の境界に対してX線が接線方向に入射した胸部単純X線，高管電圧撮影による胸部単純X線，最近は検査されなくなったが断層撮影において同定しやすい。
- 単純X線写真では，亀背，側彎症などの胸郭変形，肺気腫，大動脈に蛇行が存在するときに認めやすい（症例1）。また食道内にガスがあるときに同定しやすい（症例2）[1～3]。

文献
1) Frazer RS, et al：The normal chest. Frazer and Paré's diagnosis of diseases of the chest, fourth edition, Frazer RS, et al, eds. Saunders, Philadelphia, 1999, p1-296.
2) McComb BL：Reflecting upon the left superior mediastinum. J Thorac Imaging, 16：56-64, 2001.
3) Heitzman ER：The infra-aortic area. The mediastinum Radiologic correlations with anatomy and pathology（E-book）, 2nd edition, Heitzman ER eds. Springer, Berlin Heidelberg, 2015, p1-79.

症例1 側彎症（70歳代，男性）

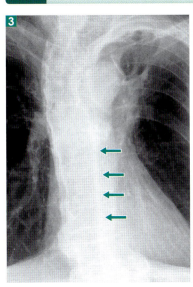
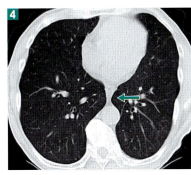

● 画像所見
単純X線写真立位像 **3**：前大動脈陥凹が比較的長く直線状に同定できる（↑）。
肺野条件CT **4**：左肺下葉の胸部下行大動脈腹側への彎入を認める（↑）。

● 解説
胸椎側彎症による縦隔・肺の変形偏位も一因となって，胸部下行大動脈腹側にまとまった容量の肺が，上下方向にも長い範囲で彎入している。また，胸部単純X線写真において前大動脈陥凹の境界に対して，接線方向に近い角度でX線が入射している。これらのために前大動脈陥凹が比較的長く明瞭に同定できる。

症例2 食道裂孔ヘルニア，側彎症（70歳代，女性）

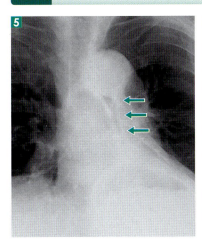
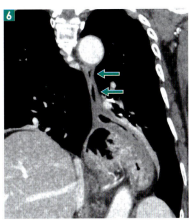

● 画像所見
単純X線写真立位像 **5**：ガスを含んだ食道の左側壁に沿って前大動脈陥凹が中途まで同定可能である（↑）が，下方では消失している。
CT multiplanar reconstruction (MPR)冠状断像 **6**：左肺の内側突出と食道を含む細い縦隔が同定でき，前大動脈陥凹に対応する（↑）。下方では裂孔ヘルニア内容の胃によって縦隔が拡大し陥凹が消失している。

● 解説
著明に開大した食道裂孔を介して，胃が下行大動脈腹側に入り込み，縦隔の拡大を生じ，その結果，前大動脈陥凹は消失している。この頭側では食道内にガスが存在し，前大動脈陥凹を同定する手がかりとなる。

症例3 悪性リンパ腫（50歳代，女性）

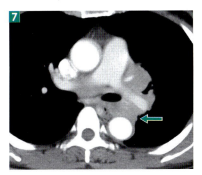
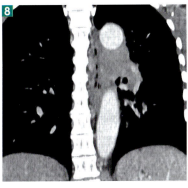

● 画像所見
造影CT縦隔条件 **7**：胸部下行大動脈腹側に軟部腫瘤が充満し，前大動脈陥凹は消失し左側に膨隆している。
CT MPR冠状断像 **8**：腫瘤による大動脈肺動脈窓から前大動脈陥凹の膨隆が理解しやすい。

● 解説
前大動脈陥凹は上方では大動脈肺動脈窓背側下縁に達し，大動脈弓部直下に至ることもある。このために大きな縦隔腫瘤は大動脈肺動脈窓，前大動脈陥凹を同時に膨隆させる。

Ⅱ. Chest & Heart, Great Vessel　　　　　　　　　　　　　　　　　　　　古谷清美，宇野善徳

Aortopulmonary window
大動脈肺動脈窓

大動脈肺動脈窓の画像解剖（❶～❸）

❶ 単純X線写真（正常大動脈肺動脈窓外縁）

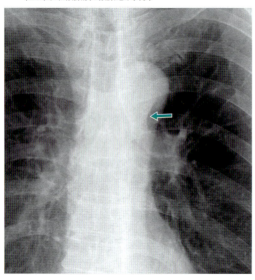

❷ 同一患者のCT multiplanar reconstruction（MPR）冠状断像

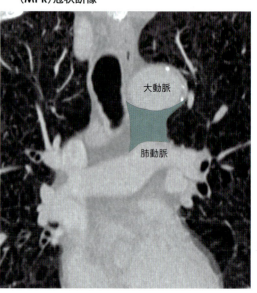

❸ 5mm厚CT

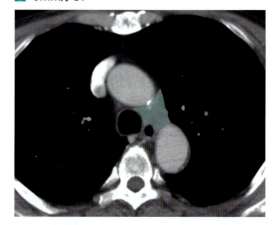

- 大動脈肺動脈窓とは，大動脈弓部下壁を上縁，下縁は左肺動脈上縁とする縦隔内の限局性領域であり，前方は上行大動脈後壁，後方は胸部下行大動脈前壁，外側は縦隔胸膜を介した左肺，内側は気管・左主気管支，食道によって囲まれる[1,2]。内部を左迷走神経，左反回神経，動脈管索が走行する。
- 単純X線写真では，大動脈肺動脈窓の左外側縁が内側に陥凹した曲線として同定されることが多い（❶）。側面像では大動脈弓と左肺動脈の間の透過性が亢進した領域であり，ときに三日月状の"窓"様に見える。

画像診断上の意義

① リンパ節疾患，悪性リンパ腫，神経原性腫瘍，食道腫瘍，肺癌をはじめとする腫瘍，大動脈瘤，炎症性病変が存在する。
② 胸部単純X線写真側面像での大動脈肺動脈窓の透過性低下や，正面像での同境界線膨隆は占拠性病変を疑う[1～3]。

文献
1) Heitzman ER, et al：Radiological evaluation of the aortic-pulmonic window. Radiology, 116：513-518, 1975.
2) Frazer RS, et al：The normal chest. Frazer and Paré's diagnosis of diseases of the chest, fourth edition, Frazer RS, et al, eds. Saunders, Philadelphia, 1999, p1-296.
3) 古谷清美ほか：大動脈肺動脈窓（aortopulmonary window）の画像診断. 臨床放射線, 61：195-204, 2016.

症例1　胸部大動脈瘤（70歳代，男性）

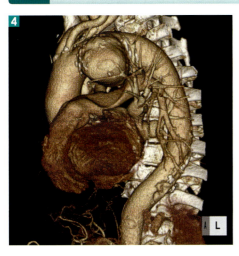

● 画像所見
volume-rendering像4：大動脈弓部から大動脈肺動脈窓に突出し左肺動脈を圧排狭窄する径約70mmの壁在血栓を伴う大動脈瘤を認める。

● 解説
単純CTのみではときに大動脈瘤と縦隔腫瘍との鑑別が困難な場合もある。他疾患との鑑別，周囲臓器との位置関係や血栓・解離の有無の評価に造影multi-detector row CT（MDCT）が有用である。

症例2　Type B3胸腺腫 正岡Ⅲ期（40歳代，女性）

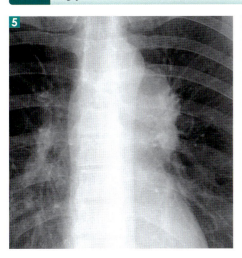
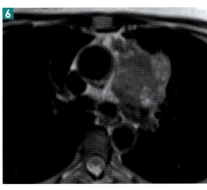

● 画像所見
単純X線写真5：大動脈肺動脈窓境界線を膨隆させる分葉状腫瘤陰影を認める。
MRI T2強調像6：大動脈肺動脈窓から左肺に突出する不均一な高信号の腫瘤を認める。

● 解説
単純X線写真での腫瘤の分葉状辺縁やMRIでの腫瘤の左上葉への多結節状突出，左肺動脈との連続性は病変の浸潤性を示唆する（5，6）。手術で左肺動脈分枝と左上葉への浸潤が認められた。

症例3　肺癌術後大動脈肺動脈窓再発・リンパ節転移（80歳代，男性）

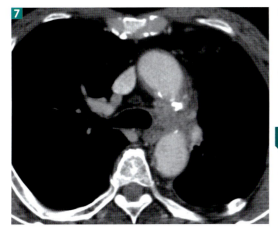

● 画像所見
1mm厚造影CT7：大動脈肺動脈窓内に軟部組織増生が見られる。5mm厚CTでは1スライスのみの描出で詳細不明で1mm厚CTが有効であった。

● 解説
FDG-PET/CT（非提示）にて左声帯麻痺も認められた。大動脈肺動脈窓内病変は限局性でも左反回神経を巻き込み声帯麻痺を生じうる。

> **TIPS**
> ○大動脈肺動脈窓の大きさは個人差が強く，5mm厚CTでは同定困難な場合もあり，薄層CTやMDCTによる再構成画像が有用である（症例3）。
> ○動脈管索はMPR冠状断像，矢状断像で同定しやすい。石灰化した正常動脈管索はときにCT横断像で石灰化リンパ節様に見える。

II. Chest & Heart, Great Vessel

Retrosternal space
胸骨後腔

胸骨後腔の画像解剖（■）

- 胸部単純X線左側面像（a）で，胸骨後縁と心臓・上行大動脈前縁で囲まれた三角部を胸骨後部空間＝胸骨後腔（retrosternal space）という（b）[1,2]。正常像において，胸骨後腔では，左右の肺（主にS^{3}b）が近接し，かつ含気量が多いためにX線透過性が良好で黒化度が高い[1]（c）。"retrosternal airspace"，"anterior clear space"[3] という表現もある。

1 正常像

30歳代，女性。

a：単純X線写真左側面像

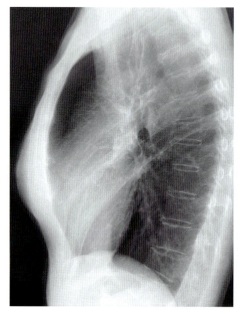

b：側面像読影の際にキーとなるspace

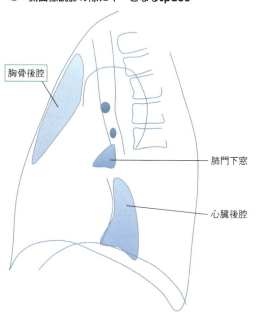

c：胸骨後腔のCT

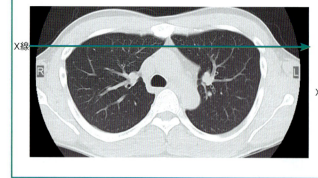

d：心臓後腔のCT（次項参照）

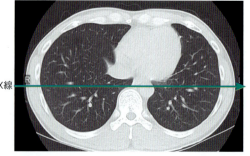

画像診断上の意義

① 正面像では検討しにくい胸骨後腔前縦隔に存在する病変，大血管などと重なった病変，肺の前方部分（S^3bやS^5領域）の病変の拾い上げに有用である。
② 胸骨後腔と，次項で取り上げる心臓後腔（retrocardiac space）は，同程度の透過性を示す[1,3]といわれており，両者の透過性（黒化度）を比較することは，側面像のチェックポイントの1つである。
③ 胸骨後縁と上行大動脈前縁の距離は2.5cmまでは正常で，それ以上は肺気腫の診断の一助になるといわれていたが，上行大動脈前縁が不明瞭で測定が困難なことが多く，距離も論文によって閾値が異なり注意が必要である[1,3]。

症例1 前縦隔胸腺癌（60歳代，男性）

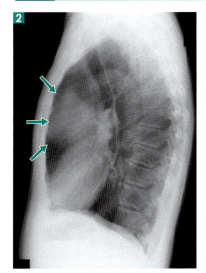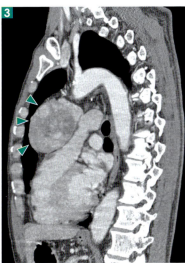

● 画像所見
単純X線左側面像2：胸骨後腔に腫瘤様の透過性低下を認める（↑）。
造影CT矢状断像3：前縦隔に7cm大の腫瘤性病変を認める（▲）。内部は多結節状を呈し，不均一に増強され，中心部には壊死と考えられる低吸収域を伴っている。

● 解説
内部に壊死を伴う胸腺扁平上皮癌症例。側面像では，胸骨後腔と心臓後腔の透過性（黒化度）を比較することで，胸骨後腔の病変の拾い上げが容易にできる。

症例2 前縦隔胸腺嚢胞性奇形腫（40歳代，女性）

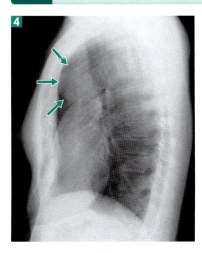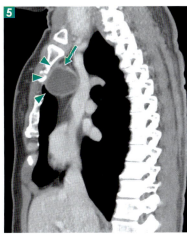

● 画像所見
単純X線左側面像4：胸骨後腔に腫瘤様の透過性低下を認める（↑）。
造影CT矢状断像5：前縦隔に4cm大の辺縁平滑，境界明瞭な腫瘤性病変を認める（▲）。内部は水成分を有する嚢胞性腫瘤で，辺縁にはやや厚い被膜様の構造が見られ，その一部に脂肪の吸収値がある（↑）。

● 解説
病変下部の透過性のよい領域や心臓後腔の透過性（黒化度）を参照すれば，透過性が悪いことは一目瞭然である。症例1の充実性腫瘤と比較すると，本例では全体的に水成分を有するため，腫瘤の一部の透過性がよく見える。

症例3　前縦隔B細胞性悪性リンパ腫(20歳代，男性)

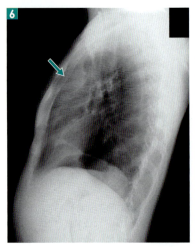
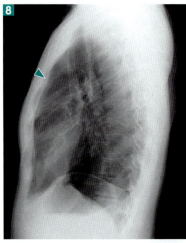
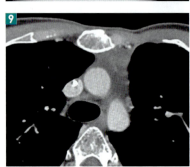

● **画像所見**
治療前単純X線左側面像6：胸骨後腔の透過性が全体的に低下している(↑)。
造影CT7：前縦隔に不均一な造影効果を有する腫瘤性病変を認める。
化学放射線療法後の単純X線側面像8：胸骨後腔の透過性低下はごく一部となり，透過性が良好となっている(▲)。
同造影CT9：前縦隔の病変部の著明な縮小を認める。

● **解説**
生検で前縦隔原発B細胞性悪性リンパ腫の診断で，化学放射線治療を施行している症例である。治療による腫瘍の縮小により，胸骨後腔の透過性の改善が見られる。CTで詳細に検討することがもちろん大切であるが，長期間にわたる治療経過において，簡単に治療効果を確認できる点で，側面像を追加することは有用と思われる。

症例4　【正常例】乳房が大きい症例(30歳代，女性)

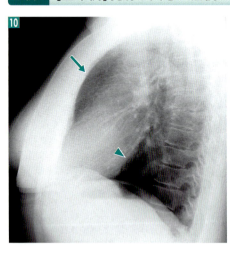

● **画像所見**
単純X線左側面像10：胸骨後腔(↑)が心臓後腔(▲)と比較し透過性が低下しているように見える。

● **解説**
正常例にもかかわらず，胸骨後腔の透過性が心臓後腔より低下して見えるが，乳房による軟部陰影の影響と考えられる(1の正常像と比較)。

> **TIPS** 乳房や肥満による脂肪の軟部陰影に注意！
> ○心臓後腔と比較して胸骨後腔の黒化度が有意に低くなるのは女性66％，男性14％で，女性において有意に多い[1]。
> ○心臓後腔と胸骨後腔が同等の透過性を示さないのは，乳房の大きさや体・脂肪率が影響する因子である[1]と報告されている。

文献
1) Fujimoto K, et al：Evaluation of the retrosternal space and the retrocardiac space on normal left lateral radiographs of the chest. Nippon Acta Radiologica, 56：251-256, 1996.
2) Miro S, et al：Methods of examination, normal anatomy, and radiographic findings of chest disease. Fundamentals of Diagnostic Radiology, 3rd ed, Brant WE, Helms CA, eds. Wolters Kluwer Health, Philadelphia, 2007, p335-388.
3) Landay MJ：Anterior clear space. How clear? How often? How come? Radiology, 192：165-169, 1994.

Ⅱ. Chest & Heart, Great Vessel　　　　　　　　　　　　　　　　　　　久原麻子, 藤本公則

Retrocardiac space
心臓後腔

心臓後腔の画像解剖（1）

- 胸部単純X線左側面像（a）で，心臓後縁と横隔膜，下位胸椎前縁で囲まれた三角部は心臓後部空間＝心臓後腔（retrocardiac space）という（b）[1,2]。正常像において，胸骨後腔（retrosternal space）と同程度に心臓後腔は左右の肺野が縦隔側において近接し，X線透過性が良好で，黒化度が高い（c）。類義語に"retrocardiac clear space"，"Holzknecht space"などがある。

1 正常像（前項も参照）
30歳代，男性。

a：単純X線左側面像　　　　　　b：側面像読影の際にキーとなるspace

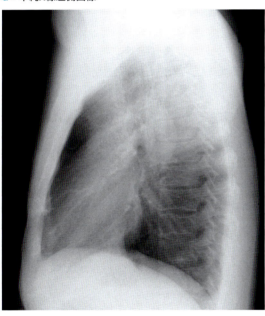
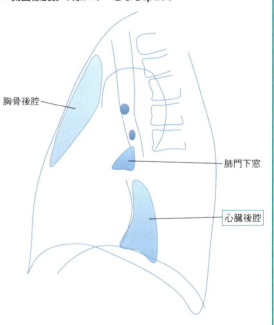

c：心臓後腔のCT

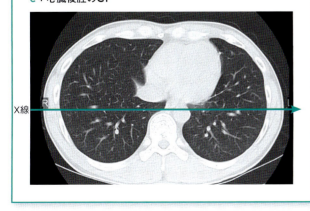

画像診断上の意義

①心臓後腔に投影される部は，胸壁，肺下葉，食道・奇静脈陥凹の下部，胸部下行大動脈傍領域や下位胸椎傍領域などである。
②心臓後腔のほうが乳房などによる軟部陰影の影響を受けにくく，正常でも胸骨後腔より透過性が良く（黒化度が高く）見えることが多い[1]。
③この部分の透過性が悪い場合は病変の存在が強く示唆される。

症例1 右下葉肺炎(20歳代，男性)

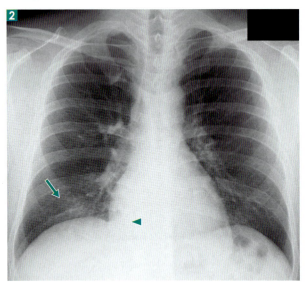
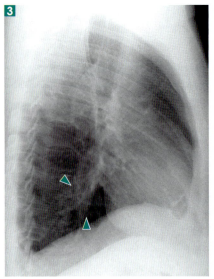

● 画像所見
単純X線正面像2：右下肺野に一部透過性の低下が見られる(↑)。右心縁に重なる部分の異常陰影は，かなり注意しないと把握しづらい(▲)。
単純X線右側面像3：心臓後腔の透過性が明らかに悪くなっており，不整陰影を認める(▲)。
CT肺野条件4：右下肺野(中葉，肺底区)に広がる淡い高吸収域と肺底背内側部に空気・気管支透亮像(air bronchogram)を伴うコンソリデーションを認める(▲)。

● 解説
右肺下葉を主体に肺炎を繰り返す症例で，精査にて肺葉内分画症と診断しえた。胸部単純X線写真正面像で心陰影に重なる領域は，ときに病変の指摘が難しいことを経験する。側面像では，正常例で心臓後腔の透過性が低下することはほとんどなく，不透過な場合は病変の存在が強く疑われるため，本例のような病変の拾い上げに有用である。

症例2 右下葉肺癌および肺炎(70歳代，男性)

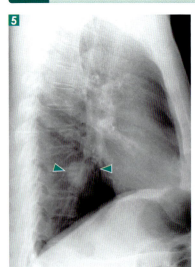
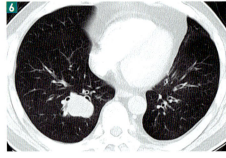

● 画像所見
単純X線右側面像5：下位胸椎に重なり，心臓後腔の非常に透過性が高い領域にかけて結節性病変を認める(▲)。
CT肺野条件6：右肺底区でB^9，B^{10}に接するように結節影を認める。

● 解説
肺腺癌の症例である。側面像では，心臓後腔の透過性が非常に高いため，病変の存在を容易に指摘できる。

症例3 右肺門部肺癌（70歳代，男性）

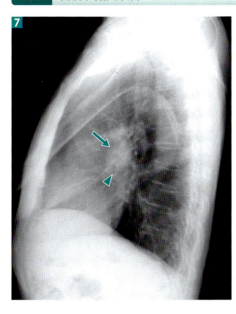
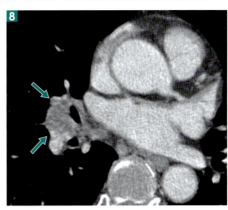

● **画像所見**

単純X線左側面像 7：肺門部で右肺動静脈陰影に重なり結節影（↑）を認め，その下部（肺門下窓，▲）の透過性も低下している。

造影CT肺門部の拡大図 8：右肺門部に約25mm大の比較的辺縁平滑な結節性病変があり，連続性に肺葉内リンパ節腫大を認めた（↑）。

● **解説**

右肺門部肺癌の症例である。胸部単純X線正面像では肺門部の陰影はときに指摘が難しいことがあるが，側面像では肺門陰影のチェックの際に，肺門下窓の透過性にも気を配ることで，病変のみならず，連続性に進展する病変も指摘可能となる。ときに上肺静脈の流入部の影響で結節状に不透過に見えることがあり注意が必要である[4]。

TIPS 肺門下窓（inferior hilar window）

○胸部単純X線写真側面像において，肺門陰影の上方と後方のほとんどは肺動脈と上肺静脈によって構成される[3]。肺門下部で右肺動静脈の下方，左肺動脈の前方，左右の下葉気管支の前方には，通常大血管は存在せず（ほぼ三角形で囲まれる），その透過性は良好であり肺門下窓という[3,4]（**1**）。Parkらの検討では，肺門部腫瘍と肺門下窓の不透過性は，sensitivity：88％，specificity：94％と良好な成績であった[4]。心臓後腔の上方に肺門下窓が位置しており，前項の胸骨後腔とともに評価することは，診断の拾い上げに有用と考えられる[3]。

文献

1) Fujimoto K, et al：Evaluation of the retrosternal space and the retrocardiac space on normal left lateral radiographs of the chest. Nippon Acta Radiologica, 56：251-256, 1996.
2) Miro S, et al：Methods of examination, normal anatomy, and radiographic findings of chest disease. Fundamentals of Diagnostic Radiology, 3rd ed, Brant WE, Helms CA, eds. Wolters Kluwer Health, Philadelphia, 2007, p335-388.
3) 藤本公則：胸部単純X線診断をきわめる：肺門の正常解剖と異常像. 画像診断, 24：420-441, 2004.
4) Park CK, et al：Inferior hilar window. Radiology, 178：163-168, 1991.

Kerley's lines
カーリー線

Kerley's linesの画像解剖（■1）

1 間質性肺水腫：cuffing signとKerley's lines

前区肺動脈（A³b），前区気管支（B³b）の水腫
A³b：perivascular cuffing
B³b：peribronchial cuffing
小葉間隔壁の肺水腫
A：A line
B：B line
C：C line

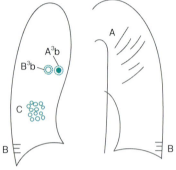

- Kerley's A line（■1，2b）：直線状または軽い彎曲をなした細い線状陰影で，肺門に向かう放射状の分岐しない陰影で，しばしば5〜12cmにも達する。上肺野に多く見られ一過性である。急性心筋梗塞に伴う急性左心不全に伴うことが多い。
- Kerley's B line（■1，2c）：厚さ0.5〜1mm，長さ1〜2cm程度の横走する線状陰影で，肋骨横隔膜角部に認められる。左心不全，特に僧帽弁狭窄症でしばしば認められる。その他，肺線維症，塵肺症，サルコイドーシス，強皮症，癌性リンパ管症などでも認められる（表1）[1]。

表1 Kerley's linesの原因病変

一過性	よく見られる	間質性肺浮腫
	まれに見られる	肺炎 肺胞出血 新生児の一過性呼吸器促拍症候群
持続性	よく見られる	癌性リンパ管症 じん肺 リウマチ性僧帽弁疾患
	まれに見られる	細気管支肺胞上皮癌 うっ血性心不全 肺線維症 悪性リンパ腫 ミネラルオイル吸引 胸管閉塞 肺リンパ管症 肺静脈閉塞性疾患 サルコイドーシス 強皮症 左房腫瘍

（文献1より改変引用）

- Kerley's C line（■1，2d）：下肺野に見られる網状陰影で，当初"クモの巣状（spider-web）"ネットワークとも記載された。A lineやB lineほどはっきりしないことが多い。

TIPS A lineが上肺野で長く，B lineが下肺野外側で短く，C lineが網状に見える機序[2]
- A line：解剖学的に上肺野・中肺野の長く連続する結合組織隔壁が肺尖や前方に明瞭に認められ，X線ビームが接線方向に透過するとA lineとして見られる。
- B line：解剖学的に舌区・中葉の前部と外側部では結合組織隔壁はよく発達し，小葉は垂直方向に積み重なり，比較的短い1〜2cmの水平の隔壁となるので，小葉間隔壁にX線ビームが接線方向に透過するとB lineとして見られる。
- C line：正面像で肥厚した小葉間隔壁の多数の重なりによる複合像として網状に見える[2]。

画像診断上の意義

①肺うっ血が長く続くと，下肺野の肺血管は細くなり，拡張した上肺野の肺血管と対照をなす（肺血流再分布）。
②Kerley's A，B，C lines，cuffing sign，hilar haze が見られれば，間質性肺水腫が示唆される。
③肺門を中心とした蝶形陰影が見られれば，肺胞性肺水腫が示唆される。

症例1　間質性肺水腫 (35歳, 女性)

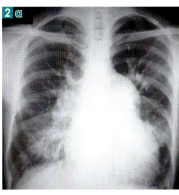
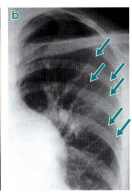
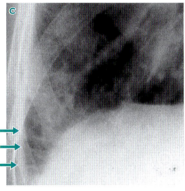
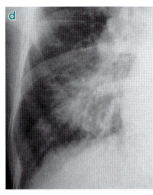

● 画像所見

胸部単純X線写真正面像 2：間質性肺水腫では肺血管影が目立ち，広義間質の肥厚を反映してKerley's line, perivascular cuffing, peribronchial cuffing, 肺門血管陰影のボケ像（hilar haze）などが見られる。

a：Kerley's A B, and C lines
b：Kerley's A line：aの左上肺野の拡大像
左上肺野外側から肺門に向かう線状影が複数見られる。
c：Kerley's B line：aの右下肺野の拡大像
右下肺野外側の胸膜に直角に短い横走する線状陰影が数層に見られる。
d：Kerley's C line：aの右下肺野の拡大像
右下肺野に多方向に向いた帯状陰影が錯綜している。

● 解説

肺水腫は，肺の血管外に異常な水分が貯留した状態である。肺胞毛細管静脈圧上昇に起因する静水圧性肺水腫（hydostatic edema），肺胞毛細管膜の透過性充進に起因する透過性肺水腫（permeability edema），および両者の混合型に分類される。純粋な間質性肺水腫を呈する症例は少なく，さまざまな程度の肺胞性肺水腫を伴った混合型が多い。肺毛細血管楔入圧が15～25mmHgに達すると，間質性肺水腫を生じる。

TIPS

cuffing sign（1）
○前区気管支（B^{3}b）周囲辺縁の朦朧化をperibronchial cuffing，前区肺動脈（A^{3}b）周囲の朦朧化をperivascular cuffingという。

肺門陰影のボケ像（hilar haze）
○肺門部血管周囲の間質に液体が貯留すると，血管壁と空気を含む肺実質との直接的接触が妨げられ，血管辺縁が不鮮明になる。

症例2　肺胞性肺水腫

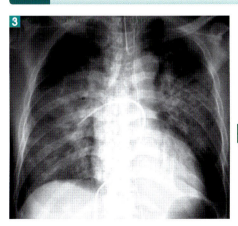

● 画像所見

胸部単純X線写真正面像 3：両肺野の境界不鮮明な斑状陰影が両肺門から扇状に広がる蝶形陰影（butterfly），またはコウモリの翼（bat wings）を呈する。

● 解説

肺毛細管楔入圧が30～35mmHgに達すると，高率に毛細管膜から肺胞腔内に水分が漏出して肺胞性肺水腫をきたす。

TIPS

肺胞性肺水腫が，butterflyまたはbat wingsに見える機序
○両肺内層優位で，肺末梢が保たれるのは，胸膜下ではリンパ流が多く除水効果が高いが，内層部ではリンパ流が少なく除水効果が低いためとされる[3]。

文献

1) Felson B：The lymphatic vessels. Chest Roentgenology. WB Saunders, 1973, p241-250.
2) Heitzman RF, et al：Kerley's interlobular septal line：Roentgen pathologic correlation. Radiology, 100：578-582, 1967.
3) Gurney JW, et al：Upper lobe lung disease; physiologic correlations. Radiology, 167：359-366, 1988.

Major fissure
大葉間裂(superomedial major fissure, superolateral major fissure, vertical fissure line)

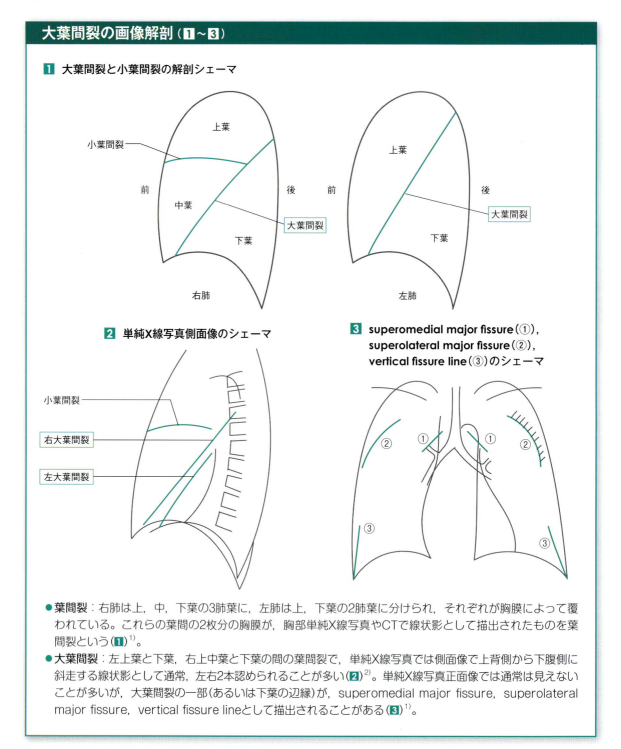

- 葉間裂：右肺は上，中，下葉の3肺葉に，左肺は上，下葉の2肺葉に分けられ，それぞれが胸膜によって覆われている。これらの葉間の2枚分の胸膜が，胸部単純X線写真やCTで線状影として描出されたものを葉間裂という(❶)[1]。
- 大葉間裂：左上葉と下葉，右上中葉と下葉の間の葉間裂で，単純X線写真では側面像で上背側から下腹側に斜走する線状影として通常，左右2本認められることが多い(❷)[2]。単純X線写真正面像では通常は見えないことが多いが，大葉間裂の一部(あるいは下葉の辺縁)が，superomedial major fissure, superolateral major fissure, vertical fissure lineとして描出されることがある(❸)[1]。

画像診断上の意義

①単純X線写真でこれらの陰影が認められた場合，下葉の容積減少の有無を知ることができる。
②単純X線写真でこれらの陰影に関連した異常がある場合は，病変がどの肺葉に存在するかを知る手がかりになる。

症例1　superomedial major fissure（80歳代，男性）

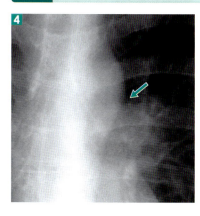
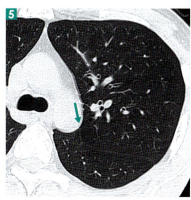

● 画像所見と解説
単純X線写真4：左上肺野縦隔側に上内側から下外側に斜走する，短い線状影が認められる（↑）。
単純CT5：左下葉上部縦隔側で，大葉間裂が前後方向に走行し，X線束と接線方向になっているのがわかる（↑）。

症例2　肺炎によるsuperomedial major fissureの顕在化（70歳代，男性）

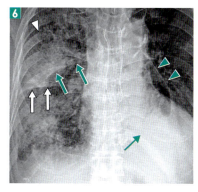
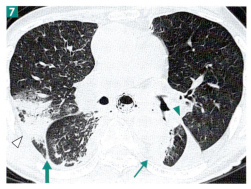

● 画像所見と解説
単純X線写真6：右肺の浸潤影（△）は，superomedial major fissure（↑）と小葉間裂（⇧）で境界されており，上葉背側の陰影と考えられる。左下葉にも容積減少を伴う浸潤影が認められる（↑）。左superomedial major fissureが明瞭に認められ，下葉の容積減少がわかりやすい（▲）。
単純CT7：右上葉の背側に浸潤影，すりガラス影が認められる（△）。左側でmajor fissureと接している（↑）。左下葉にも浸潤影があり，容積減少を伴う（↑）。葉間胸水により左superomedial major fissureが顕在化していると思われる（▲）。

> **TIPS**　superomedial major fissure[3)]
> ○上肺野内側で，上内側から下外側に走行する，比較的短い線状影として認められる。
> ○右は奇静脈弓の近く，左は大動脈弓部付近に認められることが多い。両側に認められる場合，通常は左のほうがやや高い。
> ○大葉間裂の上部縦隔側が前後方向に走行し，X線束と平行になることによって描出される。描出率は15.4%（右4.5%，左9.7%，両側1.2%）[4)]。

症例3　superolateral major fissure (60歳代, 男性)

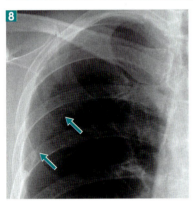 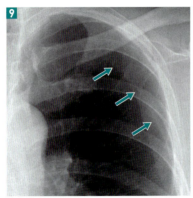 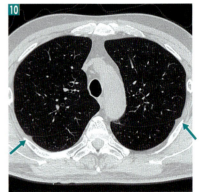

● 画像所見と解説

単純X線写真(右)8, 同(左)9：両側上肺野外側に，外側が透過性が低く，内側が透過性が高い辺縁が認められる(↑)。左がやや高い位置まで見られる。

単純CT10：胸膜外脂肪が大葉間裂に入り込み，下葉上部外側を圧排している(↑)。同部で下葉上部外側と胸膜外脂肪の境界が，X線束と接線方向になっている。

症例4　vertical fissure line (60歳代, 女性)

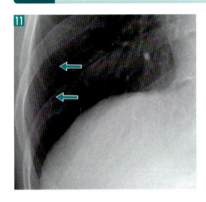

● 画像所見と解説

単純X線写真11：右下肺野外側に，上下方向に走行する短い線状影が認められる(↑)。

文献

1) 林　邦昭ほか：新版胸部単純X線診断．画像の成り立ちと読影の進め方．秀潤社，東京，2000, p22-24.
2) 芦澤和人：胸部単純X線アトラス：肺．ベクトル・コア，東京，2006, p7.
3) Hayashi K, et al：Radiographic and CT appearances of the major fissures. RadioGraphics, 21：861-874, 2001.
4) Abiru H, et al：Normal radiographic anatomy of thoracic structures：Analysis of 1000 chest radiographs in Japanese population. Br J Radiol, 78：398-404, 2005.

TIPS

superolateral major fissure[3]
- 下葉上部外側縁を反映する陰影。上肺野外側で，上内側から下外側に走行する，外側に凸の線状影，あるいは外側が透過性が低く(白く)，内側が透過性が高い(黒い)辺縁として認められる。
- 左が高い位置まで伸びていることが多い。外側下部は第6肋骨レベルで胸壁に接していることが多い。肩甲骨の内側縁あるいは肩甲骨に沿った軟部組織の辺縁と間違いやすい。描出率19.7%(右5.1%, 左8.5%, 両側6.1%)[4]。
- 大葉間裂が外側上部で，X線束と接線方向に走行する場合，線状影として認められる。一方，大葉間裂の間に胸膜外脂肪が入り込み，X線束が下葉上部の辺縁と脂肪の境界で接線方向になる場合は，辺縁として認められる。この場合は，厳密には葉間(2枚の胸膜)ではない。

vertical fissure line[3]
- 下葉下部外側を反映している。肋骨横隔膜角のやや内側から胸壁に沿って頭側に，あるいは若干縦隔側に傾いて上行する細い線状影で，上端は小葉間裂あるいは小葉間裂の尾側で終わる。
- 描出率1.6%(右0.7%, 左0.8%, 両側0.1%)[4]。
- 乳幼児や小児の心疾患，心拡大，感染症などで，下葉の変形や容積減少などがある場合に見られることが多いとされているが，正常の成人でも認められることがある。

Minor fissure
小葉間裂

小葉間裂の画像解剖（1）

1 小葉間裂のシェーマ

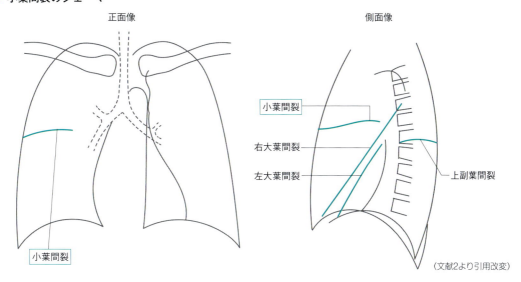

（文献2より引用改変）

- 小葉間裂は，右上葉と中葉の間に存在するもので，胸部単純X線写真では正面像，側面像いずれでも認められる（**1**）。
- 正面像では右中肺野に水平から軽度上方に凸の線状影として認められ，horizontal fissureともよばれる。描出率は74.7%[1]。
- 側面像では主に大葉間裂の腹側に，水平に走行する線状影として認められる。大葉間裂と交差して，大葉間裂の背側まで伸びていることがある。これは大葉間裂の外側部が，小葉間裂の後縁よりも腹側でX線束と接線方向に走行する場合に見られ，上副葉間裂と間違ってはならない（上副葉間裂は，より尾側で後方に伸びる）。
- 小葉間裂は，葉間の断面が描出されており，正面像で2本以上見えることもある（**5**）。

画像診断上の意義

① 小葉間裂は，位置や見え方のバリエーションが多いので，これだけで肺葉の虚脱といった異常を指摘することは難しいが，単純X線写真でこれらの陰影に関連した異常がある場合は，病変がどの肺葉に存在するかを知る手がかりになる[3]。

文献
1) Abiru H, et al：Normal radiographic anatomy of thoracic structures：Analysis of 1000 chest radiographs in Japanese population. Br J Radiol, 78：398-404, 2005.
2) 芦澤和人：胸部単純X線アトラス：肺，ベクトル・コア，東京，2006, p6-7.
3) 林　邦昭ほか：新版胸部単純X線診断．画像の成り立ちと読影の進め方．秀潤社，東京，2000, p22-24.

症例1　小葉間裂1本 (80歳代, 女性)

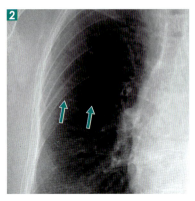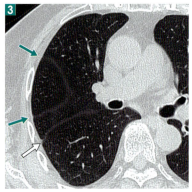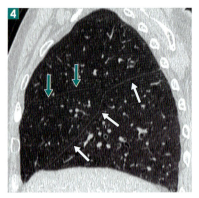

● 画像所見と解説
単純X線写真2：右中肺野に横走する線状影として認められる(↑)。
単純CT横断像3，同矢状断像4：小葉間裂を↑，大葉間裂を⇧で示す。

症例2　小葉間裂2本 (40歳代, 女性)

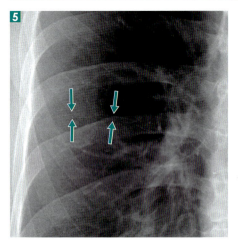

● 画像所見と解説
単純X線写真5：小葉間裂が2本認められる(↑)。側面像のシェーマで描いているように，小葉間裂が波打つように走行している場合，正面像ではX線束と平行に走行する部位が2カ所になり，小葉間裂が2本描出される。

症例3　小葉間裂と肺炎 (80歳代, 女性)

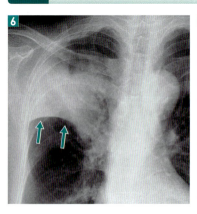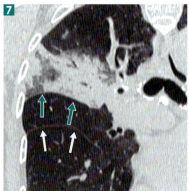

● 画像所見
単純X線写真6：右上肺野の浸潤影の下縁が，小葉間裂で境界されており，浸潤影は右上葉に存在することが示唆される(↑)。
単純CT冠状断像7：浸潤影は上葉に存在し，尾側は小葉間裂で境界されている(↑：小葉間裂，⇧：大葉間裂)。

● 解説
肺胞性肺炎では滲出液が大量に生産され，画像上広範な浸潤影として認められる。本例は右上葉の肺胞性肺炎であり，浸潤影は小葉間裂で境界されている。

Accessory fissure
副葉間裂：上副葉間裂，下副葉間裂，左小葉間裂，奇静脈裂

副葉間裂の解剖（❶）

❶ 副葉間裂のシェーマ

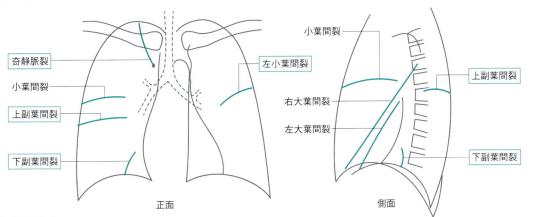

- ● **副葉間裂**
  - 大葉間裂と小葉間裂以外に，正常変異として認められる葉間裂を副葉間裂という。主なものに上副葉間裂，下副葉間裂，左小葉間裂，奇静脈裂がある（❶）[1]。
- ● **上副葉間裂**
  - 下葉の上区（S^6）と肺底区を分離する葉間裂である。小葉間裂よりやや低い位置で，小葉間裂とほぼ平行に走行するため，小葉間裂と間違われやすい。側面像では大葉間裂の背側に位置する。解剖上は約5％に認められ，右にかなり多い[2]。単純X線写真では右は約2.9％に描出される。左は，左小葉間裂との区別が困難なため頻度は不明[3]。側面像では1.9％（全例右）に認められる[4]。
- ● **下副葉間裂**
  - 下葉肺底区を内側と外側に分離する葉間裂で，下葉の内側区域を取り囲むように認められる。正面像では横隔膜内側1/3付近から肺門方向に走行する線状影として認められる。描出率は13.1％（右のみ7.1％，左のみ5.2％，両側0.8％）[3]。側面像では正面像で見られる部分と異なる横走する部分が描出されることがあり，心陰影の背側で横隔膜から上前方に斜走する線状影として認められる。描出率は9.5％（右のみ2.5％，左のみ6.7％，左右不明0.3％）[4]。
- ● **左小葉間裂**
  - 左上葉の舌区を上区から分ける副葉間裂である。右上葉と右中葉を分ける小葉間裂に相当する。右小葉間裂よりもやや高い位置に認められ，上に凸の形状で，外側が高いことが多い。解剖学上は8〜18％，単純X線写真では1.6％に認められる[5]。
- ● **奇静脈裂**
  - 右肺尖部から，気管・右主気管支移行部（正常の奇静脈が存在する位置）に向かって走行する線状影で，線状影の下端に涙滴状の奇静脈の断面が認められる。通常の葉間裂は2枚の臓器胸膜で構成されているが，奇静脈裂は発生過程で壁側胸膜の外側から奇静脈が肺にめり込むように形成されているので，壁側・臓側胸膜各2枚の合計4枚の胸膜で構成されている。解剖学上では1％，単純X線写真では0.4％に見られる[2]。

画像診断上の意義

①副葉間裂の位置や見え方などを知っておくことは正確な読影に役立つ。

症例1　右上副葉間裂（70歳代，男性）

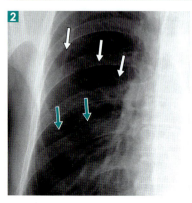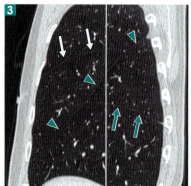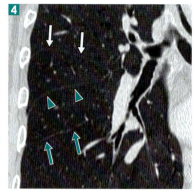

● **画像所見と解説**
単純X線写真2：右中肺野に葉間裂と思われる横走する線状影が2本認められる。頭側が小葉間裂（⇧），尾側が上副葉間裂（↑）。
右肺単純CT矢状断像3，同冠状断像4：上副葉間裂を↑で示す。⇧は小葉間裂，▲は大葉間裂。3の縦線は4のスライス面を示す。

症例2　右下副葉間裂（30歳代，男性）

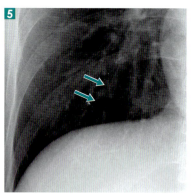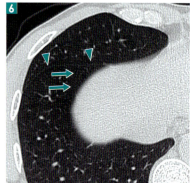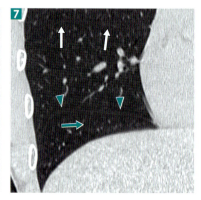

● **画像所見と解説**
単純X線写真5：右下肺野やや内側寄りの横隔膜から肺門に向かって斜走する線状影が認められる（↑）。
右肺単純CT横断像6，同冠状断像7：右下副葉間裂を↑，大葉間裂を▲，小葉間裂を⇧で示す。

症例3　右下副葉間裂と浸潤性粘液腺癌（60歳代，女性）

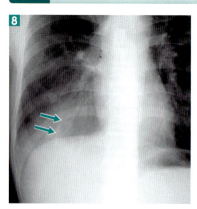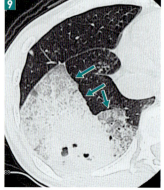

● **画像所見**
単純X線写真8：右下肺野に縦隔側が淡く，外側が濃い浸潤影が認められる。横隔膜中央付近から内側（↑）頭側に走行する境界線があるように見みえる。
右肺単純CT9：右下葉の病変は下副葉間裂で明瞭に境界されている（↑）。

● **解説**
浸潤性粘液癌は，粘液が肺胞を充満するように進展するので，肺炎同様，病変が下副葉間裂で境界されたと考えられる。

症例4 左小葉間裂（70歳代，男性）

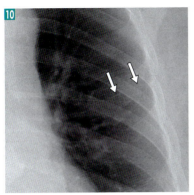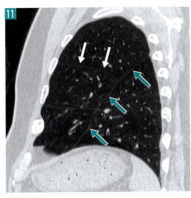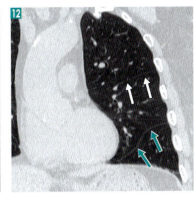

● 画像所見と解説
単純X線写真⑩：左中肺野外側に上に凸の形状で，外側が高い線状影が認められる（⇧）。
左肺単純CT矢状断像⑪，同冠状断像⑫：左小葉間裂を⇧，左大葉間裂を↑で示す。

症例5 奇静脈裂（60歳代，女性）

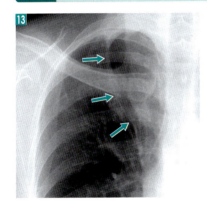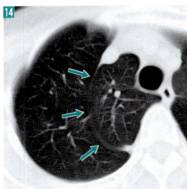

● 画像所見と解説
単純X線写真⑬：右肺尖部から気管・右主気管支移行部付近に向かって走行する線状影が認められる（↑）。
右肺単純CT⑭：右腕頭静脈から右上肋間静脈に連続する。右側に凸の弧状の線状影として認められる（↑）。

文献
1）芦澤和人：胸部単純X線アトラス：肺．ベクトル・コア，東京，2006，p6-7．
2）Felson B：Chest roentgenology. WB Saunders, Philadelphia, 1973.
3）Abiru H, et al：Normal radiographic anatomy of thoracic structures：Analysis of 1000 chest radiographs in Japanese population. Br J Radiol, 78：398-404, 2005.
4）阿比留 一ほか：胸部単純写真側面像における正常構造物の見え方と描出率．日医放会誌，65：373-377，2005．
5）Austin JH, et al：The left minor fissure. Radiology, 161：433-436, 1986.

Ⅱ. Chest & Heart, Great Vessel

阿比留 一，芦澤和人

Pulmonary ligament
肺靱帯（肺間膜）

肺靱帯の解剖（**1**）

1 肺靱帯のシェーマ

小葉間裂
大葉間裂
肺靱帯
（肺間膜）
前　後　後　前
右肺　大葉間裂　左肺

- 臓側胸膜は肺門の周囲で反転して壁側胸膜に移行する。この折り返しの部分は下肺静脈の前面と後面に沿って横隔膜方向に細長く伸びており，肺靱帯あるいは肺間膜とよばれる。肺靱帯は2枚の胸膜からなり，ここでは肺下葉の内側は胸膜に覆われず細長いbare areaとなっている（**1**）[1〜4]。
- 単純X線写真では肺靱帯は認められない。肺靱帯は右側は下大静脈と奇静脈との間にあり，左側は左心後部から食道に沿って存在しており，CTでは下肺静脈直下のレベルでこれらの部位にごくわずかな胸膜の肺側への嘴状の突出，あるいは内側肺底区に向かう気管支血管束と縦隔を結ぶ細い線状構造として観察可能な場合がある。CTでの描出率は左のみ15〜30%，右のみ4〜13%，両側8〜16%[3,4]，多量の胸水や高度の気胸がある場合，肺靱帯の前後に胸水やairが存在し，しばしばその付着部が同定しやすくなる。

画像診断上の意義[2]

①肺靱帯の存在を認識することは，画像上の異常所見を把握するうえで重要である。
②下葉を切除する場合には，肺靱帯を切離する必要がある。
③肺靱帯の2枚の胸膜の間には肺靱帯リンパ節と結合組織が存在しており，下葉から縦隔への肺門部を介さない直接リンパ経路として重要である。
④肺下葉は肺靱帯の存在により，胸腔内で移動しにくくなっている。

文献

1）芦澤和人ほか：縦隔・胸膜の画像診断：縦隔・胸膜の正常像，正常変位．画像診断, 15：18-28, 1995.
2）負門克典：膜の局所解剖と画像診断：胸膜・心膜の画像診断．画像診断, 12：1141-1154, 2011.
3）Cooper C, et al：CT appearance of the normal inferior pulmonary ligament. AJR Am J Roentgenol, 141：237-240, 1983.
4）Godwin JD, et al：CT of the pulmonary ligament. AJR Am J Roentgenol, 141：231-236, 1983.

144

症例1　右肺靱帯（30歳代，男性）

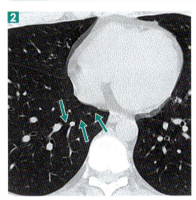
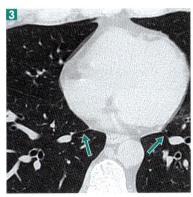

● 画像所見と解説
単純CT**2**：右下肺静脈から，下大静脈よりも背側の縦隔に連続する細い線状影が認められる（↑）。
2よりやや頭側の単純CT**3**：両側の肺靱帯が認められる（↑）。

症例2　右肺靱帯と気胸（60歳代，男性）

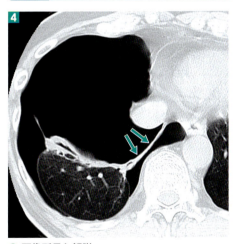

● 画像所見と解説
単純CT**4**：高度の右気胸により右中葉は虚脱している。容積が減少した右下葉から胸部下大静脈と食道の間の縦隔に連続する索状構造物として肺靱帯が描出されている（↑）。

症例3　左肺靱帯と気胸（20歳代，男性）

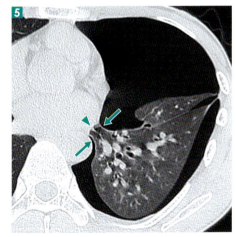

● 画像所見と解説
単純CT**5**：高度の左気胸により左下葉の容積が減少している。左下葉は胸部下行大動脈腹側の縦隔に付着している（↑）。▲はbare areaを示す。

症例4　左肺靱帯と肺癌（70歳代，男性）

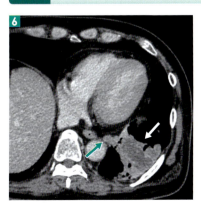
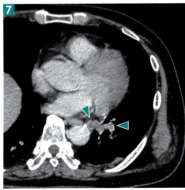

● 画像所見
単純CT**6**：左下葉に壊死を伴う腫瘍が認められる（↑）。腫瘍が食道の方向に伸びて，縦隔脂肪織に食い込んでいるように見える（↑）。
単純CT**7**：**6**より頭側の横断像では肺靱帯に沿った部位に多発結節が認められる（▲）。

● 解説
経気管支生検で腺癌と診断された症例で，**6**では腫瘍が肺靱帯に沿って縦隔に浸潤しているものと思われる。**7**の結節は腫瘍と非連続性で，肺靱帯に沿ったリンパ節転移と思われる。

Ⅱ. Chest & Heart, Great Vessel　　　　　　　　　　　　　　　　　　　　　　　宇都宮大輔

OVERVIEW ― 心膜の解剖
Anatomy of the pericardium

心膜および心膜腔の画像解剖　（❶）

❶　心膜および心膜腔の造影CT

心臓および心臓周囲の脂肪組織（心膜下脂肪組織）を包むように心膜腔が認められる。冠動脈が心膜下脂肪組織の中を走行していることがわかる。画像上は漿液性心膜の壁側板と線維性心膜の分離は困難である。

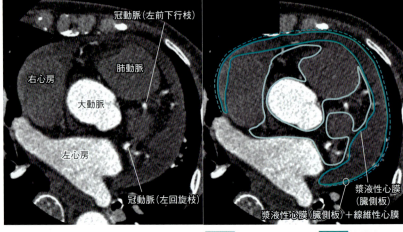

- 心膜は漿液性心膜と，その外側を覆う強固な線維性心膜で構成される。漿液性心膜は，心臓および心膜下脂肪組織を包み込むように覆う薄い膜であり，これは臓側板（visceral layer）と壁側板（parietal layer）の2層からなる。しかし，これは2枚の別の漿液性心膜が重なっているのではなく，1枚の漿液性心膜が大血管の基部などで翻転し，1枚の袋状の閉鎖構造（心膜腔）として2層になっているものである。心膜腔は15～35mLのぬるぬるとした漿液を容れており，心臓の滑らかな運動を助けている。
- 漿液性心膜は薄く，膜自体を画像的にとらえることは難しい。しかし，心嚢液が貯留し，心膜腔が見えるようになると心膜の構造，心膜腔の広がりが理解しやすくなる（❶，❷）。心筋および大血管基部の周囲には心膜下脂肪組織があり，その中を冠動脈が走行している（❶）。心膜，心膜腔の構造は内側から順に心膜下脂肪組織に接して漿液性心膜（臓側板）があり，心膜腔，漿液性心膜（壁側板），線維性心膜の順に並ぶように形成される。

画像診断上の意義

①心嚢液が貯留する病態は心膜炎，腫瘍浸潤，甲状腺機能低下，A型大動脈解離，心不全など多岐にわたるが，画像診断によりその原因をとらえることが重要である[1]。
②心膜の肥厚や結節病変，PETでの異常集積は悪性腫瘍の心膜浸潤や心膜播種の診断に有効である（❸）。
③CTにおける心嚢液の濃度は血性かどうかなどの性状評価に有効である（❹）。
④心不全では胸水貯留に比べて心嚢液貯留の頻度は高くない。これは左心不全が中心で，右心不全が軽いときには心嚢液は通常増加しないためである[2]。心不全による心嚢液貯留を疑う場合には，肺高血圧や右心不全を疑わせる所見がないか，注意深く読影する必要がある。

文献

1) Levy PY, et al：Etiologic diagnosis of 204 pericardial effusions. Medicine, 82：385-391, 2003.
2) Natanzon A, et al：Pericardial and pleural effusions in congestive heart failure - Anatomical, pathophysiologic, and clinical considerations. Am J Med Sci, 338：211-216, 2009.

症例1 心アミロイドーシス：心不全(60歳代，男性)

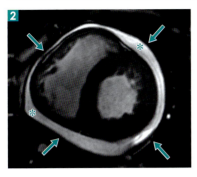
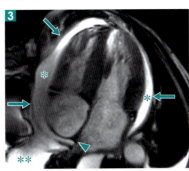

シネMRI短軸像**2**，同四腔断像**3**：心嚢液の貯留した心膜腔(**2**，**3**の＊)が心臓を包み込むように認められる。肺静脈基部で心膜が翻転している(**3**の▲)。心不全に伴う胸水が右側優位に認められる(**3**の＊＊)。

症例2 癌性心膜炎(70歳代，男性)

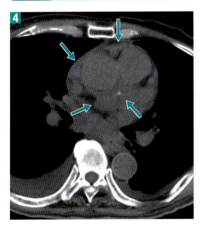
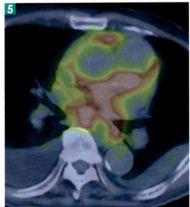

非造影CT**4**，PET/CT**5**：心膜腔に沿って不整形の軟部濃度が見られ(**4**の↑)，**5**にて強い集積が認められる。

症例3 A型急性大動脈解離(70歳代，男性)

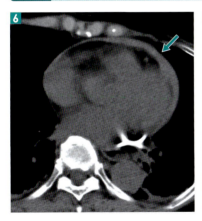
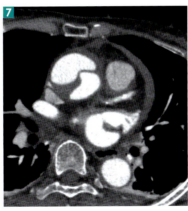

非造影CT**6**，造影CT**7**：A型急性大動脈解離に伴う高吸収の血性心嚢水(**6**の↑)が認められる。

> **TIPS** 心膜の発生
> ○心臓形成においては胎生3週終わりまでに心臓の原基である原始心筒ができる。
> ○5週には胚内体腔は胸膜心膜ヒダにより将来の心膜腔と胸腹膜腔に分離され，独立した心膜腔が形成される。その後，この原始心膜腔は胚子の屈曲に合わせて心筒の腹側に移動し，心臓を腹側から包み込むようになる。
> ○そして7週には横隔膜の形成が進み胸腔と腹腔が分割されていき，8週には心膜腔，胸膜腔，腹膜腔は独立した腔となる。画像診断においても心膜腔が心臓を腹側から背側に向かって覆うように存在していることがわかる(**1**)。

Transverse pericardial recess
心膜横洞

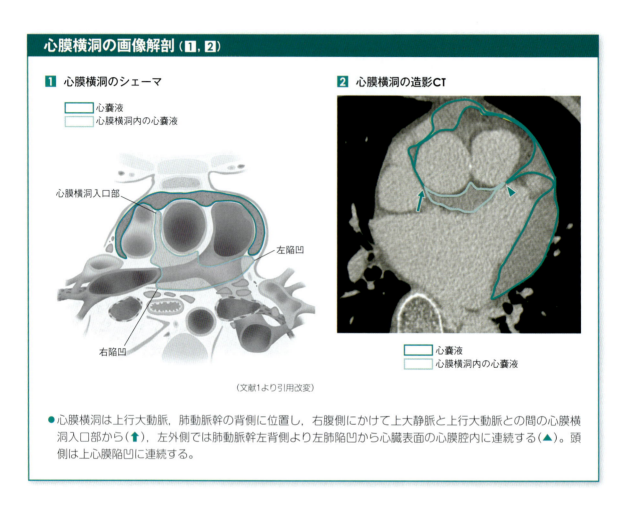

心膜横洞の画像解剖（1, 2）

1 心膜横洞のシェーマ
2 心膜横洞の造影CT

（文献1より引用改変）

- 心膜横洞は上行大動脈，肺動脈幹の背側に位置し，右腹側にかけて上大静脈と上行大動脈との間の心膜横洞入口部から（↑），左外側では肺動脈幹左背側より左肺陥凹から心臓表面の心膜腔内に連続する（▲）。頭側は上心膜陥凹に連続する。

画像診断上の意義

①心膜横洞内の心嚢液とリンパ節，縦隔腫瘍を区別する。
②冠動脈バイパス術におけるグラフトの経路となることがある。

TIPS ○心膜横洞内の心嚢液は，上大静脈と上行大動脈にはさまれることが，リンパ節との鑑別点となる。

文献
1) Vesely TM, et al：Cross-sectional anatomy of the pericardial sinuses, recesses, and adjacent structures. Surg Radiol Anat, 8：221-227, 1986.
2) Kubik S：Surgical anatomy of the thorax. WB Saunders, Philadelphia, 1970, p142-151.

症例1 急性心筋梗塞による心破裂のため，心嚢ドレナージ施行後に心嚢造影された症例(80歳代，男性)

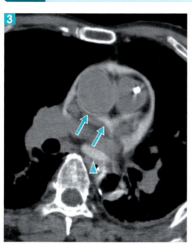
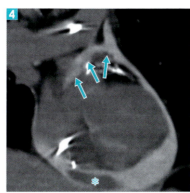

● 画像所見
造影CT横断像3：心膜横洞(↑)，心膜斜洞内(▲)に造影剤を認める。
造影CT冠状断像4：心膜横洞と心膜腔内の造影剤の連続性が確認可能(↑)。
＊：心嚢内血腫

● 解説
漿液性心嚢液貯留症例において，リンパ節と間違えないように注意する必要がある。辺縁が嘴状となることが多く，通常鑑別は容易である。

症例2 冠動脈バイパスグラフト術後(70歳代，男性)

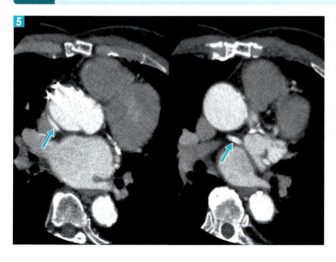

● 画像所見
造影CT5：心膜横洞(↑)が大動脈と回旋枝を繋ぐバイパスグラフトの経路となっている。

● 解説
心膜横洞は，冠動脈バイパスグラフトの経路となることがある。開存している場合は造影CTで容易に確認可能であるが，単純CTないし造影CTでもグラフトが閉塞している場合，グラフトとして認識困難な場合がある。ときにグラフトの瘤化に伴って腫瘤と誤認することもある。

症例3 肺癌，縦隔リンパ節転移，心膜播種(50歳代，男性)

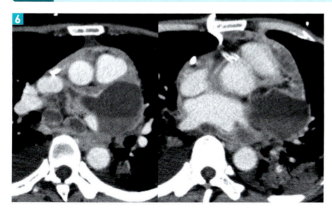

● 画像所見
造影CT6：心膜横洞拡大，心膜に造影効果を伴う不整な肥厚，結節を多数認める。

● 解説
縦隔リンパ節腫大と心膜横洞内の病変の鑑別には，周囲心嚢腔との連続性や心膜のほかの病変を丹念に比較することが重要である。

Ⅱ. Chest & Heart, Great Vessel

Oblique pericardial recess
心膜斜洞

心膜斜洞の画像解剖（**1**, **2**）

- 左心房背側に位置する袋小路のような部位である。心膜横洞や右肺静脈陥凹とは、左房と左上肺静脈の間で2重の心膜折り返しで分離されている。

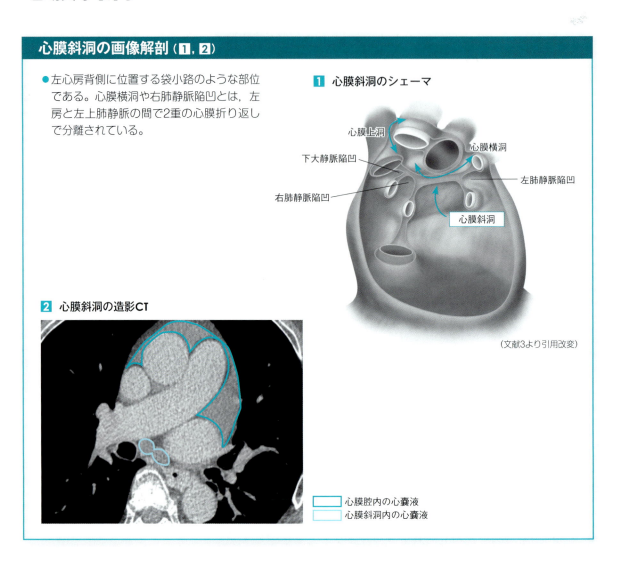

1 心膜斜洞のシェーマ

2 心膜斜洞の造影CT

□ 心膜腔内の心嚢液
□ 心膜斜洞内の心嚢液

（文献3より引用改変）

画像診断上の意義

①心膜横洞内の心嚢液と縦隔腫瘍、縦隔リンパ節、食道、下行大動脈の異常と区別する必要がある。

参考文献
1) Vesely TM, et al：Cross-sectional anatomy of the pericardial sinuses, recesses, and adjacent structures. Surg Radiol Anat, 8：221-227, 1986.
2) Kubik S：Surgical anatomy of the thorax. WB Saunders, Philadelphia, 1970, p142-151.
3) Lachman N, et al：Correlative anatomy for the electrophysiologist, Part Ⅰ：the pericardial space, oblique sinus, transverse sinus. Cardiovasc Electrophysiol, 21：1421-1426, 2010.

症例1　急性心筋梗塞による心破裂のため，心嚢ドレナージ施行後に心嚢造影された症例(80歳代，男性)

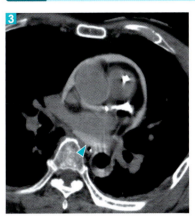
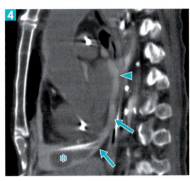

● 画像所見
造影CT**3**：心膜斜洞内に造影剤(▲)を認める。
造影CT矢状断像**4**：心膜腔内の造影剤との連続性も確認できる(↑)。＊は心嚢内血腫。

● 解説
左心房背側に心膜斜洞が位置することが把握できる。矢状断像では，心膜横洞から下壁側周囲への心嚢腔との連続性が観察される。

症例2　肺癌リンパ節転移(60歳代，女性)

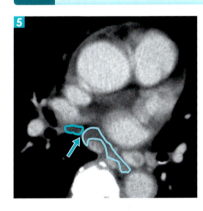

● 画像所見
造影CT**5**：リンパ節周囲に心膜斜洞内の心嚢液を認める。右肺動脈背側に右肺静脈陥凹を認める。間には心膜翻転部(↑)を認める。

● 解説
心膜斜洞内の心嚢液が楕円を示した場合に，リンパ節との鑑別が難しい場合があるが，丹念に連続性を確認すれば，鑑別は可能である。

　　右肺静脈陥凹内の心嚢液
　　心膜斜洞内の心嚢液

症例3　気管支原性嚢胞(80歳代，男性)

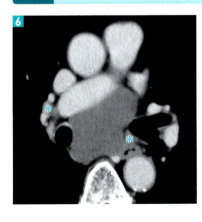

● 画像所見
造影CT**6**：気管分岐部に造影効果のない境界明瞭な腫瘤を認める。左心房レベルのスライスでは，左心房背側に心嚢液貯留は認めない。＊：リンパ節

● 解説
本症例のように，心膜斜洞内の心嚢液と気管支原生嚢胞のような嚢胞性腫瘤を鑑別する必要がある。心嚢液貯留であれば，心膜斜洞より尾側の心膜腔内やその他領域にも同等の心嚢液貯留を通常認める。

> **TIPS**
> ○心膜斜洞内のみに目立った心嚢液貯留をきたすことは少なく，相応した心嚢液を心膜腔全体に認めることが通常多いことが鑑別点となる。

Ⅱ. Chest & Heart, Great Vessel

Superior pericardial recess・left lateral pulmonic recess
上心膜腔・左外側陥凹

上心膜腔・左外側陥凹の画像解剖（❶, ❷）

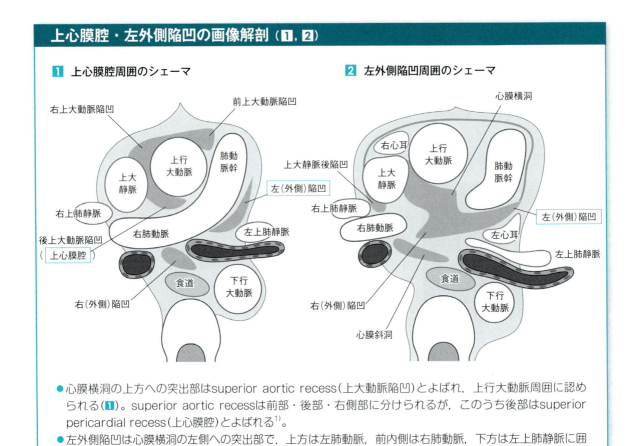

- 心膜横洞の上方への突出部はsuperior aortic recess（上大動脈陥凹）とよばれ，上行大動脈周囲に認められる（❶）。superior aortic recessは前部・後部・右側部に分けられるが，このうち後部はsuperior pericardial recess（上心膜腔）とよばれる[1]。
- 左外側陥凹は心膜横洞の左側への突出部で，上方は左肺動脈，前内側は右肺動脈，下方は左上肺静脈に囲まれる（❶, ❷）[2]。

画像診断上の意義

① 上心膜腔，左外側陥凹ともに腫大リンパ節との誤診に注意が必要とされるが，典型的な部位と形態を知っていれば迷うことは少ない。
② 上心膜腔は上行大動脈後壁に沿ってかなり高位（大動脈弓レベル）まで進展することがあり（high-riding superior pericardial recess）[3]，注意を要する。

文献
1) Broderick LS, et al：Anatomic pitfalls of the heart and pericardium. RadioGraphics, 25：441-453, 2005.
2) Protopapas Z, et al：Left pulmonic recess of the pericardium：findings at CT and MR imaging. Radiology, 196：85-88, 1995.
3) Choi YW, et al：The "high-riding" superior pericardial recess：CT findings. AJR Am J Roentgenol, 175：1025-1028, 2000.

症例1　上心膜腔 (70歳代，男性)

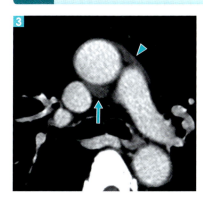

● 画像所見
造影CT横断像 3 ：上行大動脈の背側に接し，三日月状の形態を呈する水濃度の陰影として認められる（↑）。上行大動脈と肺動脈幹の腹側にはsuperior aortic recessのanterior portionが認められる（▲）。

● 解説
腫大リンパ節のように丸くはなく，内部のCT値は水濃度を呈する。左肺動脈レベルで認められることが多い。造影効果がないこと，上行大動脈後壁との間に脂肪が介在しないことも特徴である[1]。

症例2　high-riding superior pericardial recess (70歳代，女性)

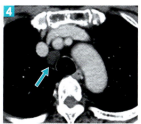 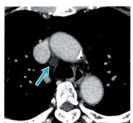 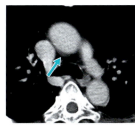 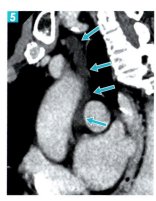

● 画像所見
造影CT横断像 4 ，同矢状断像 5 ：大動脈弓レベルにて，右傍気管部に類円形の陰影が認められ，水濃度を呈している。上行大動脈背側の上心膜腔との間に連続性が確認できる（↑）。

● 解説
上心膜腔が上行大動脈後壁に沿って高位まで進展し，大動脈弓レベルまで認められることがある。この場合，腕頭動静脈と気管に囲まれた部位（右傍気管部）に，水濃度の陰影として認められる[3]。腫大リンパ節や気管支原性嚢胞と誤診しないよう注意が必要である[3]。thin slice像やMPR像を用いて，上行大動脈背側の上心膜腔との間に連続性を確認することで診断可能である。

症例3　結核性リンパ節炎 (30歳代，女性)

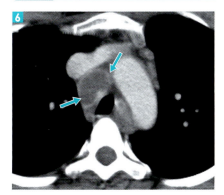

● 画像所見
造影CT大動脈弓レベル 6 ：右傍気管部に卵円形の陰影を認める（↑）。内部は水濃度を呈し，辺縁部には造影効果を認める。

● 解説
この領域のリンパ節腫大や嚢胞性腫瘤は，high-riding superior pericardial recessと紛らわしいことがある。

症例4　慢性心房細動 (70歳代，男性)

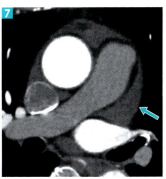 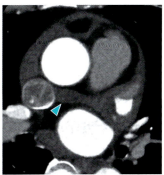

● 画像所見
心電図同期下造影CT 7 ：左外側陥凹（↑）。左右肺動脈分岐の下方に，水濃度の陰影として認められ，上行大動脈背側の心膜横洞（▲）との間に連続性が確認できる。

● 解説
左外側陥凹は，心嚢液の量により線状，三日月状，卵円形などさまざまな形態を呈する[2]。心電図同期下の心臓CTではより明瞭に観察される。

第 3 章

腹部・骨盤部

Abdominal and Pelvic region

Ⅲ. Abdominal and Pelvic region　　　松本俊郎

OVERVIEW — 腹膜腔の解剖
Anatomy of the intra-peritoneal space

腹膜腔の画像解剖（1〜5）

1 腹部間膜と各コンパートメントの概略図

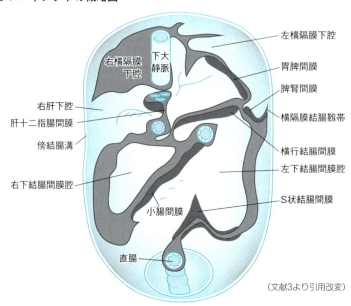

（文献3より引用改変）

2 肝硬変による腹水貯留の冠状断像（30歳代，男性）

a，b：大量腹水の存在により腹部の各間膜を明瞭に同定することができる。小腸間膜根部は右下方へと走行して，回結腸静脈が指標となる回結腸間膜（▲）に連なる。S状結腸間膜は逆V字型を呈している。

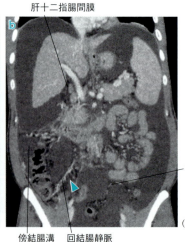

（文献3より引用改変）

3 腹部間膜の指標となる動静脈

間膜		動静脈
肝胃間膜	（gastrohepatic ligament）	左胃動静脈
胃脾間膜	（gastrosplenic ligament）	短胃動静脈／左胃大網動静脈基部
脾腎間膜	（splenorenal ligament）	脾動静脈
胃結腸間膜	（gastrocolic ligament）	左右胃大網動静脈
小腸間膜	（small bowel mesentery）	上腸間膜動静脈
横行結腸間膜	（transverse mesocolon）	中結腸動静脈／胃結腸静脈幹
回結腸間膜	（ileocolic mesentery）	回結腸動静脈
上行結腸間膜	（ascending mesocolon）	右結腸動静脈
S状結腸間膜	（sigmoid mesocolon）	S状結腸動静脈／下腸間膜動静脈
下行結腸間膜	（descending mesocolon）	左結腸動静脈／下腸間膜静脈

- 腹膜腔に関する画像解剖の知識は，腹水や出血などの液体貯留や腸管外ガスの局在を把握するのに必要不可欠である。また腹膜腔をいくつかのコンパートメントに仕切るさまざまな間膜（靭帯）は，炎症の波及を防御する一方で，炎症や腫瘍の重要な進展経路となるため，個々の間膜の局在を画像学的に把握しておく必要がある[1～3]。

- 腹膜腔は間膜（靭帯）により，上結腸間腔（supramesocolic space），下結腸間腔（inframesocolic space），骨盤内腹膜腔（pelvic intraperitoneal space）の3つの腔に大別される。間膜（靭帯）は2枚の腹膜が合わさったものであり，互いに連結し，腹部臓器を支持している（**1**，**2**）。腹部間膜は動脈，静脈，リンパ管・節を含む脂肪織からなるが，日常の画像診断で漠然と臓器のみを見ていたのでは，その存在を認識することは難しい。しかしながら，各間膜にはそれぞれ指標となる動静脈（**3**）が存在するため，これを手がかりにCT・MRI（特に造影CT）を読影すると，自然と間膜が認識できるようになるであろう。

上結腸間腔

- 上結腸間腔は横行結腸間膜（transverse mesocolon）により下結腸間腔と隔てられる。上結腸間腔は，①右横隔膜下腔（right subphrenic space），②左横隔膜下腔（left subphrenic space），③右肝下腔（right subhepatic space），④網嚢（lesser sac）の4つのコンパートメントから構成される[1,3]（**1**）。各コンパートメントに関する詳細は各項に委ねる。

下結腸間腔

- 下結腸間腔は横行結腸間膜の下方と骨盤上口（pelvic brim）の間に位置しており，小腸間膜（small bowel mesentery）の根部によって，右下結腸間腔と領域が広い左下結腸間腔に分けられる。左下結腸間腔にはS状結腸を支持するS状結腸間膜（sigmoid mesocolon）が分布する。小腸，盲腸，横行結腸，S状結腸が下結腸間腔に存在する腹膜内腔臓器に属する。下結腸間腔の外縁は上行結腸と下行結腸の外側に位置しており，特別に右・左傍結腸溝（paracolic gutter）とよばれる。

4 骨盤腹膜腔の横断像

a：横断像の概略図
b, c：造影CT横断像

2と同一症例。外側臍ヒダ内を走行する下腹壁静脈が認められる。この外側臍ヒダにより傍鼠径窩は内側と外側の傍鼠径窩に分かれる。内側臍ヒダと膀胱との間が上膀胱腔であり，膀胱と直腸の間が直腸膀胱窩である。

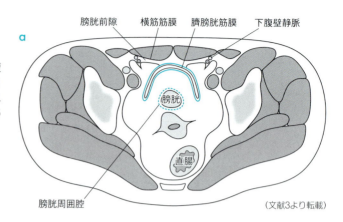

（文献3より転載）

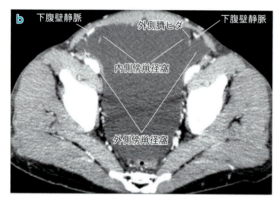

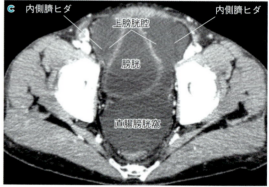

骨盤内腹膜腔（4, 5）

- 膀胱は骨盤外腔に存在する臓器ではあるが，骨盤内における腹膜腔を分割する役割を担う。骨盤内腹膜腔は骨盤上口より下方に位置する腹膜腔であり，前方領域は上膀胱腔（supravesical space）と内側・外側傍鼠径窩（medial/lateral inguinal recess）が分布する（1）。このうち，上膀胱腔は内側臍ヒダ（medical umbilical fold）と膀胱との間の領域で，膀胱頂部に沿って存在する[4]（4）。
- また，内側傍鼠径窩は内側・外側臍ヒダ（medial/lateral umbilical fold）の間に，外側傍鼠径窩は外側臍ヒダの外側に位置する。外側臍ヒダの同定には外腸骨動静脈から分岐する下腹壁動静脈（inferior epigastric vein/artery）が指標となる（5）。なお，下腹壁静脈は内鼠径ヘルニアと外鼠径ヘルニアを画像上，鑑別する際にも重要な指標となる。
- これに対し，後方領域の骨盤内腹膜腔は膀胱後面から直腸上面を広く覆う大きな陥凹部であり，直腸膀胱窩（rectovesical space）とよばれる。女性では子宮の前面と後面は腹膜で覆われ，左右両側縁は相接し，外側は骨盤側壁に達している。この二重の腹膜からなる広いヒダが子宮広間膜（broad ligament）であり，上部では卵管を包んでいる。子宮広間膜により，直腸膀胱窩は前方を膀胱子宮窩（vesicouterine recess），後方を直腸子宮窩（rectouterine pouch）［臨床上，Douglas窩（Douglas's pouch）］に分けられる。子宮広間膜は上方では薄いが，下方では坐骨棘から始まり子宮頸部，腟を固定する幅広い基靱帯（cardinal ligament）に連続する[3,4]。また，腹側には子宮底部から鼠径管（inguinal canal）に広がる子宮円索（round ligament）が存在する。重力の関係上，少量の液体は直腸子宮窩（Douglas窩）に貯留しやすく，量が多いと直腸膀胱窩から腹側の上膀胱腔，両傍鼠径窩へと広がる。

5 骨盤腹膜腔の矢状断像

a：矢状断像の概略図
b：造影CTの矢状断再構成画像
2, 3と同一症例。膀胱に対する上膀胱腔と直腸膀胱窩の位置関係が明確に把握できる。

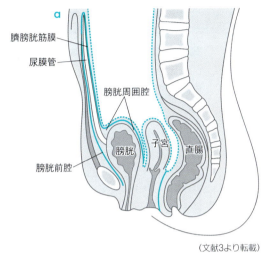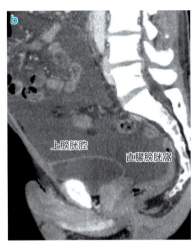

（文献3より転載）

文献

1）Meyers MA：Intraperitoneal spread of infections. Dynamic Radiology of the Abdomen, 5th ed. Springer, 2000, p57-130.
2）Meyers MA：Intraperitoneal spread of malignancies. Dynamic Radiology of the Abdomen, 5th ed. Springer, 2000, p131-264.
3）松本俊郎ほか：腹部解剖の必須事項. 臨床画像, 24（増刊）：8-19, 2008.
4）Auh YH, et al：Intraperitoneal paravesical spaces：CT delineation with US correlation. Radiology, 159：311-317, 1986.

III. Abdominal and Pelvic region

Subphrenic space
横隔膜下腔

横隔膜下腔の画像解剖（1, 2）

1 横隔膜下腔に関与する間膜（横隔膜前面）のシェーマ

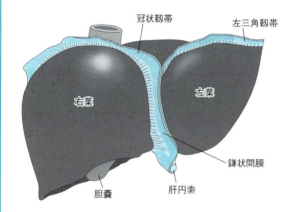

2 横隔膜下腔の造影CT横断像
60歳代，女性。十二指腸潰瘍穿孔

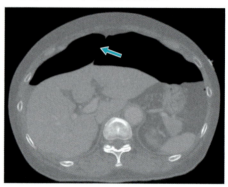

十二指腸潰瘍穿孔に伴うfree airにより，左右の横隔膜下腔を隔てる鎌状間膜（↑）が明瞭に描出されている。

- 横隔膜下腔は鎌状間膜（falciform ligament）によって左右の横隔膜下腔に隔てられる。右肝下腔との交通を有する右横隔膜下腔の後方・下方境界域は，冠状靱帯（coronary ligament）が担う。冠状靱帯は2葉からなり，右側で合わさって右三角靱帯（right triangular ligament）を形成する（1）。
- これに対し，左横隔膜下腔は左肝下腔との厳密な境界はなく，肝上腔のみが左三角靱帯（left triangular ligament）によって前後のコンパートメントに分かれる。左横隔膜下腔（p156の1参照）は，肝胃間膜（gastrohepatic ligament），脾腎間膜（splenorenal ligament；SRL），胃脾間膜（gastrohepatic ligament）により陥凹部を形成する[1]。

画像診断上の意義

①左右の横隔膜下腔には膿瘍が波及しやすい。その理由として，同領域が横隔膜の動きにより，腹膜腔内で最も内圧が低いことが要因として挙げられる。
②横隔膜下に限局する液体貯留で，造影CTにてring状濃染を呈する場合は，横隔膜下膿瘍を考慮したうえで，経皮的ドレナージの早期検討が必要である。

症例1　肝膿瘍の破裂による右横隔膜下膿瘍 (60歳代, 女性)

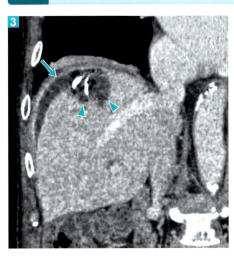

● 画像所見
造影CT冠状断再構成画像3：肝右葉穹隆部に，周囲の横隔膜下腔にring状の造影効果を有する液体貯留を認め，肝膿瘍（▲，ドレナージカテーテル留置中）の破裂による右横隔膜下腔膿瘍（↑）が示唆される。

● 解説
横隔膜下腔は左右とも腹腔内における膿瘍の好発部位であり，造影CTまたは造影MRI上，ring状膿染を示す液体貯留を同領域に認めた場合は，横隔膜下腔膿瘍を高く考慮する必要がある。

症例2　肝細胞癌の腹膜播種 (80歳代, 男性)

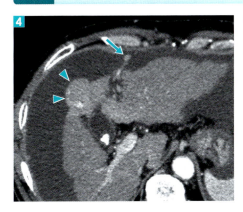

● 画像所見
造影CT横断像4：肝左葉に外方に突出する腫瘤性病変（▲），および大量の腹水に加え，腹膜に結節の散在を認める。肝鎌状間膜にも小結節（↑）の存在を認め，すでに診断されている肝細胞癌の腹膜播種が示唆される。

TIPS　肝鎌状間膜
○発牛段階において，腹側腸間膜は肝臓と体壁が連続する以外の部分は完全に消失し，最終的に残存した腹側腸間膜が肝鎌状間膜（靭帯）に相当する。
○肝鎌状靭帯の血管系は，上下2系統に分けられ，そのうち下系統は，肝動脈塞栓術の際に重要な肝鎌状靭帯動脈と，門脈・体循環シャントに関与する臍静脈・傍臍静脈を含む[2]。

文献
1) Meyers MA：Intraperitoneal spread of infections. Dynamic Radiology of the Abdomen, 5th ed. Springer, 2000, p57-130.
2) 衣袋健司ほか：肝鎌状靭帯の血管解剖：解剖と臨床応用. 画像診断, 31：1177-1187, 2011.

Right subhepatic space
右肝下腔

右肝下腔の画像診断（1）

1 右肝下腔のシェーマ（矢状断面）

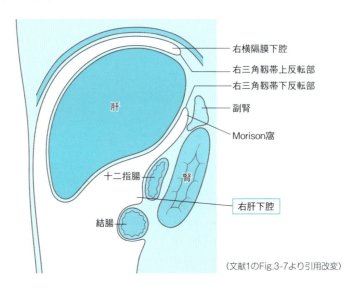

（文献1のFig.3-7より引用改変）

- 右肝下腔は，肝右葉下に存在し，前方と後方領域とに区分される．前方領域は下方で横行結腸と横行結腸間膜により境界されており，また後方領域は肝右葉と右腎の間に位置している．後方領域のうち，後上方での腹膜反転部は解剖学的に上結腸間腔の最も背側にあり，肝腎陥凹(hepatorenal recess)，もしくは臨床的にMorison窩(Morison's pouch)とよばれ，仰臥位で腹水が貯留しやすい場所である（1）．
- 肝右葉背側における右冠状靱帯(right coronary ligament)と三角靱帯(triangular ligament)の反転部は無漿膜野(bare area)とよばれる腹膜外腔であり，別項に記されている右腎周囲腔との連続性を有する[1,2]．

画像診断上の意義

①Morison窩は，仰臥位にて右傍脊椎溝で最も低い場所にあり，腹水貯留の好発部位のみならず，腹腔内感染や腫瘍性病変（腹膜播種）の波及ならびに局在しやすい場所である．したがって，臨床上，腹腔内病変が疑われる患者には画像診断の際，同領域に注意を払って読影する必要がある．

文献
1) Meyers MA：Intraperitoneal spread of infections. Dynamic Radiology of the Abdomen, 5th ed. Springer, 2000, p57-130.
2) Meyers MA, et al：The peritoneal ligaments and mesenteries：Pathways of intra-abdominal spread of disease. Annual oration. Radiology, 163：593-604, 1987.

症例1 腹水の右肝下腔貯留（80歳代，女性）

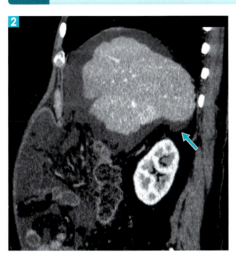

● **画像所見**
造影CT斜矢状断再構成画像2：肝腎陥凹領域，すなわちMorison窩（↑）に腹水貯留を認め，無漿膜野と明瞭に境界されている。

● **解説**
仰臥位にてCTを撮像すると，Morison窩が右傍脊椎溝で最も低い位置に存在することが，容易に理解できる。

症例2 膵癌の右肝下腔への播種（60歳代，女性）

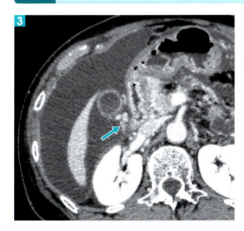

● **画像所見**
造影CT3：大量の腹水を認める。腹水は右肝下腔にも見られ，膵癌からの多発播種結節が右肝下腔の腹膜面（↑）にも存在する。

● **解説**
膵臓癌や卵巣癌などの悪性腫瘍は，右傍結腸溝（paracolic gutter）を介し，右肝下腔にも播種しうることに留意する必要がある。

症例4 子宮留膿腫破裂による右肝下腔膿瘍（80歳代，女性）

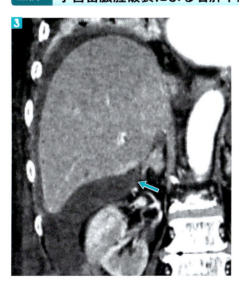

● **画像所見**
造影CT冠状断像4：右肝下腔（↑），ならびに右横隔膜下腔，右傍結腸溝に液体貯留を認め，淡い被膜様濃染を伴う。超音波ガイド下ドレナージにより，膿瘍が証明された。

● **解説**
骨盤腔由来の膿瘍が，右肝下腔や横隔膜下腔にまで波及しうることに留意する必要がある。

Paracolic gutter
傍結腸溝

傍結腸溝の画像解剖（1）

1 下腹部腹膜腔内における液体移動のシェーマ

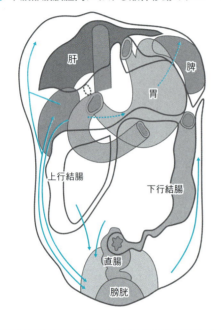

- 下結腸間腔の外縁は上行結腸と下行結腸の外側に位置し、右および左傍結腸溝（paracolic gutter）と称される。
- 右傍結腸溝は左に比べ幅が広く、右肝下腔および右横隔膜下腔と連続する。これに対し、左傍結腸溝は狭く、脾周囲腔（perisplenic space）とは横隔膜結腸靱帯により連続性が遮断されている。
- 腹水の移動に関しては、左下結腸間膜からではS状結腸間膜でいったん停滞した後、また右下結腸間膜からでは小腸間膜に沿って回腸末端領域に達した後、骨盤腔に移動する。Douglas窩は最初に腹水で満たされる部位であり、その後骨盤腔から右優位に傍結腸溝を介し、上行する（**1**）。

画像診断上の意義

①腹水の分布のみならず、炎症や腫瘍性病変の腹腔内への波及を考えるうえで、傍結腸溝は重要な進展経路となりうるため、CTやMRIでの診断時に、画像解剖学の特徴を十分理解しておく必要がある。

参考文献

1) Meyers MA: Intraperitoneal spread of infections. Dynamic Radiology of the Abdomen, 5th ed. Springer, 2000, p57-130.
2) Meyers MA: Intraperitoneal spread of malignancies. Dynamic Radiology of the Abdomen, 5th ed. Springer, 2000, p131-264.

症例1 肝硬変(肝細胞癌合併)における大量の腹水貯留 (80歳代, 男性)

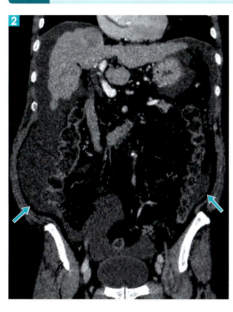

● **画像所見**
造影CT冠状断再構成画像2：骨盤腔のみならず，両側傍結腸溝(↑)を介し，右肝下腔，両側横隔膜下腔にも腹水の分布を認める。

● **解説**
右傍結腸溝は左に比べ幅が広いことが，本症例から容易に理解することができ，また右結腸溝が右肝下腔および右横隔膜下腔と交通を有することも確認できる。

症例2 卵巣癌の傍結腸溝への腹膜播種 (60歳代, 女性)

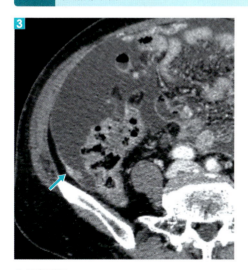

● **画像所見**
造影CT3：大量腹水に加え，右傍結腸溝の腹膜面に小結節(↑)の存在を認める。既知の卵巣癌からの腹膜播種を支持する所見である。

● **解説**
右傍結腸溝は卵巣癌などの腹膜播種の際，小さな播種結節を伴うことがあり，注意して読影する必要がある。

症例3 農機具打撲による腹腔内出血 (70歳代, 男性)

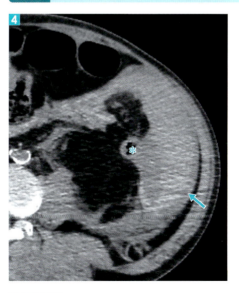

● **画像所見**
単純CT4：下行結腸(＊)外側の左傍結腸溝に高吸収域(↑)を認め，外傷に伴う血清腹水を示唆する所見である。

● **解説**
腹水のみならず，腹腔内出血も両側の傍結腸溝を介し，骨盤腔から横隔膜下腔，あるいは横隔膜下腔から骨盤腔にまで広がりうる。

Lesser sac
網嚢

網嚢の画像解剖 ①

1 網嚢の内側上陥凹のシェーマ（横断図）

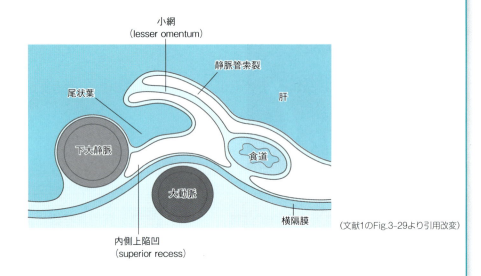

（文献1のFig.3-29より引用改変）

- 網嚢（lesser sac）は胃と膵臓の間に位置し，上方は横隔膜，下方は横行結腸間膜により境界されている。肝尾状葉は網嚢の右縁となり，頭側で内側上陥凹（superior recess）（**1**）を形成しており，また網嚢の左縁には胃脾間膜，脾腎間膜が存在する。
- 一方，腹側は胃以外に十二指腸球部や小網（lesser omentum），右大網動静脈が指標となる胃結腸間膜（gastrocolic ligament）で隔てられる[1,2]。

画像診断上の意義

①大腹膜腔と網嚢との重要な連絡路の役割を果たすのが，Winslow孔（網嚢孔）である。炎症性病変では腹膜の癒着により，Winslow孔は容易に閉塞する[1,2]。
②したがって，汎発性腹膜炎では網嚢に炎症は波及しにくいが，胃十二指腸潰瘍の穿孔や膵炎など網嚢壁に直接異常をきたす病態では，膿瘍や仮性嚢胞の形成が見られることを，画像診断の際，留意しておく必要がある。

症例1 胃潰瘍の穿孔による網嚢膿瘍 (80歳代，女性)

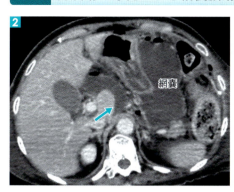

● 画像所見
造影CT 2：胃と膵臓との間の網嚢に，ring状の造影効果を示す液体貯留とfree airを認め，網嚢膿瘍を示唆する所見である。同様の液体貯留が，網嚢の内側上陥凹（↑）にも存在する。

● 解説
胃と膵臓の間にring状の造影効果を示す液体貯留とfree airを認めることから，網嚢膿瘍の診断は容易であると思われる。また，尾状葉の腹側にも同様な所見を認めることから，内側上陥凹にまで進展していると判断することができる。

症例2 Winslow孔ヘルニア (30歳代，男性)

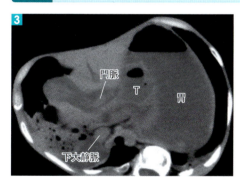 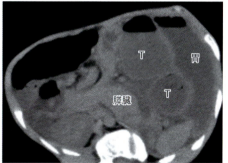

● 画像所見
単純CT再構成画像 3：門脈の背側，下大静脈の間をヘルニア門として，横行結腸ループ（T）が胃と膵臓との間に入り込んでおり，Winslow孔ヘルニアが示唆される。

● 解説
門脈を含む肝十二指腸間膜の背側で，下大静脈の腹側の孔からclosed loop状に横行結腸ループが陥入しており，Winslow孔ヘルニアの診断は容易である。しかしながら，通常は小腸ループが陥入することが多く，横行結腸が関与することは比較的まれである。

TIPS Winslow孔（foramen of Winslow）
○指1～2本が入るほどのスリット状の小孔であり，腹側は門脈や肝動脈，胆管を含有する肝十二指腸間膜（hepatoduodenal ligament；HDL），背側は下大静脈を覆う壁側腹膜で境界される。
○Winslow孔は，炎症の波及を防御する役割のほか，内ヘルニアでのヘルニア門になりうる。

文献
1) Meyers MA: Intraperitoneal spread of infections. Dynamic Radiology of the Abdomen, 5th ed. Springer, 2000, p57-130.
2) 松本俊郎ほか：腹部解剖の必須事項. 臨床画像, 24(増刊)：8-19, 2008.

Ⅲ. Abdominal and Pelvic region　　　　　　　　　　　　　　　　　　　　　　　　　　　　　高司　亮

Round ligament
肝円索

肝円索の画像解剖（**1**, **2**）

1 肝円索と肝鎌状間膜のシェーマ

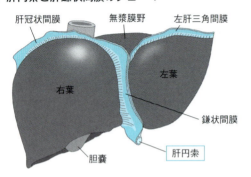

肝冠状間膜　無漿膜野　左肝三角間膜
右葉　左葉　鎌状間膜　肝円索　胆嚢

2 造影CT横断像

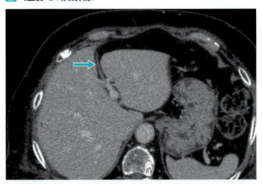

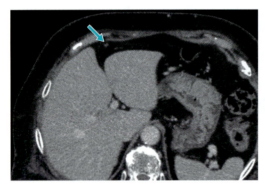

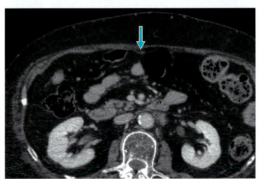

- 肝円索は胎生期臍静脈の遺残物である線維性結合織であり，肝鎌状間膜内に存在する（**1**）。
- 肝円索は門脈臍部から臍へ連続する17cmほどの索状構造からなり，通常のCTにおいて認識可能である（**2**の↑）。

画像診断上の意義

① 肝円索の位置をCTで正確に評価することは，肝移植や肝切除術，胆嚢摘出術における合併症を回避するのに重要である。ただし，右側肝円索などの正常変異に留意する必要がある。
② 臍静脈は通常閉塞しているが，門脈圧亢進時にはしばしば再開通し，腹壁を経由して遠肝性側副血行路の1つとして働く。
③ 肝円索に関連する病態として，肝や臍からの炎症波及による膿瘍形成，まれながら平滑筋肉腫や奇形腫などの肝円索腫瘍性病変，肝鎌状間膜内ヘルニアの報告がある。

参考文献
1) Gupta R, et al：Portal vein branching pattern in anomalous right-sided round ligament. Abdom Imaging, 35：332-336, 2010.
2) Ibukuro K, et al：Spatial anatomy of the round ligament, gallbladder, and intrahepatic vessels in patients with right-sided round ligament of the liver. Surg Radiol Anat, 38：1061-1067, 2016.
3) Kondo T, et al：Influence of paraumbilical vein patency on the portal hemodynamics of patients with cirrhosis. J Clin Gastroenterol, 48：178-183, 2014.

症例1 右側肝円索 (70歳代, 女性)

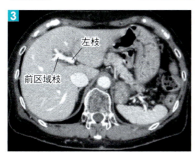
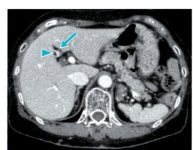
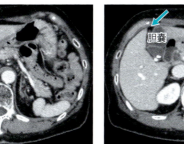
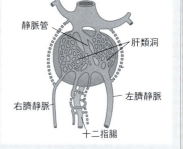

画像所見
造影CT3：肝円索(↑)は右門脈前区域枝分岐部(▲)に付着している。門脈本幹より最初に門脈右後区域枝，その後右前区域枝と左枝に分岐しており，門脈は右後区域枝の単独分岐を示す。本症例においても門脈内側区域枝は同定困難で，右前区域枝より内外側へ分岐する門脈枝が確認された。胆嚢は肝円索の左側に位置し，内部に結石を伴う。

解説
右側肝円索は0.2〜1.2%の頻度で見られると報告される。胎生期において，通常退縮する右側の臍静脈が遺残することで，右側肝円索が生じる。右側肝円索症例の肝内脈管走行様式に関する過去の報告によれば，右側肝円索は前区域枝に付着し，門脈は後区域枝の単独分岐の頻度が高く，門脈内側区域枝は小さく同定困難な場合が多い。門脈右枝前区域枝は外側枝(右側肝円索付着部の右側に分布)と内側枝(左側に分布)に分岐し，それぞれ右肝静脈と中間静脈に還流する。

TIPS 臍静脈の退縮 (4)
○胎生期において早期に右臍静脈は退縮し，右側肝は門脈によって独自に血流を受ける。一方，左側肝は臍より酸素に富む血流を受けるため，右側肝と比較して急速に増大する。その後，左肝外門脈が門脈本幹と連続する。このため通常では肝左葉容量は右側より大きいが，右側肝円索症例においては，右臍静脈が開存し遺残するため，右葉の容量が大きくなる。発生の段階で胆嚢は肝の正中に位置するが，右葉の発育程度により右側肝円索の左側，右側，下方とさまざまな位置を取りうる。

4 胎生期門脈系のシェーマ

症例2 門脈圧亢進に伴う臍静脈再開通 (50歳代, 男性)

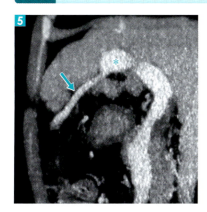
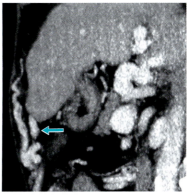

画像所見
造影CT斜矢状断MIP像5：門脈臍部(＊)から腹壁へと連続する，再開通した臍静脈(↑)を認める。

解説
生後，肝円索内の胎児循環は完全に閉塞して線維性結合織に置き換わっているが，門脈圧亢進症に伴い再開通しうる。門脈圧亢進症では臍静脈の再開通や拡張した傍臍静脈が遠肝性側副路としての役割を果たす。

Hepatoduodenal ligament
肝十二指腸間膜

肝十二指腸間膜の画像解剖（**1**, **2**）

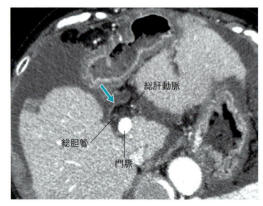

1 肝十二指腸間膜のシェーマ

2 腹水貯留例の造影CT

- 肝十二指腸間膜は肝門から十二指腸に至る間膜で，肝胃間膜とともに小網を形成する（**1**）。尾側では小腸間膜根部と連続する。
- 総肝動脈や門脈，総胆管が肝十二指腸間膜の指標となる（**2**の↑）。

画像診断上の意義

①ほかの間膜と同様，肝十二指腸間膜は腫瘍や炎症性疾患の進展経路として重要な役割を担う。
②肝十二指腸間膜は，腹部結核性リンパ節炎の好発部位としても知られており，悪性腫瘍との鑑別を要する場合もある。

参考文献

1) Okino Y, et al：Root of the small-bowel mesentery：Correlative anatomy and CT features of pathologic conditions. RadioGraphics, 21：1475-1490, 2001.
2) Li Y, et al：Distribution and characteristics of hematogenous disseminated tuberculosis within the abdomen on contrast-enhanced CT. Abdom Imaging, 32：484-488, 2007.

症例1 急性膵炎（30歳代，男性）

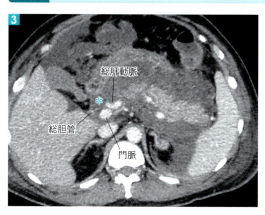
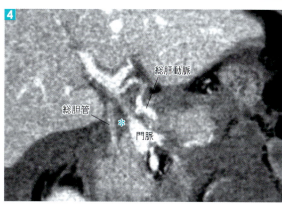

● 画像所見
造影CT横断像3：膵周囲から肝十二指腸間膜に沿って進展するnecrotic collection（＊）を認める。
造影CT冠状断再構成画像4：肝十二指腸間膜に沿った炎症の進展が明瞭に描出されている。炎症の波及により，肝十二指腸間膜を走行する総胆管の壁肥厚を生じている。

● 解説
肝十二指腸間膜は膵病変の肝門部への進展経路となる。

症例2 結核性リンパ節炎（50歳代，女性）

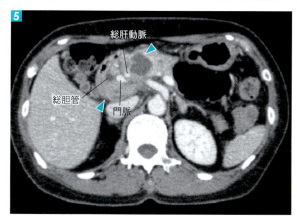
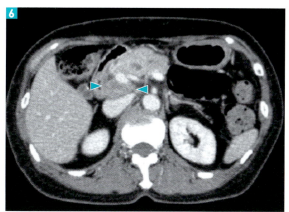

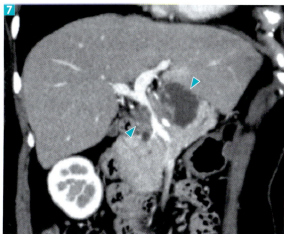

● 画像所見
造影CT横断像5，6，同冠状断像7：門脈－下大静脈間から肝十二指腸間膜に沿うように，癒合傾向と壊死傾向を伴う腫瘤状構造（▲）を認める。病変によって門脈は圧排され，狭小化している。膵癌のリンパ節転移を否定できず，膵頭十二指腸切除術が行われたが，病変は乾酪壊死を伴う類上皮細胞肉芽腫を主体とするリンパ節であった。

● 解説
腹部結核のなかでもリンパ節炎は頻度が最も高く，悪性腫瘍との鑑別が臨床上問題となる。消化管を経由した感染の波及が腹部における結核性リンパ節炎の経路として重要である。これは結核菌が消化管粘膜下層からリンパ節へ及ぶ経路であり，結核菌が空回腸から回盲部，右側結腸のリンパ細管に吸収され，小腸間膜根部を経由して膵頭部周囲や肝十二指腸間膜へとリンパ節炎が波及する。

Gastrohepatic ligament
肝胃間膜

肝胃間膜の画像解剖（1, 2）

1 肝胃間膜のシェーマ（矢状断面）

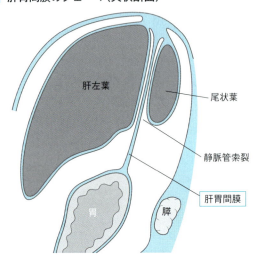

2 肝硬変による腹水貯留例の造影CT

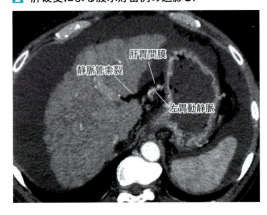

- 肝胃間膜は胃小彎と肝尾状葉前方の静脈管索裂をつなぐ間膜で，胃十二指腸間膜とともに小網を形成し，網嚢の腹側を境界する（**1**）。肝胃間膜下の結合織はGlisson鞘と連続している。
- 肝胃間膜はアーケードを形成する左右の胃動静脈，リンパ節，脂肪組織を含んでおり，胃小彎側に位置する。左胃動静脈は肝胃間膜を同定する指標となる（**2**）。

画像診断上の意義

①肝胃間膜は腫瘍（胃癌や肝癌など）や炎症性疾患（膵炎や胆管炎など）の進展経路となりうる。

症例1 胃癌の肝胃間膜進展（40歳代，男性）

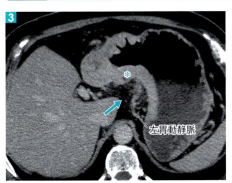

● **画像所見**

造影CT 3：胃体下部から前庭部小彎に癌病巣を反映する全層性壁肥厚（＊）を認める。壁肥厚部の辺縁は不整で小彎側へ突出し，左胃動静脈周囲から肝門部にかけて脂肪織の濃度上昇（↑）や腫大リンパ節を認める。胃癌の肝胃間膜を介した肝門部への浸潤を反映する所見である。

● **解説**

肝胃間膜は静脈管索裂と胃小彎を結んでおり，胃癌は間膜への直接進展，リンパ節転移，腹膜播種によって，肝尾状葉，左葉外側区域へと進展しうる。肝胃間膜の走行を理解することが，胃癌の胃周囲進展を評価する際に重要となる。

症例2 胆管炎の肝胃間膜への波及（70歳代，男性）

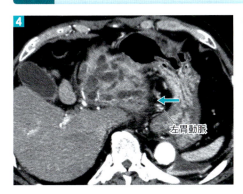

● **画像所見**

造影CT 4：肝左葉外側の高度な胆管拡張を認める。肝左葉の実質は不均一に濃染している。左葉外側区後縁の毛羽立ちと周囲脂肪織の濃度上昇が見られる（↑）。胆管炎の肝胃間膜への波及を反映する所見である。

● **解説**

肝胃間膜は肝や胃などの隣接臓器に由来する病変の進展経路として重要である。

参考文献

1) Vikram R, et al：Pancreas：peritoneal reflections, ligamentous connections, and pathways of disease spread. RadioGraphics, 29：e34, 2009.
2) Ge MY, et al：Computed tomography of gastrohepatic ligament involvement by gastric carcinoma. Abdom Imaging, 38：697-704, 2013.

Ⅲ. Abdominal and Pelvic region

Gastrocolic ligament
胃結腸間膜

胃結腸間膜の画像解剖（**1**, **2**）

1 胃結腸間膜のシェーマ

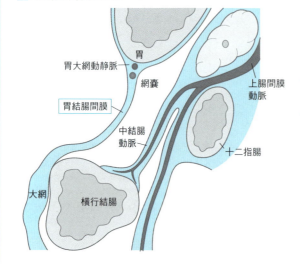

- 胃結腸間膜は胃大彎と横行結腸上部をつなぐ間膜で，尾側では大網へと連続している（**1**）。
- 間膜内には胃大彎側でアーケードを形成する左右の胃大網動静脈が走行しており，間膜同定のランドマークとなりうる。
- 胃結腸間膜は左側では胃脾間膜へ，右側および背側では横行結腸間膜へと連続している（**2**）。
- 胃結腸間膜も網嚢の前方を境界する構造の一部である。

2 肝硬変による腹水貯留例の造影CT横断像（a〜c），同矢状断像（d）

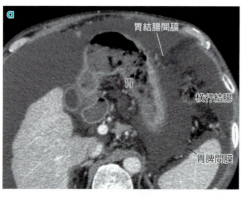
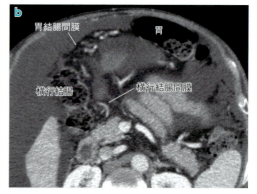
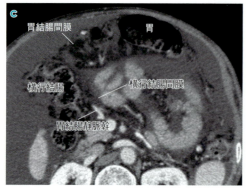
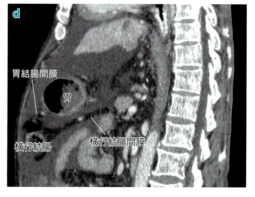

画像診断上の意義

①ほかの間膜同様，胃結腸間膜は連続する臓器に由来する病変の進展経路として重要な役割を果たす。
②膵炎や膵癌などの膵病変は，横行結腸間膜を介して胃結腸間膜や大網へと進展しうる。

症例1　胃癌の胃結腸間膜進展（70歳代，女性）

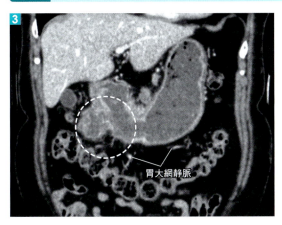

● 画像所見
造影CT冠状断再構成画像3：胃前庭部大彎側に横行結腸側へ突出する腫瘤を認める。腫瘤辺縁は不整で，周囲に索状構造を伴う（○）。胃癌の胃結腸間膜進展を反映する所見である。胃小彎側に腫大リンパ節（＊）を認め，リンパ節転移が示唆される。

● 解説
胃癌は胃結腸間膜を介して横行結腸への直接進展をきたしうる。

症例2　膵炎の横行結腸間膜－胃結腸間膜への進展（70歳代，女性）

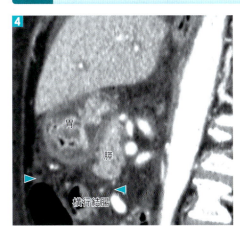

● 画像所見
造影CT矢状断再構成画像4：膵腫大と横行結腸間膜および胃結腸間膜のびまん性濃度上昇を認める（▲）。胃壁には高度の浮腫性変化を認める。膵炎の胃結腸間膜への波及を示唆する所見である。

● 解説
胃結腸間膜は横行結腸間膜や胃脾間膜と連続しており，膵病変の胃や横行結腸への進展経路となりうる。

参考文献

1) Vikram R, et al：Pancreas：peritoneal reflections, ligamentous connections, and pathways of disease spread. RadioGraphics, 29：e34, 2009.
2) Tang L, et al：Spectral CT in the demonstration of the gastrocolic ligament：a comparison study. Surg Radiol Anat, 35：539-545, 2013.

Gastrosplenic ligament
胃脾間膜

胃脾間膜の画像解剖（1～3）

1 胃脾間膜のシェーマ

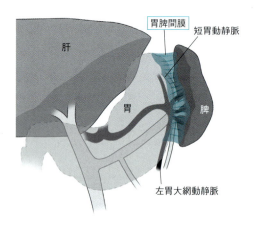

- 胃脾間膜は胃噴門部後外側－胃大彎と脾門部を結ぶ間膜（1）であり，胃結腸間膜と連続して網嚢の外側縁を形成する。また，胃脾間膜はその背側で脾門部を囲む脾腎間膜と直接連続している（2）。
- 間膜内には，脾門部で脾動静脈と連続する左胃大網動静脈基部と短胃動静脈が含まれ，間膜同定のランドマークとなりうる（3）。
- 脾は通常，胃脾間膜，脾腎間膜，横隔結腸間膜によって左上腹部に固定されている。

2 胃脾間膜と脾腎間膜のシェーマ（横断像）

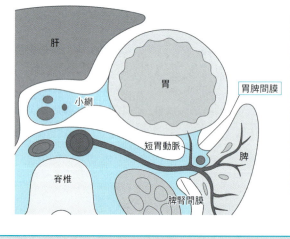

3 腹水貯留例の造影CT斜冠状断再構成画像

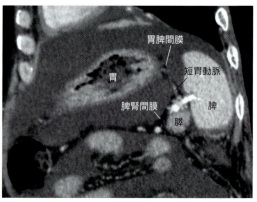

画像診断上の意義

①胃脾間膜も連続する臓器に由来する病変の進展経路としての役割を果たす。膵病変は脾腎間膜または胃結腸間膜を経由して，胃脾間膜へと進展しうる。
②胃脾間膜，脾腎間膜，横隔結腸間膜の過長や形成不全によって脾の固定が不十分な場合，脾は過度に可動し，遊走脾を生じる。
③胃脾間膜内を走行する短胃静脈は，穹窿部胃静脈瘤の流入血管となりうる。

症例1　膵癌の胃脾間膜，脾腎間膜への進展（70歳代，男性）

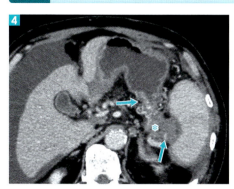
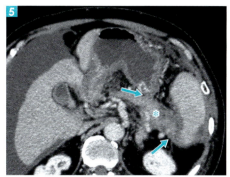

● **画像所見**
造影CT横断像 4，5：膵尾部に癌病巣を反映する不整形腫瘤（＊）を認める。腫瘤は脾門部および胃体上部大彎側に及び（↑），腫瘤と胃，脾の境界は不明瞭である。脾腎間膜および胃脾間膜を経由した膵尾部癌の胃・脾浸潤の所見である。

● **解説**
膵腫瘍は脾腎間膜や胃結腸間膜を経由して，胃脾間膜へと進展しうる。

症例2　膵炎の胃脾間膜への進展（60歳代，男性）

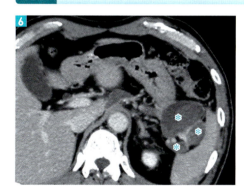

● **画像所見**
造影CT横断像 6：膵周囲，特に脾腎間膜－胃脾間膜にかけて仮性囊胞（＊）の形成が見られる。

● **解説**
脾腎間膜や胃結腸間膜は炎症の進展経路として重要である。

TIPS　7　腹水貯留例の造影CT斜横断再構成画像

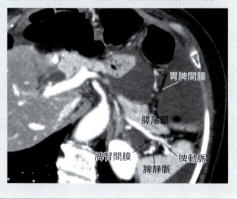

脾腎間膜（7）
○発生の段階で，原始背側腸間膜は後腹膜に固定されるが，外側部分は後腹膜と癒合せずに脾腎間膜となる。脾腎間膜には膵尾部の尾側端と脾動静脈遠位部が含まれる。脾腎間膜は胃脾間膜と連続しており，網囊の左側縁を形成する。

参考文献
1）Vikram R, et al：Pancreas：peritoneal reflections, ligamentous connections, and pathways of disease spread. RadioGraphics, 29：e34, 2009.
2）Meyers MA：Intraperitoneal spread of malignancies. Dynamic Radiology of the Abdomen. 5th ed, Meyers MA, ed. Springer-Verlag, New York, 2000, p131-263.

Ligament of Treitz
Treitz靱帯

Treitz靱帯の画像解剖（ 1 , 2 ）

1 Treitz靱帯のシェーマ

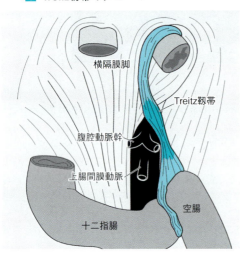

2 大量腹水貯留例の造影CT

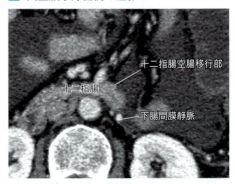

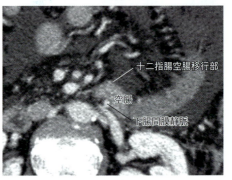

- Treitz靱帯は十二指腸−空腸移行部を後腹膜に固定する膜様構造であり，上部と下部に分けられる．上部は横隔膜脚から起こり腹腔動脈幹周囲へと連続し，下部は十二指腸空腸移行部に付着して膵背側，左腎静脈腹側を走行して腹腔動脈幹周囲に至る．十二指腸−空腸移行部はTreitz靱帯下部によって後腹膜に固定される（ 1 , 2 ）．

TIPS 3

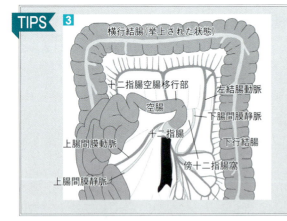

十二指腸−空腸移行部（ 3 ）

○十二指腸は下行結腸間膜と横行結腸間膜，小腸間膜根部の合流部において後腹膜から腹腔内に入り，空腸に移行する．下腸間膜静脈は下行結腸間膜内側縁を下行結腸間膜と横行結腸間膜，小腸間膜根部の合流部へと走行して脾静脈，あるいは脾静脈・上腸間膜静脈合流部へ流入するため，十二指腸空腸移行部の重要なランドマークとなる．なお，十二指腸空腸移行部の腹膜には臨床的に重要な5つの腹膜窩[上十二指腸窩，傍十二指腸窩（Landzert窩），下十二指腸窩，腸間膜側壁窩（Waldeyer窩），内結腸間膜窩]の存在が知られている．

参考文献

1) Kim SK, et al：The ligament of Treitz（the suspensory ligament of the duodenum）：anatomic and radiographic correlation. Abdom Imaging, 33：395-397, 2008.
2) Okino Y, et al：Root of the small-bowel mesentery：Correlative anatomy and CT features of pathologic conditions. RadioGraphics, 21：1475-1490, 2001.
3) Lanpl B, et al：Malrotation and midgut volvulus：a historical review and current controversies in diagnosis and management. Pediatr Radiol, 39：359-366, 2009.

画像診断上の意義

①十二指腸係蹄の無形成（Treitz靱帯の無形成）は，中腸回転異常のランドマークとなりうる。
②Treitz靱帯周囲には腹膜窩（傍十二指腸窩）が存在することがある。同腹膜窩に腸管が陥凹することで内ヘルニアが生じる。
③Treitz靱帯自体はCT・MRIでは認識できないが，付着部の十二指腸－空腸移行部は下腸間膜静脈をランドマークとすることで同定可能である（2）。

症例1　中腸回転異常（50歳代，男性）

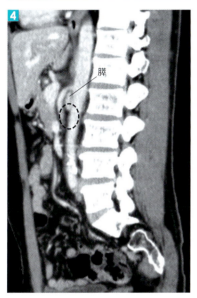
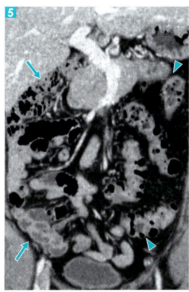

● 画像所見
造影CT矢状断像4：十二指腸は水平脚を形成せず，Treitz靱帯の無形成が示唆される。
造影CT冠状断像5：小腸（↑）は腹腔の右側に，大腸（▲）は腹腔の左側に位置している。中腸回転異常（nonrotation）の所見である。

● 解説
中腸は胎生5週に臍帯内へ脱出して発育し，胎生10週には腹腔内に還納される。腸管はこの際，上腸間膜動脈を軸として反時計方向に臍帯内で90°，さらに腹腔還納時に180°，計270°回転して腹腔内に配置される。この回転が90°で停止したものがnonrotation，180°で停止したものはincomplete rotationとなる。中腸回転異常では，腸管の固着不良や異常固着（Ladd靱帯）により腸閉塞を生じうる。

症例2　左傍十二指腸ヘルニア（30歳代，男性）

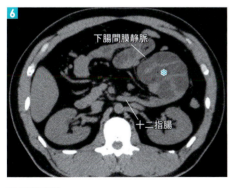
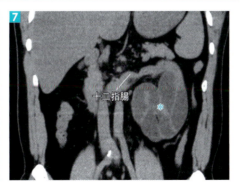

● 画像所見
単純CT横断像6，同冠状断像7：左側腹部で一塊となった近位空腸（＊）を認める。一塊となった空腸ループの腹側を下腸間膜静脈が走行している。

● 解説
傍十二指腸ヘルニアは腹膜窩ヘルニアのなかで最も頻度が高く，消化管が下腸間膜動静脈の背側を通って下行結腸間膜の後面の腹膜癒合異常部（Landzert窩）に陥入する左傍十二指腸ヘルニアと，小腸間膜根部背側のヘルニア門から上腸間膜動脈の背側を通って上行結腸間膜後面の腹膜癒合異常部（Waldeyer窩）に陥入する右傍十二指腸ヘルニアに分類される。両者では左傍十二指腸ヘルニアの頻度が高い。左傍十二指腸ヘルニアではヘルニア門の自由縁は下腸間膜静脈と左結腸動脈で縁取られるため，嚢状構造に覆われ集簇した小腸が左前腎傍腔に存在し，同小腸の腹側を下腸間膜静脈が走行する特徴的なCT所見を示す。

Transverse mesocolon
横行結腸間膜

横行結腸間膜の画像解剖（1, 2）

1 横行結腸間膜のシェーマ

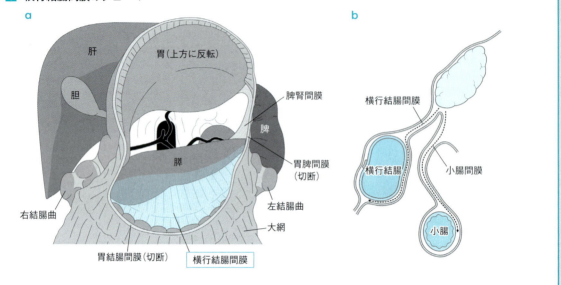

2 横行結腸間膜の造影CT

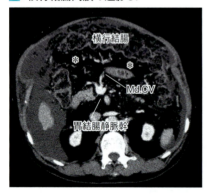

Md.CV：中結腸静脈

- 横行結腸間膜は，横行結腸を支持しており，根部は十二指腸下行脚および膵頭部～膵体尾部の下縁に沿って広がる。左側は膵体尾部の前下縁に一致し，右側は膵頭部中間レベルの高さを横切る。大網の背面と癒合して癒合筋膜を形成し，さらに左十二指腸結腸間膜ヒダ，脾腎間膜，横隔膜結腸靱帯との連続性を有する。
- 横行結腸間膜の同定に，中結腸動静脈の辺縁枝がよい指標となる。また，中結腸静脈と右胃大網静脈が合流して上腸間膜静脈に注ぐ胃結腸静脈幹（gastrocolic trunk）は，横行結腸間膜と小腸間膜根部との合流部の目安となる（1, 2）[1]。

画像診断上の意義

①膵胆道系の腫瘍や炎症性疾患の進展経路の1つとして，重要である。
②腫瘍性病変の局在を把握するうえで，横行結腸間膜の画像解剖を理解する必要がある。

症例1 腹部大動脈瘤術後（Y-graft置換術後），横行結腸間膜内血腫，中結腸動脈仮性動脈瘤形成（70歳代，男性）

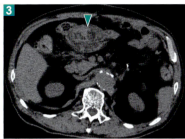
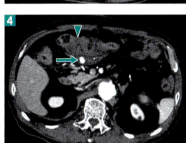
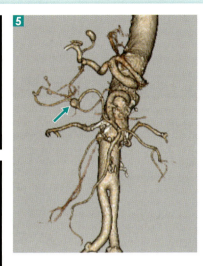

● 画像所見
造影CT❸，❹，3D-CT❺：腹腔内正中やや右側，横行結腸間膜内に血腫と思われる境界不明瞭な高吸収域（▲）を認める。内部を走行する中結腸動脈左枝は，限局的に拡張（12×10m）しており，仮性動脈瘤（↑）が疑われる。

● 解説
横行結腸間膜を走行する中結腸動脈に仮性動脈瘤を形成し，同間膜内に血腫が貯留していた症例である。動脈の走行に着目すれば，血腫の局在を正確に診断することができる。

症例2 横行結腸間膜ヘルニア，胃癌化学療法中（60歳代，男性）

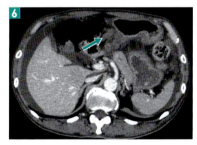
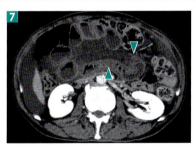
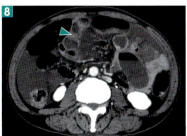
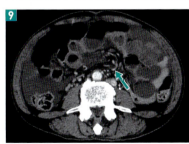

● 画像所見
造影CT❻〜❾：胃前庭部周囲に播種結節を認める（❻の↑）。closed loopを形成し拡張した遠位空腸〜近位回腸（❼，❽の▲）が横行結腸背側の下方，網嚢内に存在する。拡張した小腸ループには壁の高度浮腫に加えて間膜の浮腫性変化が見られ，壁の造影効果は不良となっている。絞扼性イレウスの状態である。腸間膜の収束部では，上腸間膜動静脈の空腸枝・回腸枝（❾の↑）に狭窄と牽引所見を認める。

● 解説
横行結腸間膜内ヘルニア（intramesenteric type）と，横行結腸間膜裂孔ヘルニア（transmesenteric type）に大別される。陥入腸管は網嚢内に存在することが多い。大網ヘルニアとの鑑別が重要となるが，ヘルニア門と思われる血管集簇像が横行結腸頭側に位置している場合は，横行結腸間膜裂孔ヘルニア，尾側の場合は大網裂孔ヘルニアと考えるのが，鑑別の一助となる[2]。

文献

1) Ramachandran I, et al：Multidetector computed tomography of the mesocolon：review of anatomy and pathology. Curr Probl Diagn Radiol, 38：84-90, 2009.
2) Doishita S, et al：Internal hernias in the era of multidetector CT：Correlation of imaging and surgical findings. RadioGraphics, 36：88-106, 2016.

Sigmoid mesocolon
S状結腸間膜

S状結腸間膜の画像解剖（ 1 , 2 ）

1 S状結腸間膜のシェーマ

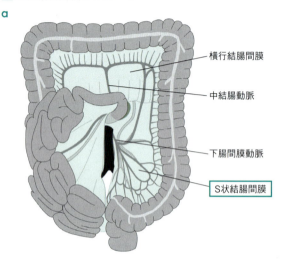
a

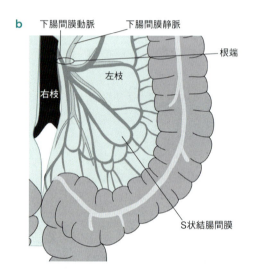
b

- S状結腸間膜の付着部は左内腸骨・外腸骨動脈分岐部付近を頂点とし，左下方は大腰筋内側部，右下方は第3仙椎正中部に達する。逆V字形の形状であり，S状結腸を支持する（ 1 , 2 ）。
- S状結腸間膜を同定するうえで，下腸間膜静脈に還流するS状結腸枝はよい指標となり，ほかにS状結腸動静脈，下腸間膜動静脈の走行に注意を払う必要がある[1]。

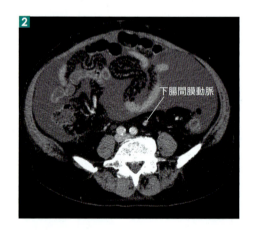

画像診断上の意義

① 直腸・S状結腸の腫瘍性病変や炎症性病変の進展経路として重要な役割を担う。
② 外傷などにおけるS状結腸損傷（穿孔）やS状結腸間膜内血腫，S状結腸捻転などを正確に診断するうえで，S状結腸間膜の画像解剖の知識が必要となる。

文献
1) Ramachandran I, et al：Multidetector computed tomography of the mesocolon：review of anatomy and pathology. Curr Probl Diagn Radiol, 38：84-90, 2009.

症例1　ESD後直腸穿孔（S状結腸間膜内free air）(60歳代，男性)

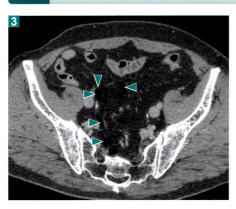 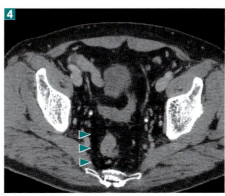

● 画像所見
造影CT **3**，**4**：直腸周囲にfree air（▲）を認め，S状結腸間膜内にも散在している。直腸穿孔が強く疑われる。

● 解説
free airは穿孔している部位に隣接し集簇して見られる場合が多いが，ときに腸間膜に覆われ間隙に留まることがある。free airの分布や量を見ることで，穿孔部位を推定することができる。

症例2　S状結腸軸捻転(40歳代，女性)

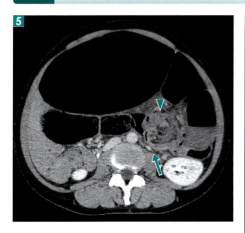 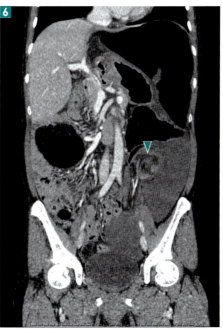

● 画像所見
造影CT横断像**5**，同冠状断像**6**：S状結腸の著明な拡張を認める。S状結腸間膜はうっ血性変化により脂肪織濃度が上昇し，腸捻転に特徴的な"whirl sign"（▲）を伴う。また，下腸間膜動脈の分枝であるS状結腸枝（↑）がS状結腸間膜の捻転に関与している。

● 解説
S状結腸軸捻転は結腸捻転のなかで，最も頻度（60〜80%）が高い。S状結腸間膜は比較的長い逆三角形の形状を有し，頭尾方向の長さに比べて根部が短いため，捻転しやすい。"whirl sign"を呈する間膜内に下腸間膜動静脈の分枝が走行していれば，S状結腸軸捻転の診断根拠となりうる。

183

Ⅲ．Abdominal and Pelvic region　　　　　　　　　　　清永麻紀

Small bowel mesentery
小腸間膜

小腸間膜の画像解剖（**1**〜**3**）

1 小腸間膜のシェーマ

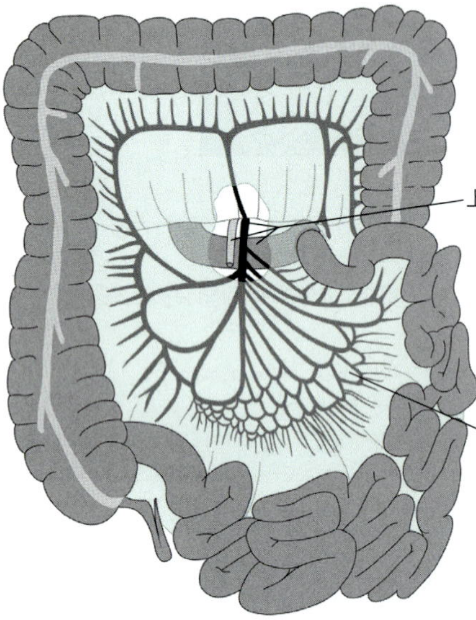

上腸間膜動静脈

小腸間膜

2 小腸間膜根部のシェーマ

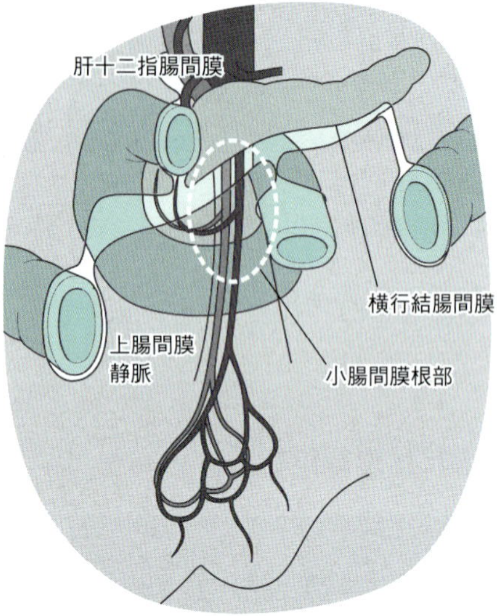

肝十二指腸間膜

横行結腸間膜

上腸間膜
静脈

小腸間膜根部

3 小腸間膜根部の造影CT

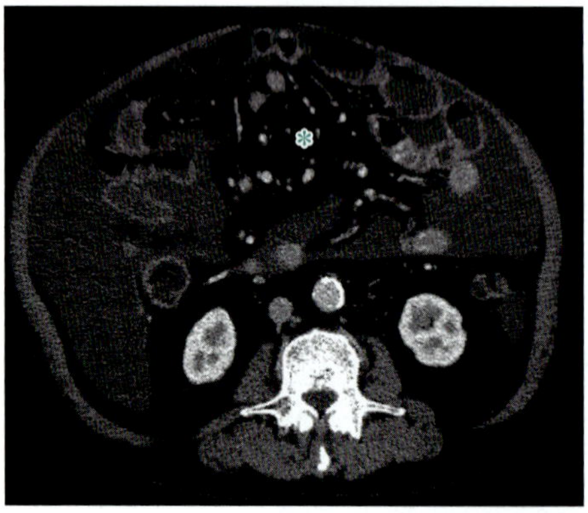

● 頭側は肝十二指腸間膜，腹側は横行結腸間膜，側方は上行/下行結腸間膜と連続する。
● 小腸間膜根部は十二指腸空腸移行部から右下方の回盲部にかけて存在し，小腸ループを体壁に固定している。指標となる動静脈は，上腸間膜動静脈である（**1**〜**3**）。

画像診断上の意義

①膵や肝胆道系の腫瘍性病変や炎症性病変の進展経路進展経路として重要な役割を担う。

症例1　小腸間膜悪性リンパ腫（60歳代，男性）

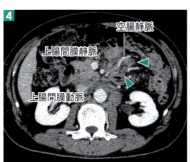
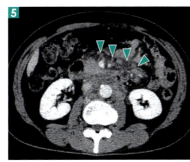

● 画像所見
造影CT横断像4，5：小腸間膜内に脂肪濃度上昇を有する軟部組織構造（▲）を認める。上腸間膜動静脈，空腸静脈に沿って進展する。一部で下腸間膜動脈近傍のS状結腸間膜内にも進展している。

● 解説
小腸間膜内の血管構造を腫大したリンパ節が一塊となり取り囲むが，血管構造の狭窄は見られない。悪性リンパ腫に特有ないわゆる"sandwich sign"の所見であると思われる[1]。

症例2　小腸間膜デスモイド（30歳代，男性）

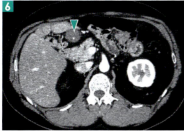
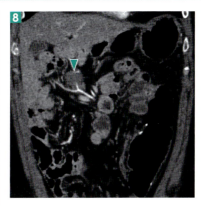
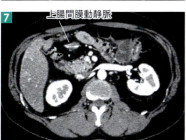

● 画像所見
造影CT横断像6，7，同冠状断像8：小腸間膜（臍部やや頭側レベル）に，内部均一で造影効果の乏しい（造影前32HU→造影後51HU），境界やや不明瞭な腫瘤性病変（21×30mm）（▲）を認める。腫瘤の内部に上腸間膜動静脈の空腸枝（↑）が走行している。手術が施行され，小腸間膜由来のデスモイドと診断された。

● 解説
腹部原発のデスモイド腫瘍は小腸間膜に好発する。通常，境界明瞭で内部均一な腫瘤性病変を呈するが，ときに内部不均一で浸潤傾向を示す。MRI上，T1強調像では筋肉と比べ低信号，T2強調像では低～高信号とさまざまな信号強度を呈する。外科的完全切除が行われた場合でも，再発をきたすことがあるため，厳重な経過観察が必要である。

TIPS 回結腸間膜（ileocolic mesentery）
○回盲部の間膜で，内部に回結腸動静脈を含み，ほかの小腸間膜と比べて動揺性が少ない。

文献

1) Mueller PR, et al：Appearance of lymphomatous involvement of the mesentery by ultrasonography and body computed tomography：the "sandwich sign". Radiology, 134：467-473, 1980.

III. Abdominal and Pelvic region

OVERVIEW ― 後腹膜腔の解剖
Anatomy of the retroperitoneal space

後腹膜腔の画像解剖（**1**〜**7**）

- 後腹膜腔は，壁側腹膜と腹横筋膜との間の脂肪組織を主体とする腔で，腎筋膜と外側円錐筋膜により，前腎傍腔，腎周囲腔，後腎傍腔に区分される。後腹膜の筋膜（**1**），後腹膜腔の区分（**1**）を示す。

前腎傍腔（anteterior pararenal space）（**2**，**3**）

- 壁側腹膜，前腎筋膜（anterior renal fascia：Gerota筋膜），外側円錐筋膜に囲まれる腔で，膵臓，十二指腸下行脚〜上行脚，上行・下行結腸が含まれる。これらの臓器は，いずれも本来の後腹膜臓器でなく，発生過程で，膵臓，十二指腸が，続いて上行・下行結腸が背側に固定される（**2**）。このため，後腹膜腔を本来の後腹膜腔（一次性後腹膜腔）と二次性後腹膜腔に分け，前者を腎周囲腔，後腎傍腔，後者を膵十二指腸腔（pancreaticoduodenal space），結腸後腹膜腔（colonicretroperitoneal space）とすることをDoddsら[1]は提唱している（**3**）。膵十二指腸腔と結腸後腹膜腔の間には，二重の腹膜が存在することになる。

腎周囲腔（perirenal space）（**4**）

- 前腎筋膜と後腎筋膜（posteerior renal fascia：Zuckerkandl's fascia）で囲まれた腔で，主に腎，副腎および脂肪組織からなる。腎周囲腔は隔壁（bridging septa）によって区画されており，血管やリンパ管と連絡している（**4**）。bridging septaは，①前腎筋膜と後腎筋膜を連絡するもの，②腎筋膜と腎被膜を連絡するもの，③腎被膜と腎被膜を連絡するものがある[2]。

後腎傍腔（posterior pararenal space）

- 後腎筋膜と大腰筋や腹横筋などの体壁筋に囲まれた腔で，薄い脂肪層からなり，臓器を含まない。前方では，腹膜前脂肪層に連続している。

1 後腹膜腔の区分と筋膜
□：前腎傍腔，■：腎周囲腔，■：後腎傍腔

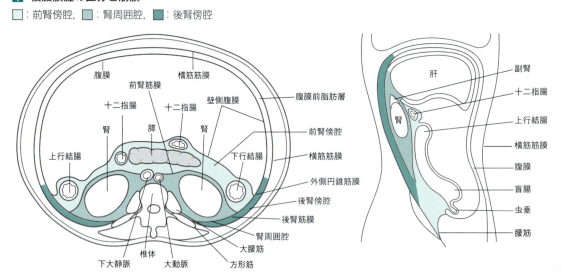

(Meyers MA：Dynamic radiology of the abdomen：normal and pathologic anatomy, 4th ed. Springer, New York, 1994.より引用)

interfascial plane(5, 6)

- 最近では，腎筋膜，外側円錐筋膜は後腹膜を分ける隔壁ではなく，interfascial planeという空間と考えられており，病変が各コンパートメント間に広がる伝導路ととらえられている(5)。腎筋膜や外側円錐筋膜は，発生学的に1層の膜構造でなく，多層性の膜から構成されており，後腹膜に急速に液体が貯留した場合，これらの筋膜面(interfascial plane)自体に液体が広がる[3]。すなわち，interfascial planeは，1つの潜在腔と考えられ，この潜在腔を介して各コンパートメントに病変が広がっていく。この考え方に基づいて後腹膜を区画すると6つの腔から構成される(6)。

2 膵，十二指腸，上・下行結腸の後腹膜への固定

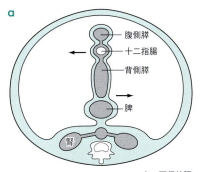
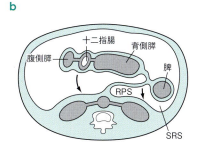
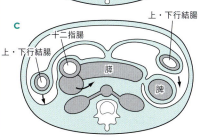
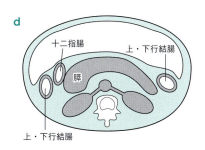

a〜dの順で各臓器の後腹膜への固定が進み，下行結腸は遅れて膵尾部の外側に固定される。
RPS：retropancreatic space；後膵腔
SRS：splenorenal space；脾腎腔

(荒木　力：腹部CT診断120ステップ．中外医学社，2002．p160-165．より引用)

3 後腹膜の区分

Dodds[1]らの区分		従来の区分
一次性後腹膜腔	腎周囲腔	腎周囲腔
	後腎傍腔	後腎傍腔
二次性後腹膜腔	膵十二指腸腔	前腎傍腔
	結腸後腹膜腔	

(文献4の表1より引用)

4 腎周囲腔のbridging septa

腎周囲腔は結合組織性の隔壁(bridging septa)によって区画されており，血管やリンパ管と連絡している。

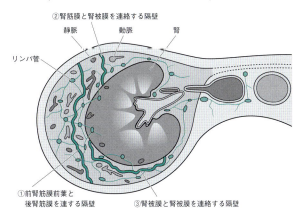

(文献4の図5より引用)

perinephric bridging septa(7)

- 前述したbridging septaも腎筋膜同様，多くの層からなり，潜在腔となりうる．腎被膜下の病変がbridging septaを介して，interfascial planeである腎筋膜，外側円錐筋膜へ波及しうる(7)．

5 interfascial planeに基づく後腹膜の新しい概念

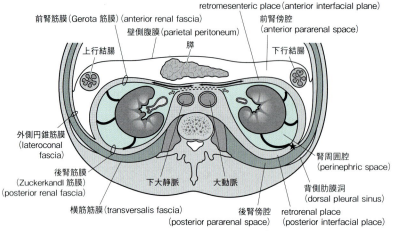

（文献4のの図9より引用）

6 interfascial planeの概念に基づく後腹膜の区分

後腹膜6分画	筋膜
前腎傍腔	
retromesenteric plane (anterior interfascial plane)	前腎筋膜（前葉）
腎周囲腔	
retrorenal plane (posterior interfascial plane)	後腎筋膜（後葉）
後腎傍腔	
lateroconal plane	外側円錐筋膜

（文献4の表2より引用）

7 腎被膜下からinterfascial planeへの病変の進展

腎被膜下の病変がbridging septaを介して，interfascial planeである腎筋膜，外側円錐筋膜へ波及しうる．

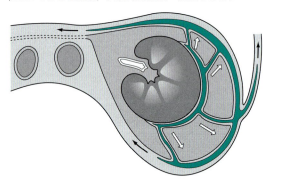

（文献4の図12より引用）

文献

1) Dodds W, et al：The retroperitoneal spaces revisited. AJR Am J Roentgenol, 147：1155-1161, 1986.
2) Kunin M：Bridging septa of the perinephric space：anatomic, pathologic, and diagnostic considerations. Radiology, 158：361-365, 1986.
3) Molmenti EP, et al：Anatomy of the retroperitoneum：observations of the distribution of pathologic fluid collections. Radiology, 200：95-103, 1996.
4) 丹野啓介ほか：後腹膜・躯幹部組織の解剖と画像. 臨床画像, 27：711-718, 2011.

III. Abdominal and Pelvic region

Anterior pararenal space
前腎傍腔

前腎傍腔の画像解剖（1～3）

1 側腹部の腹膜外解剖

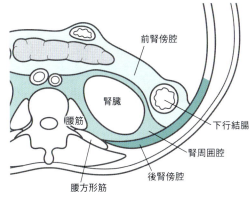

（文献1, p108. の図6-2(c)より引用）

2 CT

↑：前腎筋膜，▲：外側円錐筋膜

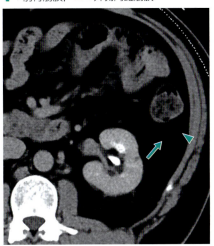

3 筋膜間腔（interfascial plane）

(Aizenstein RI, et al : Interfascial and perinephric pathways in the spread of retroperitoneal disease : refined concepts based on CT observations. AJR Am J Roentgenol, 168 : 639-643, 1997. より引用)

- 壁側腹膜，前腎筋膜，外側円錐筋膜に囲まれる腔で，膵，十二指腸，上行・下行結腸を含む（1～3）。
- 上方は，肝後部のbare areaと接し，下方は骨盤部の腹膜外腔と連続している。腹側では，小腸間膜，横行結腸間膜根部と連続している。
- OVERVIEW（p186）で述べたように，発生過程で，膵臓，十二指腸が，続いて上行・下行結腸が背側に固定される。このため，腎筋膜や外側円錐筋膜は，複数の腹膜が折り重なった多層構造からなる。これらの筋膜自体も内部に潜在的な腔をもち，筋膜間腔（interfascial plane）とよばれる[1]。

画像診断上の意義
①液体やガスの貯留は，一般的に正中までにしか進展しない。
②膵液の漏出は，上記の例外で，正中を越えて両側に進展する。
③後腹膜腔に，急速に液体やガスが貯留した場合，interfascial planeを介して，ほかの後腹膜のコンパートメントに液体やガスが進展する。

症例1　虚血性腸炎（70歳代，男性）

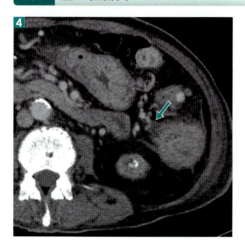

● 画像所見
造影CT4：下行結腸の壁肥厚が認められる。前腎筋膜，外側円錐筋膜の肥厚と前腎傍腔の脂肪織の濃度上昇（↑）が見られる。

● 解説
前腎傍腔は，十二指腸，上行・下行結腸を含んでいる。すなわち，腹膜外腔の腸管は，前腎傍腔にあるといえる。十二指腸，上行・下行結腸の炎症は，前腎傍腔に容易に進展しうる。

症例2　外傷性十二指腸穿孔（10歳代，男性）

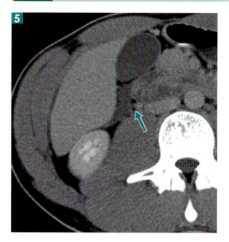

● 画像所見
造影CT5：前腎傍腔に液体貯留が認められる。十二指腸壁外にガスを反映する点状の低吸収域（↑）が見られる。

● 解説
十二指腸穿孔は腹部の鈍的外傷で生じる。十二指腸は後腹膜に固定されており，外力によって椎体に圧迫されることで穿孔する。破裂は下行脚と水平脚の移行部に生じることが多い。

症例3　ERCP後の十二指腸穿孔（60歳代，男性）

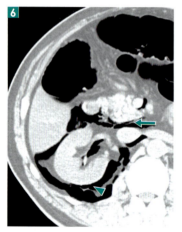

● 画像所見
造影CT6：前腎傍腔（↑），右腎周囲腔（▲），後腎傍腔にガスが認められる。

● 解説
この部位の穿孔は内視鏡的逆行性胆管膵管造影（endoscopic retrograde cholangio-pancreatography；ERCP）操作によるものなどの医原性が多い。Yaganら[2]によると，ERCP後の十二指腸穿孔8例中7例は右腎周囲腔，4例は右後腎傍腔にガスが見られたと報告している。これは前腎傍腔と右腎周囲腔に交通があるか，十二指腸下行脚は右腎周囲腔と直接接しているためと推察している。

症例4　重症急性膵炎（30歳代，男性）

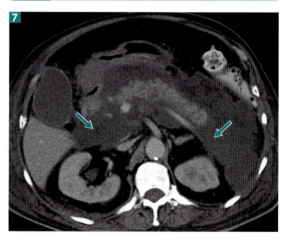

● 画像所見
造影CT7：両側の前腎傍腔に液体貯留が認められる。

● 解説
前腎傍腔の液体やガスの貯留は，通常片側に限局するが，膵液の漏出は両側に進展しうる。

症例5 十二指腸GIST (60歳代，男性)

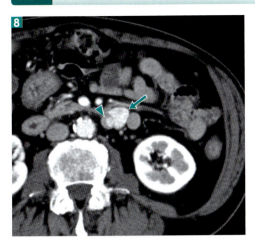

● 画像所見
造影CT⑧：十二指腸(▲)から前腎傍腔に突出する腫瘤(↑)が認められる。

● 解説
消化管間質性腫瘍(gastrointestinal stromal tumor；GIST)は，消化管の粘膜下に発生するKIT・CD34陽性の間葉系腫瘍である。まれに，後腹膜，腸間膜，大網など消化管壁外に発生する[3]。CT上，消化管壁に連続する腫瘤で，小さいうちは内部均一であるが，大きくなると不均一になる。

症例6 後腹膜の悪性リンパ腫 (70歳代，男性)

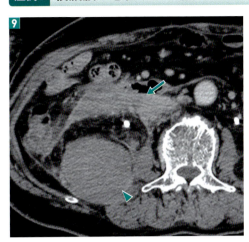

● 画像所見
単純CT⑨：前腎傍腔と腎周囲腔に腫瘤(↑・▲)が認められる。

● 解説
悪性リンパ腫は，病理学的に細胞密度が高く間質が少なく内部均一なために，CT上，均一で軽度の造影効果を示す。しばしば，異なるコンパートメントに多発する。

症例7 S状結腸穿孔 (80歳代，男性)

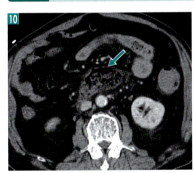
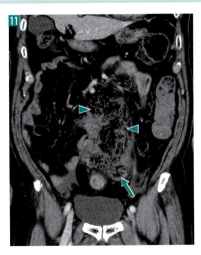

● 画像所見
造影CT横断像⑩：前腎傍腔に便塊を含むガス(↑)が認められる。
造影CT冠状断像⑪：S状結腸(↑)の上壁は断裂し，便塊を含むガス(▲)が後腹膜に認められる。

● 解説
S状結腸は腎筋膜円錐より下方に位置し，解剖学的に前腎傍腔と後腎傍腔の両方に連続している。結腸穿孔では，ガスはいずれの腔へも進展しうる。S状結腸穿孔による腹腔外ガスは，通常左側を上行する。

文献
1) 太田光泰(監修)：マイヤース腹部放射線診断学：発生学的・解剖学的アプローチ．医学書院，東京，2017，p105-187．
2) Yagan N, et al：Extension of air into the right perirenal space after duodenal perforation：CT findings. Radiology, 250：740-748, 2009.
3) Miettinen M, et al：GIST manifesting as a retroperitoneal tumor：Clinicopathologic immunohistochemical, and molecular genetic study of 112 cases. Am J Surg Pathol, 41：577-585, 2017.

Perirenal space
腎周囲腔

腎周囲腔の画像解剖（1, 2）

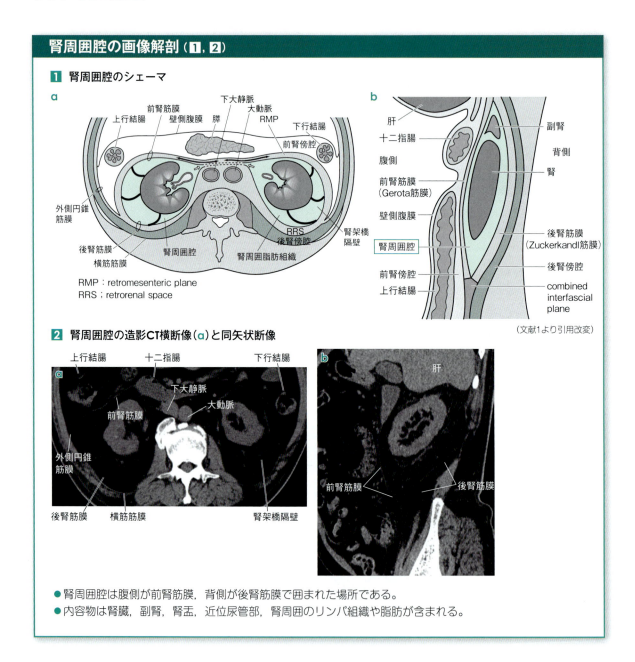

- 腎周囲腔は腹側が前腎筋膜，背側が後腎筋膜で囲まれた場所である。
- 内容物は腎臓，副腎，腎盂，近位尿管部，腎周囲のリンパ組織や脂肪が含まれる。

画像診断上の意義

①腎周囲腔にはbridging septaがあり，周囲の後腹膜腔への進路経路の1つとして重要な役割を果たしている。
②腎周囲腔には被膜血管やリンパ管が穿通しており，多くの悪性腫瘍が転移する可能性ある。
③腎周囲腔の下端は前腎筋膜と後腎筋膜が融合している。上端は，右では肝bare area，左では横隔膜下面に達している。

症例1 水腎症（90歳代，女性）

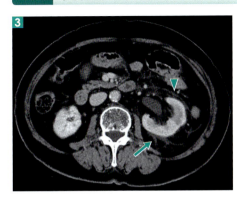

● 画像所見
造影CT③：左腎盂尿管の拡張があり，腎周囲腔にbridging septaの肥厚と思われる索状軟部影（↑），腎筋膜の肥厚（▲）が見られる。尿管膀胱移行部に結石を認めた（非提示）。

● 解説
尿管結石に伴う水腎症のCT上の所見として，腎盂腎杯の拡張，腎周囲の索状軟部陰影，尿管拡張，尿管周囲の毛羽立ち像がある。腎周囲の軟部影と尿管拡張は，急性閉塞による尿管内圧上昇があることを示し，閉塞の度合いと相関する。腎周囲腔に存在するbridging septa（p186参照）は，正常でもCTで見られることがあるが，腫瘍，炎症，出血などの病的状態では肥厚し，明瞭に認められる。

症例2 腎被膜下血腫（80歳代，女性）

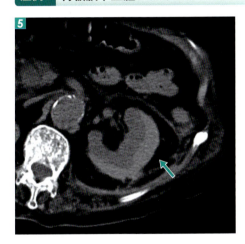

● 画像所見
単純CT⑤：腎被膜下に血液貯留を認める。

● 解説
腎実質の一部が平坦化されていることに注意（↑）。腎周囲脂肪とGerota筋膜は維持されている。

症例3 腎血管筋脂肪腫の破裂（30歳代，男性）

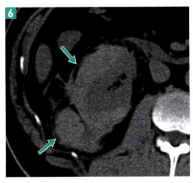 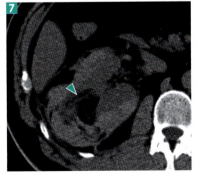

● 画像所見
単純CT⑥，同頭側レベル⑦：右腎被膜下および腎周囲腔内に血腫を認める（⑥の↑）。bridging septaの肥厚も見られる。頭側レベルでは腎内に脂肪濃度を呈する腫瘤性病変があり，腎血管筋脂肪腫を認める（⑦の▲）。

● 解説
腎外血腫は被膜下や腎周囲のどちらか，または同時に認める。原因として悪性腫瘍や腎血管筋脂肪腫が多く，その他血管性（血管性や動脈瘤），炎症性，嚢胞性，医原性（腎生検後，体外衝撃波砕石術後）で見られる。腎被膜は腎周囲を腎臓と接して覆っている線維組織からなる薄い膜であり，被膜下血腫は腎実質の平坦化が見られる。まれではあるが大きな血腫による腎の収縮性効果によってpage kidneyとなり高血圧が生じることがある。

| TIPS | 腎血管筋脂肪腫と脂肪肉腫の鑑別 |

○腎から腎周囲腔に向かって外方性に発育する血管筋脂肪腫は，豊富な脂肪組織を含んでいることが多く，腎周囲腔に発生した脂肪肉腫と鑑別を要することがある。

○血管筋脂肪腫は腎実質由来のため，腎から突出する部分で腎実質の欠損があり，しばしば腎実質から腫瘍内に連続する拡張した血管が見られるのに対して，脂肪肉腫は腎周囲腔の脂肪組織由来のため，腎と接するのみであり，腎実質の欠損は見られないことが鑑別点である。

8 脂肪肉腫（50歳代，女性）の造影CT冠状断像

腎周囲に脂肪濃度を呈する腫瘍性病変を認める。腎実質の欠損が見られないことに注意。

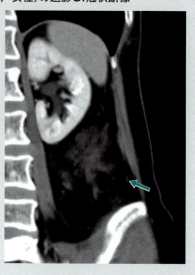

症例4　肺癌の腎周囲腔転移 (70歳代，男性)

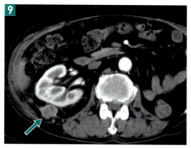
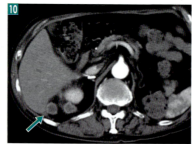

● 画像所見
造影CT 9，10：右腎周囲腔に多発する結節病変を認める。結節内部は壊死と思われる低吸収域を呈する。臨床経過から肺癌のリンパ節転移と診断された。

症例5　腎周囲型悪性リンパ腫 (60歳代，男性)

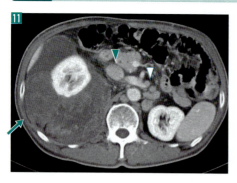

● 画像所見
造影CT 11：腎周囲に腫瘍性病変が見られ，腎の輪郭および腎実質は保たれている（↑）。腫瘤により腎および下大静脈は腹側に偏位しており（▲），傍大動脈に多発リンパ節腫大が見られる（△）。

● 解説
腎周囲腔は被膜血管やリンパ管が穿通しており，多くの悪性腫瘍が転移する可能性が高い。腎周囲リンパ節転移の原因としては，悪性黒色腫，肺癌，乳癌，腎細胞癌，移行上皮癌などが多い。
腎悪性リンパ腫はまれで，ほとんどが血行性転移か後腹膜リンパ節からの直接浸潤である。腎実質に浸潤することなく腎周囲腔に広がるこのタイプは悪性リンパ腫に特徴的所見とされる。

参考文献
1) Mitreski G, et al：Radiological diagnosis of perinephric pathology：pictrorial essay 2015. Insights Imaging, 8：155-169, 2017.
2) Takaji R, et al：Medial pathway patterns of the right retromesenteric plane：anatomical investigation using MDCT in patients with acute pancreatitis and pyelonephritis. Br J Radiol, 89：20150471, 2016.
3) 太田光泰ほか：マイヤース腹部放射線診断学，第1版．医学書院，2017, p105-187.

症例6　腎周囲尿瘤（4歳，男児）

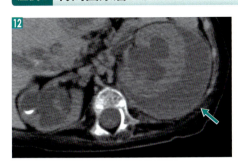

● 画像所見
単純CT⑫：腎盂尿管移行部狭窄の患者で，単純CTでは左腎周囲腔に尿瘤があり（↑），前方に偏位した水腎症を認める。腎筋膜に肥厚が見られる。

症例7　造影剤溢流（50歳代，女性）

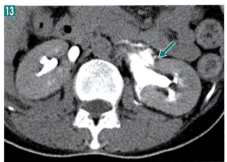
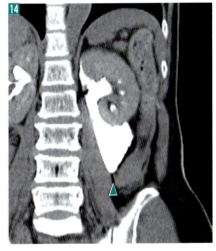

● 画像所見
単純CT横断像⑬：急性尿管閉塞により造影剤が尿管外の腎周囲腔に溢流している（↑）。
単純CT冠状断像⑭：腎周囲腔内に貯留した造影剤が腸骨稜のレベルまで進展している（▲）。

● 解説
尿溢流は尿管閉塞による急激な腎盂内圧の上昇により，尿が腎盂周囲に漏れる現象である。その病因として，腎盂内圧の上昇に伴い腎盂粘膜のうち最も脆弱な腎杯円蓋部に顕微鏡的破裂をきたし，そこから尿の溢流が生じるとされる。その他，尿漏出は経被膜裂傷が腎杯や腎盂に達した場合や，手術における尿管損傷の場合に起こる。腎周囲の尿貯留は尿瘤とよばれる。腎周囲腔の下端は前腎筋膜と後腎筋膜が腸骨稜レベルで融合し，小骨盤腔へ向かって下行している。上端は，右では肝bare area，左では横隔膜下面に達している。

症例8　ERCP後の十二指腸穿孔で腎周囲腔にガス進入（60歳代，男性）

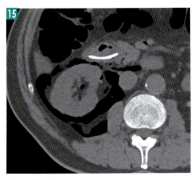

⑯ 腹膜外ガスの腎周囲腔内進入

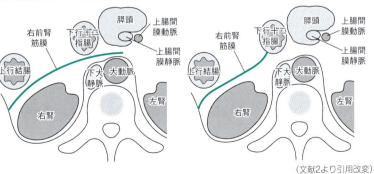

（文献2より引用改変）

● 画像所見
単純CT⑮：ERCP後に十二指腸穿孔をきたし，腎周囲腔を中心に大量のガスを認める。

● 解説
通常，十二指腸下行脚穿孔の腹膜外ガスは前腎傍腔に認めることが多い。しかし，右前腎筋膜が十二指腸や膵頭部の背側を走行せずに，ときに十二指腸下行脚右壁に付着することがあり，この場合，腹膜外ガスが腎周囲腔内に進入することがある（⑯）。

III. Abdominal and Pelvic region　　　　　　　　　　　　　　　　　宗近次朗

Posterior pararenal space
後腎傍腔

後腎傍腔の画像解剖（1, 2）

1 後腎傍腔のシェーマ

ラベル: 上行結腸, 前腎筋膜, 壁側腹膜, RMP, 下行結腸, 前腎傍腔, 外側円錐筋膜, 後腎筋膜, 横筋筋膜, RRS, 後腎筋膜

RMP：retromesenteric plane
RRS：retro-renal space
（文献1より引用改変）

2 後腎傍腔の造影CT横断像

ラベル: 上行結腸, 十二指腸, 下行結腸, 下大静脈, 大動脈, 前腎筋膜, 外側円錐筋膜, 後腎筋膜, 横筋筋膜, 大腰筋

- 後腎傍腔は腹側が後腎筋膜，背側が横筋筋膜，内側は大腰筋で囲まれた場所で左右の交通はない。内容物は脂肪組織からなる。
- 外方の外側円錐筋膜外の脂肪層は腹膜前脂肪層と連続している。上方は横隔膜，下方は骨盤部の腹膜外腔へ連続している。

画像診断上の意義

① 後腎傍腔の内容物は脂肪組織のみである。上方は横隔膜，下方は骨盤部の腹膜外腔へ連続している。
② 後腎傍腔の外方は外側円錐筋膜外の脂肪層に続いており，前方では腹膜前脂肪層に連続している。
③ 腰三角は後腹膜の炎症や腫瘍が，皮下組織進へ進展する経路となる。

症例1 腹部大動脈瘤破裂（80歳代，男性）

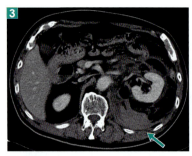
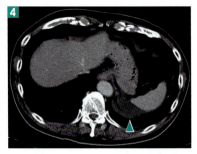

● 画像所見
造影CT 3：左後腎傍腔に血腫を認め（↑），左腎は前方へ偏位されている。腎筋膜は肥厚し，bridging septaの肥厚を伴っている。
造影CT 4：出血が後腎傍腔内の左横隔膜へ上行している（▲）。

● 解説
腹部大動脈瘤破裂からの出血はretromesenteric planeのほかに，しばしば後腎傍腔に進展する。造影dynamic CTでは後腎傍腔への選択的な血管外漏出像を描出することができる。少量の漏出像では出血は後腎傍腔の上部へ優先的に流入することがある。またときに，大腿動脈穿刺処置後の合併症として，出血が骨盤腹膜外腔へ流入し，そこから腹部の後腎傍腔へ進展することがある。

症例2 後腹膜膿瘍：腹膜前脂肪層に進展 (50歳代, 女性)

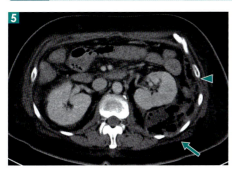 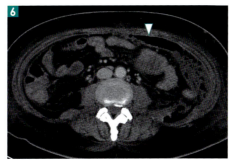

● 画像所見
造影CT 5：左腎背側の腎周囲腔および後腎傍腔を中心にガスや液体貯留を認める（↑）。腎は腹側に偏位している。外側では外側円錐筋膜外の脂肪層に病変が進展している（▲）。
造影CT 6：尾側では病変が腹膜前脂肪層に連続している（△）。

● 解説
後腎傍腔の外方は外側円錐筋膜外の脂肪層に続いており，前方では腹膜前脂肪層に連続している。上方は横隔膜，下方は骨盤部の腹膜外腔へ連続している。CTにて後腎傍腔に液体貯留や腫瘤を認めた場合，後腎傍腔の病変が第一に疑われる。しかし，それ以外に腎後方へ進展した腹腔内病変や下方へ進展した胸腔内病変の可能性もありうることを知っておかなければならない。

症例3 急性膵炎後Grey-Turner's sign, Cullen's sign (50歳代, 女性)

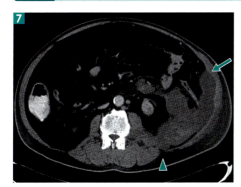

● 画像所見
造影CT 7：壊死性膵炎後で，滲出液の貯留が後腎筋膜を介して後腎傍腔に認める（↑）。滲出液は腰方形筋の外側にある腰三角経路に進展し（▲），左側腹部に沿った皮下浮腫や肥厚した皮下筋膜・皮膚を認める。

● 解説
急性膵炎患者の約2％で，発症3日〜1週間後に側腹部に出血性変化（青みを帯びた黒〜黄褐色）を認める。これはGrey-Turner's signとよばれ，逸出した膵酵素や出血性滲出液が解剖学的に脆弱な領域である腰三角を通って，側腹部の皮下組織に移動したことを示唆する。このように腰三角はヘルニアのほかに，後腹膜の炎症や腫瘍の進展経路となる。

TIPS interfascial plane
- 腎筋膜や外側円錐筋膜は後腹膜腔を分ける単なる隔壁ではなく，多層性の薄膜からなるものと認識されており，病変が各コンパートメントへ広がる伝導路および潜在腔を担っている。
- 前腎筋膜にあたる前腎傍腔と腎周囲腔との間の潜在腔をretromesenteric plane（RMP）と称し，左右のretromesenteric planeが正中を越えて交通する。
- 後腎筋膜にあたる腎周囲腔と後腎傍腔との間の潜在腔はretrorenal plane（RRP），外側円錐筋膜にあたる潜在腔はlateroconal plane（LCP），横筋筋膜部の潜在腔subfascial planeと称している。腎周囲腔の下方ではretromesenteric plane，retrorenal planeが癒合しcombined plane（CP）を形成して腸骨筋の前外側に沿って骨盤内に連続する。またretromesenteric plane，retromesenteric plane，lateroconal planeの合流部をfascial trifurcation（FT）とよんでいる。

文献
1) Mitreski G, et al：Radiological diagnosis of perinephric pathology : pictorial essay 2015. Insights Imaging, 8：155-169, 2017．
2) 太田光泰ほか：マイヤース腹部放射線診断学, 第1版. 医学書院, 2017, p105-187.
3) Kevin PD, et al：Traumatic retroperitoneal injuries：Review of multidetector CT findings. RadioGraphics, 28：1571-1590, 2008.
4) Nazir S, et al：Case of the month. Flank swelling following abdominal trauma: an easily overlooked injury. Br J Radiol, 82：79-81, 2009.

Ⅲ. Abdominal and Pelvic region　　　　　　　　　　　　　　　　　　　　　　　　　　　　　一色彩子

OVERVIEW ― 骨盤部腹膜外腔の解剖
Anatomy of the intra-and extra-pelvic spaces

骨盤部腹膜外腔の画像解剖（1～12）

- 腹膜外腔は血管，リンパ管，神経を含む粗鬆な脂肪織であり，種々の名称で表現される腹骨盤の間膜・靭帯は本質的にこの同一の潜在腔に含まれる。あらゆる臓器の周囲もしくは皮下組織に連続しうる巨大な空間である。その広がりについて特にとらえにくいのが骨盤部であり，性別による臓器の差，重力に逆らった立位姿勢に伴う特殊構造，発生学的な基礎知識を要すること，そして臨床解剖と外科解剖でそれぞれ異なる名称や認識が，同領域の詳細な理解を困難にしている。
- 本稿では単純かつ応用のきく概念を優先して全体像の把握を試みる。すなわち佐藤らによる体壁の層状構造の理論をまず提示し，このモデルを頭に入れたうえで各構造を解説し，最後に日常遭遇するCT画像を提示する。

横筋筋膜：transversalis fascia；TF
下腹壁動脈：inferior epigastric artery；IEA
臍膀胱筋膜：umbilicovesical fascia；UVF
臍膀胱前筋膜：umbilical prevesical fascia；UPVF
正中臍ヒダ：median umbilical ligament；MnUL
仙骨前腔：presacral space；PRSS

直腸周囲筋膜：perirectal fascia；PERF
直腸周囲腔：perirectal space；PRTS
内側臍ヒダ：medial umbilical ligament；MIUL
膀胱周囲腔：perivesical space；PEVS
膀胱前腔：prevesical space；PRVS
Denonvilliers筋膜：Denonvilliers' fascia；DF

体壁モデルとこれによって説明される靭帯構造（1～3）

- ①に示すように，日常の読影でも体壁に線状の層を意識することがあると思うが，解剖学的・発生学的に説明しうる構造である。
- 佐藤達夫は体壁を円筒構造に単純化し，このモデルを「腹壁の層的構築を血管の主要通路との関連からとらえ，理論的に最低何層の設定が必要かという問題を，体壁筋の内外を対応させながら考えて作成した模型図」として提示している[1]。
- そのなかで，皮下筋膜が比較的疎で脂肪に富む浅葉（Camper筋膜）と線維性の深葉（Scarpa筋膜）とに分けられるのと同様に，腹膜下筋膜でも浅深2葉の間隙が末梢伝導路の主要通過路であると推定している[1]。
- ②に佐藤らによるシェーマ（a）とこれを改変した永吉健介のシェーマ（b）を引用する[1, 2]。
- 筋層を中心に皮膚と腹膜が対応し，そこから筋直上を覆う浅腹筋膜・横筋筋膜との間に皮下・腹膜下筋膜が2層存在しているという円筒状かつ対称的な構造として，体壁をとらえている。
- このような構造を意識しておくことは骨盤部層構造の理解のみならず，同様の構造が全身に広がっていることに関心を向け，前項の腎周囲腔や腹膜腔と連続する潜在腔である腹膜外腔を把握するうえで大変有用である。

1 体壁の層状構造

日常のCT読影時に意識される体壁の層状構造を示す。筋を中心として後腹膜の筋膜（ここでは後腎筋膜を示す）と皮下浅筋膜とが対応し，また腹膜と皮膚とが対応する形で同心円構造を呈している。

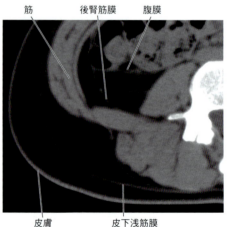

筋　　後腎筋膜　　腹膜

皮膚　　皮下浅筋膜

198

2 靱帯構造

a：佐藤らによる体壁モデル。皮下組織と腹膜外腔に相同となる層状構造が存在していることを示す。腹膜下筋膜浅葉・深葉間が血管の通過路となっている点に注目する。
b：永吉による改変図。正中線より向かって右側では骨盤内腹膜外腔の靱帯を形成する各層が示される。腹膜下筋膜浅葉・深葉によって形成された靱帯内を主要血管が走行する。複雑な区画のなかでも同様の層構造が維持されている。

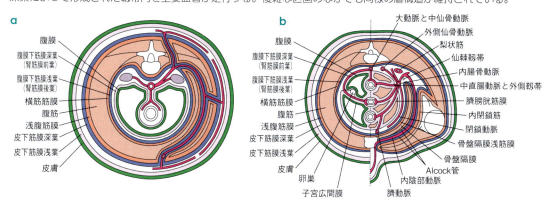

(aは文献1より，bは文献2より引用)

3 骨盤内に存在するさまざまな靱帯

(1) 横筋筋膜（**2**の4'）
腹横筋だけではなく腹直筋，腰方形筋，大・小腰筋の内面も含め腹壁全体を内張りする筋膜と考える
・臍下部，特に腹直筋鞘の弓状線より下では発達がよいが，上方，側方，後方では薄く，横隔膜の下面ではほぼ不明瞭
・腸腰筋膜と閉鎖筋膜の上半部を経て，上骨盤隔膜筋膜（肛門挙筋・尾骨筋の内面の筋膜）へ連続

(2) 腹膜下筋膜浅葉（**2**の3'）
上骨盤隔膜筋膜と閉鎖動脈，外側仙骨動脈，内腸骨動脈との間に広く介在
・上骨盤隔膜筋膜と癒合し壁側骨盤内筋膜を形成，もしくは腹膜下筋膜深葉とともに上記の血管鞘を形成
・大坐骨孔を出て肛門挙筋下外側面と内閉鎖筋間へ鞘状に突出，内陰部動脈を包み陰部神経管（Alcock管）を形成

(3) 腹膜下筋膜深葉（**2**の2'）
腹膜翻転下方で骨盤壁内面に沿い，上記血管と内臓との間に脂肪層として存在し，3カ所で緻密化して以下の筋膜を形成
　1) 真の臓側骨盤筋膜（直腸筋膜，膀胱筋膜，前立腺筋膜など）
　2) 外側仙骨動脈・内腸骨動脈・閉鎖動脈の血管鞘（外縁の腹膜下筋膜浅層とともに形成）
　3) 外側靱帯（lateral ligaments）：内腸骨動脈の臓側枝周囲の膜状構造物
　　○臍膀胱筋膜：臍動脈索（臍動脈遺残を入れる）により形成
　　・内腸骨動静脈と膀胱側縁の間をつなぐ衝立状の構造で，膀胱側縁を通過，前腹壁を上行し臍に達するため高い位置を走る
　　・下方で肛門挙筋の上面に達し，前外側と後内側に分かれ，前者は閉鎖動脈の内側を通る腹膜下筋膜深層に連続し，後者は膀胱筋膜に連続
　　○直腸の外側靱帯（側方靱帯）：中直腸動脈，骨盤内臓神経（勃起神経）と骨盤神経叢の直腸枝を中心とした結合組織束
＊腹膜下筋膜深葉におけるその他の主要な構造
　　○Denonvilliers筋膜：膀胱・精嚢・前立腺・腟と直腸との間の膜性隔壁
　　・男性では直腸膀胱中隔（rectovesical septum），女性では直腸腟中隔（rectovaginal septum），あるいは共通して直腸生殖中隔（rectogenial septum）ともいう
　　・腹膜の鞘状突出部が臓器の拡張後閉塞して生じた癒合筋膜と考えられている（異論あり）
　　・Douglas窩の腹膜から下方に延びて会陰腱中心に達している
　　・精嚢・前立腺（腟）と直腸の固有筋膜との間に前立腺後隙（腟後隙）と直腸前隙が認められる
　　○脈管神経誘導板（Gefass-Nerven-Leitplatte）：膀胱傍腔と，直腸傍腔を分断する内腸骨動静脈と骨盤内臓器を結ぶ脈管・神経が通る結合組織群として，1943年にPernkopfが提唱した概念である。永吉らは臍膀胱筋膜と仙骨子宮靱帯の間の空隙として示している

- さらには皮下組織と腹腔内組織が相同かつ図示されるような血管神経の通路としての筋膜構造を共有しているという認識は，腹膜外腔から皮下組織に進展する病変経路の理解も容易にする。
- 骨盤内腹膜外腔について，この図からつかむべきポイントとなるのが皮下・腹膜下筋膜浅葉と深葉との間であり，①脈管の経路（脈管神経回廊）として機能する，②腹膜下の大動脈，腸管や腎と所属血管が位置する（また筋を貫く分枝により皮下の血管と交通がある），③尿管・膀胱が位置する，④腎筋膜は腹膜下筋膜浅葉・深葉そのものに相当する（膀胱筋膜に移行），という点が特徴となる。
- 以上の概念を基に，骨盤内に存在するさまざまな靭帯を定義すると**3**に示すように記述される。
- CT上これらの構造は一様に脂肪濃度で，正常では境界の同定も困難であるが，目印となる血管や臓器を含めて理解することで，起こりうる病変分布がある程度イメージできる。すなわち，腹膜外腔に由来する病変はこれら層をなす筋膜間の疎な間隙(space)や筋膜に沿って進展し，腹膜腔内とは明瞭に区別される。
- 外科的な目的に応じた用語と，解剖学的用語の齟齬がある（例えば子宮脱手術時に重要となる内骨盤筋膜の概念，前立腺手術時に重要となるDenonvilliers筋膜の概念，横筋筋膜の定義に関する歴史的認識の違いなど）。
- したがって，骨盤内筋膜に関連した用語を見た場合には，純粋に解剖学的な意味付けなのか，あるいは外科的な視点によるものか，そして腹腔との筋膜構成の連続性を考慮した検討かどうかに注目する必要がある[3]。

主要な構造の把握（**4**）

4 骨盤内腹膜外腔の横断像（Auhらの図を基本としつつ，永吉らの検討を加味して作図）

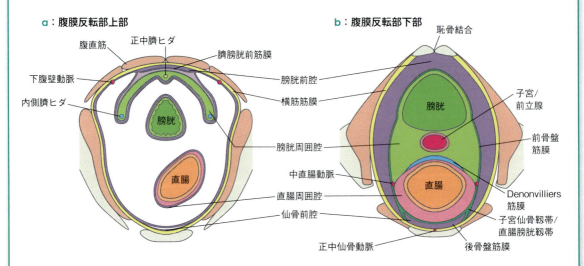

a：腹膜反転部上部　　b：腹膜反転部下部

臍膀胱筋膜に囲まれた腹膜外腔が，両側閉鎖臍動脈を外縁とし，正中に尿膜管を入れる形で腹膜腔に立ち上がるように存在し，その前方部が膀胱前腔である。
膀胱前腔は腹膜反転部以下では膀胱前方から側方に広がる潜在腔である。Denonvilliers筋膜を境に大きく前部と後部に分かれ，前方部は臍膀胱筋膜により膀胱前腔と膀胱周囲腔に分かれる。後方部について，永吉らは仙骨前腔についての定義を示していないが，Auhらの前面は後骨盤筋膜，後面は壁側骨盤筋膜（横筋筋膜から連続する構造）とする定義をあてはめると図のようになる。直腸固有筋膜と仙骨前筋膜との間という定義もある。Auhらは後骨盤筋膜・前骨盤筋膜について厳密に定義していないが，臓側骨盤筋膜のうち臍膀胱筋膜に沿う前方部分と，直腸後方を形成する後方部分として記載されている。

骨盤腔内の主要な区画

- 前述の筋膜を理解したうえで，画像診断的・臨床的に重要な骨盤内の主要な区画を簡潔に述べると以下のようになる（Auhらによる区分を踏襲した）[4]。
  ①骨盤部腹膜外腔はDenonvilliers筋膜により，大きく前後方に分けられる。
  ②前方の区画は前骨盤筋膜と臍膀胱筋膜により，膀胱前腔と膀胱周囲腔に分けられる。
  ③後方の区画は直腸周囲筋膜と後骨盤筋膜により，直腸周囲腔と仙骨前腔に分けられる。
- 実際に画像診断上注目すべき骨盤内の主要な間隙について，矢状断像と横断像のシェーマ（**4**）とともに，それぞれの構造とその特徴を以下に示す。
- **臍膀胱筋膜**：前部骨盤腹膜外腔を前後に分ける臍を頂点とした三角形の構造であり，尿膜管，臍動脈索，膀胱を覆う。側縁は内腸骨動脈の前枝から前方に向かう内側臍ヒダ，正中部は尿膜管に由来する正中臍ヒダである。膀胱を覆うと同時に臓側骨盤筋膜（膀胱，子宮頸部，腟，精嚢，前立腺の外膜層）と癒合している。
- **臍膀胱前筋膜**：内側鼠径窩の内側ヒダを裏打ちする腹膜が融合した層と考えられている（Denonvilliers筋膜と類似）。正中臍ヒダ，内側臍ヒダ前方の線状構造として認識されることがあるが，存在の有無に関しては異論がある[5〜8]。
- **膀胱前腔**
- **膀胱周囲腔**：臍膀胱筋膜によって隔てられ膀胱，膜管，閉鎖臍動脈（obliterated umbilical arteries）を含んだほとんど脂肪のない小さな領域であり，子宮下部と精嚢を取り囲み，外側後方で臍動脈起始部と連続する。後方は子宮頸部の腟上部と腟前面へと連続し，男性では前立腺と精嚢へと連続する。
- **Denonvilliers筋膜（DF）**：男性では直腸膀胱中隔，女性では直腸腟中隔とも称される。盤内腹膜外腔の前後区画を大きく境界する隔壁となる。腸周囲筋膜の前部を構成する。比較的厚くしっかりした構造で，一般に弾性線維，膠原線維，平滑筋組織が含まれる。厚さに個体差があり，若年者や炎症性腸疾患などによる直腸炎を認める場合には厚い。
- **直腸周囲腔**：直腸周囲筋膜（前面はDenonvilliers筋膜，後面は後方骨盤筋膜，側面は男性の直腸膀胱靱帯/女性の仙骨子宮靱帯によって形成される複数の筋膜面）によって隔てられている。健常では識別困難だが，直腸由来の感染や腫瘍などの疾患，膵炎，後腹膜出血，急性尿管閉塞など，また全身性の病因としては敗血症や心不全による全身浮腫において，環状構造として描出される。存在の有無や構成成分について統一の見解が得られていない。脂肪組織のほか直腸動静脈，内臓神経，リンパ管，直腸周囲リンパ節も含まれ，S状結腸間膜の腹膜下腔と交通しやすいとされる。仙骨前筋膜により直腸周囲腔が内側のretrorectal spaceと外側の仙骨前腔とに分けられるという見方もある。
- **仙骨前腔**：仙尾骨前面に位置，前面は後方骨盤筋膜，後面は壁側骨盤筋膜（横筋筋膜から移行した構造とされる）により境界される（直腸固有筋膜と仙骨前筋膜との間という定義もある）[9]。側方は下腹神経叢（inferior hypogastric plexus）外側の空間まで，前方はDenonvilliers筋膜前葉の前方の空間まで，頭側は前腎筋膜背側まで，尾側は肛門挙筋まで広がるという報告がある[10]。疎性結合組織を含み，血管・神経・リンパ組織が存在しない。健常では識別困難だが，仙尾骨疾患，骨折，腫瘍，感染，直腸病変の進展により描出される。

TIPS 体幹部の層状構造

○エッセンスとして，①体幹部の層状構造は皮下・腹膜下ともある程度保たれて全身に広がっており，腹部筋直下に位置して腹腔全体に広がる横筋筋膜があること，②その下に2層の筋膜があって血管や尿路を通しており（腎臓の前後筋膜に一致），③浅層は主に横筋筋膜とともに体外に出ていく脈管を覆うが，深層は主に内臓に向かっていく脈管とその先の臓器を覆うこと，④そしてこのような筋膜で仕切られていながら腹部腹膜外腔も含め，互いに連続した空間であり，病変が進展しうることを理解しておけばよいと思う。

骨盤腔外への開口部

● 次に前腹壁，腹腔外への開口部についてまとめる[4]。腹膜に包まれた腹腔内容が突出する脆弱部であるのみならず，骨盤外へと出ていく血管，神経周囲の結合織は骨盤内腹膜外腔から連続する空間であり，相互に病変が進展しうることを意識したい。

● 鼡径管(inguinal canal)：鼡径管は内外鼡径輪をつなぐ上前腸骨棘から恥骨結節に向かう管状の構造で，腹側が外腹斜筋腱膜，頭側が腹横筋，背側がTF，尾側が鼡径靱帯で境界される。外鼡径輪(浅鼡径輪)は外腹斜筋腱膜が恥骨結節の近傍で上脚と下脚に分岐して形成される裂孔部，内鼡径輪[深鼡径輪(deep inguinal ring)]は横筋筋膜の裂孔部である。男性では精管(vas deferens)と精巣動静脈を含む精索が，女性では子宮と大陰唇をつなぐ子宮円靱帯が通る。下腹壁動脈起始部がランドマークとなり，腹腔側の開口部である深鼡径輪はその外側，陰嚢へと開口する浅鼡径輪はその内側に位置している。画像的に深鼡径輪は輸精管，円靱帯がgonadal veinと交差する点として認識される。内・外鼡径ヘルニアのほか，鼡径管から会陰，陰嚢への病変進展が起こりうる。

● 大腿輪(femoral ring)：大腿輪はiliopubic tractとCooper靱帯，外腸骨静脈で囲まれた間隙で，続く大腿管(femoral canal)は前方を鼡径靱帯，後方を恥骨・恥骨櫛靱帯，内側を裂孔靱帯，外側を大腿動静脈で境界される。大腿鞘で覆われた大腿動静脈・神経が通り，腹膜外組織からなる大腿輪中隔により腹腔から分離される。大腿ヘルニアのほか，鼡径靱帯下から大腿への病変進展が起こりうる。

● 大坐骨孔(greater sciatic foramen)：腸骨大坐骨切痕，仙骨外側縁，仙疎靱帯で形成される。梨状筋がランドマークとなり，梨状筋上孔(腸骨と梨状筋上縁間の開口上部からは上臀動脈が出る)と，梨状筋下孔(梨状筋下縁と仙棘靱帯間の開口下部からは下臀動脈，坐骨神経，内陰部動脈・神経が出る)に分けられる。梨状筋上部から臀部へ，梨状筋下部から臀部，坐骨肛門窩への病変進展が起こりうる。

● 閉鎖孔(obturator canal)：寛骨の骨欠損部で前上部は恥骨，後下部は坐骨からなる。閉鎖動静脈・神経の通る前側の小開口部を除いて，内閉鎖筋および腱膜に覆われる。前部内面のくぼみが閉鎖溝で，閉鎖膜は同部で欠損し閉鎖管(閉鎖動静脈・神経を通す)を形成する。閉鎖管は閉鎖孔上前部，内外閉鎖筋の間にほとんど垂直に走行し外閉鎖筋前面へ至る。閉鎖孔ヘルニアのほか，閉鎖管から閉鎖窩，大腿への病変進展が起こりうる。

● 小坐骨孔(lesser sciatic foramen)：上部は仙棘靱帯，中下部は仙結節靱帯，内閉鎖筋の内側縁と腸骨の小坐骨切痕により縁取られる。内陰部動静脈・神経はこの開口部を出て坐骨肛門窩に至る。

● 会陰裂孔：骨盤床と肛門挙筋の生理的開口部であり，尿管，腟，肛門が通る。坐骨肛門窩，会陰への病変進展が起こりうる。

CT上の対応（5～12）

5 腹部CT矢状断像

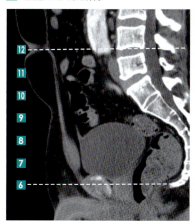

6～12にて，下方からページングする感覚で，正常のCT横断像における主要構造の見え方を示す．各レベルに対応させた断面の大まかな位置は上図のようになっている．また提示症例は30歳代，男性で，造影CT早期相，大動脈解離にて撮影したものであるが，骨盤内腹膜外腔は正常範囲である．

6 大腿管・閉鎖管レベル

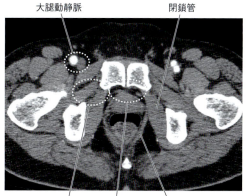

①大腿動静脈を入れる大腿管，閉鎖筋の間に位置する閉鎖管が確認できる．
②恥骨背側の小さな脂肪織としてRetzius腔（subpubic space）が見られる．
③肛門挙筋と閉鎖筋は上骨盤隔膜筋膜，すなわち骨盤内腹膜外腔の下縁に相当する．

7 深下腹壁動脈分岐・大坐骨孔レベル

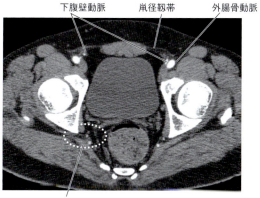

下腹壁動脈が外腸骨動脈から分岐するレベルは鼡径靱帯の直上に相当する（鼡径靱帯自体は冠状断像のほうが確認しやすい）．大坐骨切痕背側，梨状筋通過部位として大坐骨孔が認められ，同部を通過し殿部へ向かう血管が確認できる．

8 深鼡径輪レベル

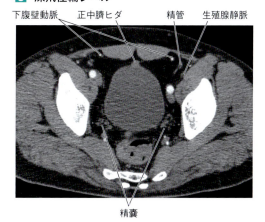

精巣／卵巣静脈と輸精管（女性では子宮円靱帯）を丁寧に追跡すると，下腹壁動脈外側にて一点に収束する部位が確認され，同部が深鼡径輪に一致する．個人差があるが，尿膜管に由来する正中臍ヒダは膀胱頂部から連続する索状構造として認識され，腹壁直下のほぼ正中を上行していく．

- 最後に体外への出口となる部について，まず矢状断像（5）で各断面を確認し，それから，下方から上方にかけて横断像（男性骨盤）をページングの感覚で概観する（6～12）．それぞれの詳細については引き続く項目で取り上げられる．日常の読影で注目することが少ない構造と思われるが，以下のポイントに注意していると異常を発見しやすい．

9 内側鼠径窩・膀胱上窩レベル

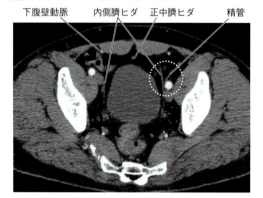

下腹壁動脈　内側臍ヒダ　正中臍ヒダ　精管

閉鎖臍動脈，すなわち内側臍ヒダは外側靭帯の一部に相当するが，骨盤内外側部の比較的高い位置を上方前方へと走行し，輸精管/子宮円靭帯と交差する。いずれも造影効果が見られない構造であり，同定には走行を確認するしかないが，このレベルでは外側に向かう輸精管/子宮円靭帯と内側へ向かう内側臍ヒダが交差しV字を描くことに注目しておく（点線◯内）。ここで下腹壁動脈と内側臍ヒダとの間に位置するのが内側鼠径窩，内側臍ヒダと正中臍ヒダとの間に位置するのが膀胱上窩に相当する。

10 閉鎖臍動脈分岐レベル

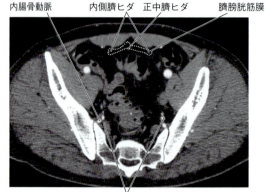

内腸骨動脈　内側臍ヒダ　正中臍ヒダ　臍膀胱筋膜

閉塞した臍動脈（内側臍ヒダ）

9で見られた内側臍ヒダ・臍動脈索が内腸骨動脈から起始する点を確認できる。同構造は正中臍ヒダとともに臍部へ向かって上行し，点線で示すようにこれらの構造を囲むように存在しているのが臍膀胱筋膜で，この内部にあたる膀胱周囲腔，その前方に相当するのが膀胱前腔となる。通常は確認しにくいが，臍膀胱筋膜と下腹壁動脈を隔てる白線が見られる場合は臍膀胱前筋膜に相当すると考えられる。

11 弓状線レベル

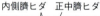
内側臍ヒダ　正中臍ヒダ

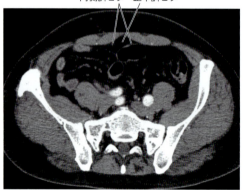

下腹壁動脈は前腹壁で腹直筋直下を走行するが，同レベルでは腹直筋鞘内へ進入することが確認できる。当該部位は腹直筋後鞘が消失する弓状線に一致する。腹直筋後鞘を欠く弓状線以下までは腹膜前腔の病変が進展しやすいので，前腹壁の腹膜外腔病変を疑った場合に注意してみるとよい。

12 臍部レベル

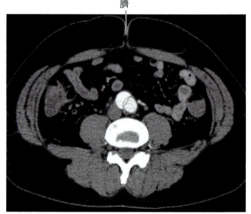

臍

内側臍ヒダと正中臍ヒダを追跡していくと，臍部やその近傍を頂点として癒合し，不明瞭化する。全体としては二等辺三角形を呈している。ただし臍より下部でそれぞれ合流・癒合することもあり，個人差がある。

- 大腿管・閉鎖管レベル（6）：大腿管，閉鎖管が確認できる。いずれも腹膜外腔から連続する空間である。恥骨背側にRetzius腔（subpubic space）が見られ，上方で膀胱側腔に連続している。肛門挙筋と閉鎖筋が見られ，上骨盤隔膜筋膜すなわち骨盤内腹膜外腔の下縁に相当する。
- 深下腹壁動脈分岐・大坐骨孔レベル（7）：下腹壁動脈が外腸骨動脈から分岐するところを確認する（横筋筋膜の深部を横切る鼠径靭帯の直上に位置）。後方の大坐骨孔では梨状筋の上下孔から臀部へ向かう血管が確認できる。

- 深鼡径輪レベル（**8**）：精巣/卵巣静脈（gonadal vein）と輸精管（vas deferens）（女性では子宮円靱帯）が一点に収束する部位が深鼡径輪に一致する（下腹壁動脈分岐部はその内側に位置）。尿膜管に由来する正中臍ヒダが膀胱頂部から起始し，腹壁直下のほぼ正中を上行していくことを確認する。
- 内側鼡径窩・膀胱上窩レベル（**9**）：閉鎖臍動脈，すなわち内側臍ヒダが輸精管［女性では子宮円靱帯（round ligament）］と交差しVの字を描く。下腹壁動脈と内側臍ヒダとの間に位置するのが内側鼡径窩である。内側臍ヒダと正中臍ヒダとの間に位置するのが膀胱上窩である。
- 閉鎖臍動脈分岐レベル（**10**）：内腸骨動脈から起始する上記の内側臍ヒダは，骨盤壁に沿って前方へ走行した後，正中臍ヒダとともに臍部へ向かって上行する。内側臍ヒダ，正中臍ヒダは臍膀胱筋膜に包まれている。臍膀胱筋膜と下腹壁動脈を隔てる白線が見られる場合は臍膀胱前筋膜に相当すると思われる。
- 弓状線レベル（**11**）：下腹壁動脈が腹直筋鞘内へ進入する部位は弓状線に一致する。腹直筋後鞘を欠く弓状線以下までは腹膜前腔の病変が進展しやすい。
- 臍部レベル（**12**）：内側臍ヒダと正中臍ヒダは臍部やその近傍を頂点として癒合し，不明瞭化する。ただし臍より下部でそれぞれ合流・癒合することもあり，個人差がある。

文献

1）佐藤達夫, 佐藤健次：泌尿器手術に必要な局所解：骨盤内の筋膜. 臨床泌尿器科, 43：576–584, 1989.
2）永吉健介：骨盤部腹膜外腔の筋膜のCTおよびMR画像解剖. 日医放会誌, 53：572–589, 1993.
3）三毛牧夫, 加納宣康：腹腔鏡下大腸癌手術. 発生からみた筋膜解剖に基づく手術手技. 医学書院, 東京, 2012, p91–93.
4）Meyers MA, et al：マイヤース腹部放射線診断学. 発生学的・解剖学的アプローチ. 医学書院, 東京, 2017, p189–205.
5）Auh YH, et al：Extraperitoneal paravesical spaces：CT delineation with US correlation. Radiology, 159：319–328, 1986.
6）Stoppa R, et al：The retroparietal spermatic sheath - An anatomical structure of surgical interest. Hernia, 1：55–59, 1997.
7）Mirilas P, et al：Surgical anatomy of the retroperitoneal spaces part II：the architecture of the retroperitoneal space. Am Surg, 76：33–42, 2010.
8）Korobkin M, et al：CT of the extraperitoneal space：normal anatomy and fluid collections. AJR Am J Roentgenol, 159：933–942, 1992.
9）Messick CA, et al：Lesions originating within the retrorectal space：a diverse group requiring individualized evaluation and surgery. J Gastrointest Surg, 17：2143–2152, 2013.
10）Zhang C, et al：Perirectal fascia and spaces：annular distribution pattern around the mesorectum. Dis Colon Rectum, 53：1315–1322, 2010.

III. Abdominal and Pelvic region　　　　　　　　　　　　　　　　　　　　　　　　　　　　　　　一色彩子

Prevesical space(retropubic space, Retzius space)
膀胱前腔

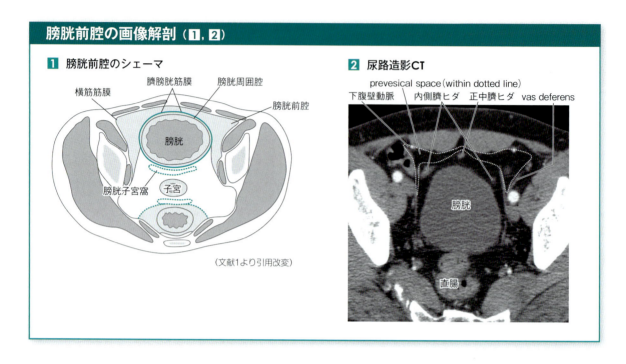

画像診断上の意義

①膀胱前腔の液体貯留は，後方の臍膀胱筋膜と前方の横筋筋膜の間に位置するため臼歯のような形状をとる(molar tooth sign)。
②臍膀胱筋膜の前方に貯留液があれば膀胱前腔と判断できる。
③弓状線より下方(腹直筋鞘後葉をなす内腹斜腹筋腱膜後葉と腹横筋腱膜が，腹直筋の前面を通るため，横筋筋膜のみが腹直筋を覆う)では，膀胱前腔の病変は横筋筋膜を越え腹直筋に接して進展しうる。
④精索(内鼡径輪通過後)の最内層である内精筋膜は，膀胱前腔脂肪と連続するため，膀胱前腔の病変は輸精管(子宮円索)に沿って鼡径管内へ進展しうる[1]。

TIPS　腹膜外腔

○腹膜外腔について知る目的の1つは，腹膜外腔病変と腹膜腔病変とを明確に区別できるように知識を整理することであり，これにより病勢の把握が可能になることがある。
○例えば腹膜腔への出血は急速で致命的であり，臨床的にも把握されている場合がほとんどであるが，腹膜外腔への出血や感染は比較的緩徐に進行し，体表からは気付かれにくく，検査値や臨床所見として現れにくいのが特徴である。
○Auhら[2]は死体を用いた検討で，膀胱前腔に2,500mL以上の液体を注入しても，外表から触知可能な腫瘤を形成しなかったと報告している。
○経験的に腹部に限らず，これら潜在腔への出血や膿瘍形成は治療を長引かせる要因となるため，画像診断の立場から正確に指摘することは大変重要ではないだろうか。

症例1 骨盤骨骨折 腹膜外腔血腫 (30歳代, 男性)

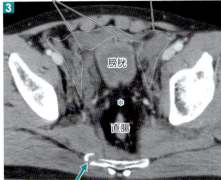

● 画像所見
造影CT横断像❸：骨盤骨骨折（↑）と骨盤部の血腫を認める。血腫は前腹壁直下，膀胱前部に存在し，両側端が骨盤壁に沿って進展した歯冠状の形態をとっている（点線内）。一見腹腔内出血にも見えるが，膀胱直腸窩（＊）には液体貯留が見られない。血腫の後方に圧排された内側臍ヒダを認める。

● 解説
臍膀胱筋膜と横筋筋膜もしくは壁側骨盤筋膜の間に貯留した液体は横断像にて"molar tooth"（臼歯）様となる。
形態としては多量腹水でも同様に見えることがあるが（症例3参照），内側臍ヒダの前方に貯留物があることを確認すれば腹膜前腔と判断できる。

症例2 冠動脈カテーテル検査後, 下腹壁動脈損傷による血腫 (80歳代, 男性)

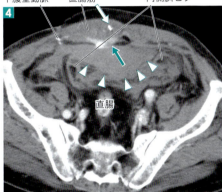

● 画像所見
造影CT❹：右下腹壁動脈由来の腹直筋内血腫に対する塞栓術後（⇑）。腹直筋後面に血腫（↑）が広がり，膀胱前腔にも血腫（△）が見られる。内側臍ヒダは血腫の後方に位置している。

● 解説
弓状線より下方のレベルでは腹直筋後面は横筋筋膜のみに覆われるため，直接膀胱前腔と交通する病変を認めることがある。

症例3 異所性妊娠による腹膜腔内血腫（腹膜前腔病変に類似する形態の腹膜腔内腹水）(30歳代, 女性)

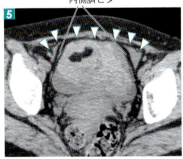 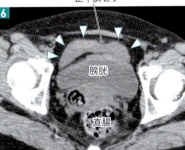

● 画像所見
単純CT横断像❺, ❻：骨盤内に多量の血性腹水が貯留しており（△），一見molar tooth様の形態だが，内側臍ヒダ，正中臍ヒダは血腫前方に認められている。

● 解説
多量の骨盤内出血では腹膜外腔血腫のような歯冠様の形態が見られるが，内側臍ヒダ，正中臍ヒダを入れる臍膀胱筋膜の前方に血腫があるかどうかを観察することで，膀胱前腔病変と腹膜内病変の鑑別が可能である。その他の特徴として，腹膜内病変の場合，膀胱は後方内側より下方へと圧排される。また，歯根部に相当する部分はより上方に位置することも参考になる。

文献
1) Meyers MA, et al：マイヤース腹部放射線診断学. 発生学的・解剖学的アプローチ. 医学書院, 東京, 2017, p189-205.
2) Auh YH, et al：Extraperitoneal paravesical spaces：CT delineation with US correlation. Radiology. 159：319-328, 1986.

Perivesical space
膀胱周囲腔

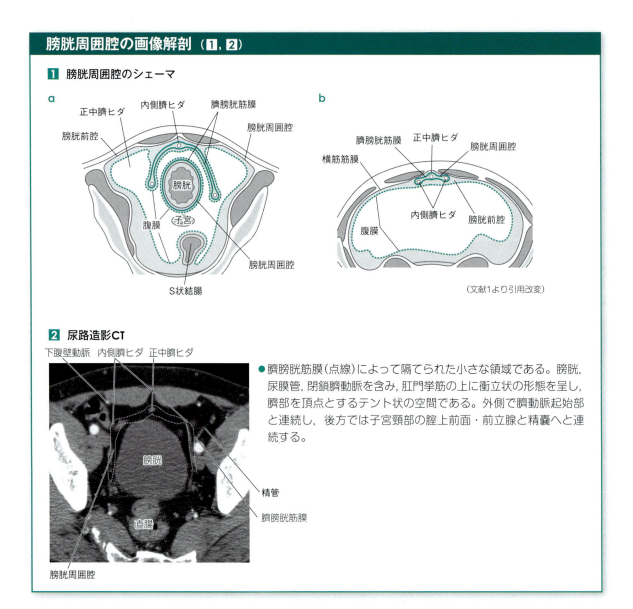

画像診断上の意義
①臍膀胱筋膜は通常不明瞭だが，隣接する膀胱前腔の液体貯留や近接する炎症，腫瘍性病変の存在により顕在化する。
②膀胱周囲腔単独で液体貯留が見られることはまれだが，膀胱前腔と連続して病変進展が見られることがある[1]。
③膀胱周囲腔の液体貯留は膀胱壁の病変やDouglas窩腹水に見えることがある。
④前腹壁において臍膀胱筋膜を同定することで，少なくともこれより前方の病変は腹膜外腔に位置すると判断できる。

症例1 外傷による膀胱破裂（20歳代, 男性）

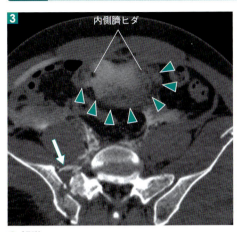
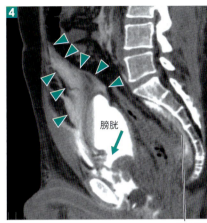

● 画像所見
膀胱造影後の単純CT横断像 3, 同矢状断像 4：骨盤骨骨折(⇧)あり。逆行性膀胱造影後にて，膀胱前下方壁に穿孔部位(↑)が認められる。仙骨前腔などを含め腹膜外腔に広汎に出血が見られるが，膀胱上部から臍へと連続する円錐状の血腫(▲)が特徴的である。内部を内側臍ヒダが通過している。

● 解説
膀胱周囲腔に限局した病変が見られることはまれであるが，膀胱前腔などその他の粗大病変があるときに顕在化することがある。本例では腹膜外膀胱破裂に伴い，膀胱周囲腔相当部に造影剤が移行していると考えられる。膀胱前腔の陰影としては，内側臍ヒダを完全に内包する形態が非典型的である。

症例2 カテーテル留置後の大腿動脈損傷（80歳代, 男性）

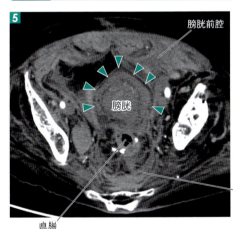

● 画像所見
造影CT横断像 5：骨盤内に多量の血腫が見られるが，いずれも膀胱前腔，直腸周囲腔，仙骨前腔など腹膜外腔に位置している。膀胱周囲をかたどるように血腫(▲)が見られ，膀胱周囲腔に一致する。

● 解説
【症例1】で述べたように，膀胱周囲腔病変はほかの部位も含めた広汎な病変に伴って見られることがある。本例で見られる血腫は腹膜外腔に位置しており，腹膜腔内血腫は呈していない。また索状に脂肪織が介在するミルフィーユ状であり，腹膜外腔病変に特徴的な多層構造が一見して認識される。血腫内部の形態にも注意したい。

TIPS 臍膀胱前筋膜（UPVF）について
○臍膀胱筋膜の前部に存在するとされる臍膀胱前筋膜の定義は一定していない。Korobkinら[2]は，臍膀胱筋膜がprevesical spaceの後方限界としており，Auhら[3]は臍膀胱筋膜より前の筋膜としての臍膀胱前筋膜の存在は不明で，内鼠径窩が正中で近接し，腹膜が癒合して形成されるのではないかとしている。Mirilasら[4]は腹膜外臓器を支持するための腹膜外組織のcondensationが臍膀胱前筋膜の成因と考えた。そしてStoppaら[5]は，臍膀胱前筋膜は中胚葉由来組織を入れるurogenital fascia（腎，尿管，性腺動静脈を含む）の一部であり，内胚葉性の膀胱と尿膜管は同部に含まれないとしている。

症例3　尿膜管遺残（20歳代，男性）

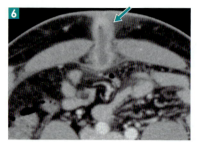
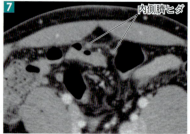
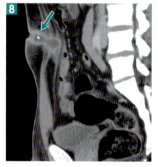
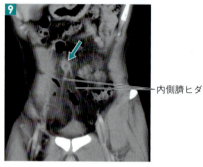

● **画像所見**
造影CT横断像臍部レベル⑥，同尾側レベル⑦，同矢状断像⑧，同冠状断像前腹壁レベル⑨：尿膜管遺残と膿瘍形成（↑）に対して術前精査。尿膜管に一致する正中臍ヒダは臍部以下では不明瞭であったが，両側内側臍ヒダが通常より肥厚して見られた。

● **解説**
膀胱周囲腔とその内部に位置する閉鎖臍動脈，尿膜管が，同部に連続する骨盤内病変や臍部病変を反映して軽度の肥厚（⑦，⑨）を呈することがある。非特異的だが，腹膜外に炎症や腫瘍などのfocusとなる病変が存在することを間接的に示唆する。

症例4　精巣上体炎（30歳代，男性）

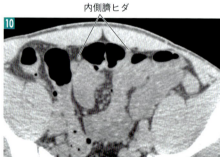
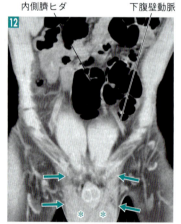
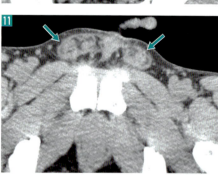

● **画像所見**
造影CT横断像⑩，⑪，同冠状断像⑫：下腹部痛を呈した症例。両側内側臍ヒダに軽度の肥厚（⑩，⑫）が見られる。また，通常よりも両側精索の肥厚（↑）が顕著であり，精巣上体相当部にも腫脹（＊）が見られる。泌尿器科にて精巣上体炎が確認されている。

● **解説**
内側臍ヒダを観察していると，腹膜外腔病変に伴って軽度の肥厚が見られることがある。通常より目立つ場合には，腹膜内のみならず腹壁にも注意を向けるきっかけになる。

文献
1) Meyers MA, et al：マイヤース腹部放射線診断学．発生学的・解剖学的アプローチ．医学書院，東京，2017, p189-205.
2) Korobkin M, et al：CT of the extraperitoneal space：normal anatomy and fluid collections． AJR Am J Roentgenol, 159：933-942, 1992.
3) Auh YH, et al：Extraperitoneal paravesical spaces：CT delineation with US correlation, Radiology, 159：319-328, 1986.
4) Mirilas P, Skandalakis JE：Surgical anatomy of the retroperitoneal spaces part II：the architecture of the retroperitoneal space. Am Surg, 76：33-42, 2010.
5) Stoppa RB, et al：The retroparietal spermatic sheath－An anatomical structure of surgical interest. Hernia, 1：55-59, 1997.

III. Abdominal and Pelvic region　　　　　　　　　　　　　　　　　　　　一色彩子

Perirectal space
直腸周囲腔

直腸周囲腔の画像解剖（1, 2）

1 直腸周囲腔のシェーマ

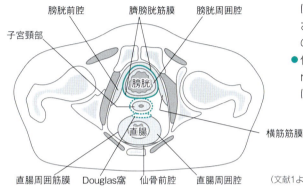

- 直腸周囲腔は，前面はDenonvilliers筋膜，後面は後方骨盤筋膜，側面は直腸周囲筋膜にて構成される環状の筋膜に隔てられた空間である（2aの点線内，2bの▲）。
- 仙骨前筋膜により直腸周囲腔が内側のretrorectal spaceとその外側の仙骨前腔に分けられる，という見方もある。

2 直腸癌術前精査の造影CT横断像（a）とMRIのT2強調横断像（b）

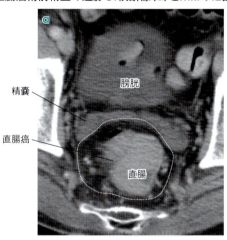 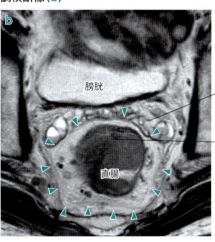

画像診断上の意義

①直腸由来の感染や腫瘍性病変，膵炎，後腹膜出血，急性尿管閉塞などの疾患，また敗血症や心不全による全身浮腫の存在時に顕在化する。
②S状結腸間膜の腹膜下腔と交通しやすく，連続した病変が認められる。
③同部に浸潤が至った直腸癌はcircumferential resection marginを得られず，total mesorectal excisionが困難となる[2]。
④複数の筋膜にて構成されるため，肥厚が軽度の場合には多角形，高度になるとリング状に見える[3]。

症例1　腸管気腫症（80歳代，男性）

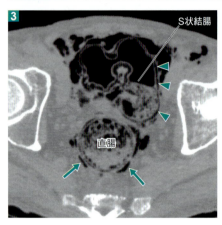 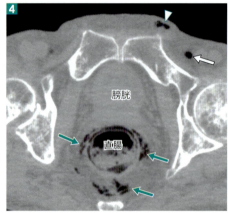

● 画像所見

骨盤部単純CT横断像3，同3より尾側の恥骨結合レベル4：多量の腸間膜内・腹膜外腔内気腫を認めたが，消化管穿孔は証明されず，良性腸管気腫症と考えられた症例。S状結腸壁に壁在気腫（△）が見られ，同部に起因するガス像はS状結腸間膜内以外に直腸周囲腔（↑），鼠径管（▲），大腿管（⇧）にも広がっている。

● 解説

直腸周囲腔はS状結腸間膜内（間膜内は腹膜外腔である）に連続しやすいとされる。本例ではS状結腸間膜内に由来するガス像が骨盤内腹膜外腔に広汎に進展した結果，直腸周囲腔も顕在化している。鼠径管，大腿管も腹膜外腔から連続する構造であり，各々に起因する出血や感染などの病変が交通しうることが理解される。

症例2　神経線維腫症1型（20歳代，男性）

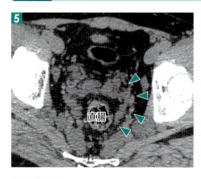 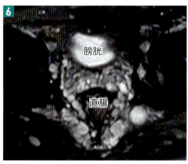 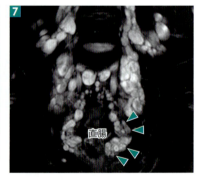

● 画像所見

骨盤部単純CT横断像5，骨盤部MRI脂肪抑制T2強調横断像6，同冠状断像7：骨盤内神経叢に一致してびまん性に神経線維腫が形成されている症例。単純CTにて直腸周囲を取り囲むように軟部濃度陰影（▲）が認められており，上方に追跡すると下腸間膜動脈に沿って連続していた（非提示）。MRIにてT2強調像高信号を呈する数珠状の腫瘤が仙骨神経根に沿って見られ，神経線維腫と考えられる。

● 解説

本例では腸管に分布する交感神経・副交感神経に広汎に神経線維腫が形成されている。このため骨盤内神経叢や上下腹神経叢の走行が顕在化しており，直腸固有筋膜が自律神経の通路そのものとなっていることがよくわかる。

症例3　潰瘍性大腸炎(活動期)(50歳代，女性)

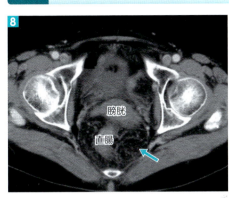

● **画像所見**

骨盤部造影CT⑧：直腸周囲脂肪織に軽度の濃度上昇が見られ，通常よりも容積が増大し，内部の血管と思われる陰影も拡張している。

● **解説**

炎症性腸疾患では腸管周囲脂肪織の増大，血管陰影の増強が見られることが知られているが，特に直腸周囲腔の脂肪織増大は潰瘍性大腸炎を反映する。筆者の経験ではいわゆる直腸周囲筋膜の肥厚はさほど目立たない印象があり，むしろ直腸間膜に相当する脂肪織の容積や性状の変化に注目したい。

文献

1) Meyers MA, et al：マイヤース腹部放射線診断学．発生学的・解剖学的アプローチ．医学書院，東京，2017, p189-205.
2) 小川真平ほか：Preoperative diagnostic imaging of rectal cancer for determination of therapeutic strategy：Diagnostic criteria and current status of diagnostic imaging. 東京女子医科大学雑誌, 84(臨増3)：E314-E325, 2014.
3) 永吉健介：骨盤部腹膜外腔の筋膜のCTおよびMR画像解剖. 日医放会誌, 53：572-589, 1993.
4) 絹笠祐介：鏡視下手術に役立つ骨盤外科解剖－他診療科とともに考える究極の解剖学　肉眼解剖，組織，直腸癌手術所見から理解するDenonvilliers筋膜. 泌尿器外科, 28：1885-1888, 2015.

Presacral space
仙骨前腔

仙骨前腔の画像解剖（1, 2）

1 仙骨前腔のシェーマ

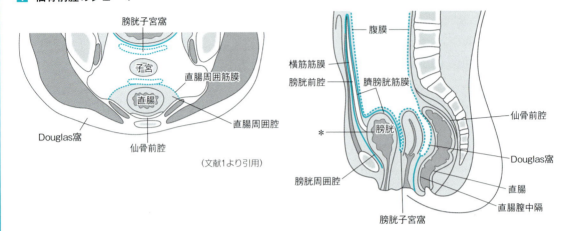

（文献1より引用）

2 仙骨前腔の造影CT横断像（a）と矢状断像（b）

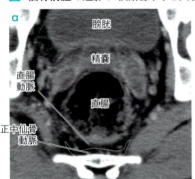
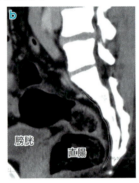

- 仙尾骨前面に位置し，前面は直腸固有筋膜，後面は仙骨前筋膜に境界される狭い空間である．
- 下端は肛門挙筋および尾骨筋から主に構成される骨盤隔膜筋膜，上端は直腸・S状結腸の腹膜反転部，側端は尿管に境界される（2aの点線内）．
- 正常では明瞭な境界線としての仙骨前筋膜を指摘しにくいことが多いが，直腸周囲血管と正中仙骨動脈がそれぞれ直腸周囲腔，仙骨前腔に所属するためvascularityの違いとして認識できる．

画像診断上の意義

① 健常では識別困難だが，仙尾骨疾患，骨折，腫瘍，感染，直腸病変の進展などにより描出される．
② 仙尾骨からの骨軟骨組織，馬尾と仙骨神経叢からの神経組織，隣接臓器の間葉組織，疎性結合織と血管リンパ管に由来する種々の腫瘍や先天疾患が生じる．
③ 病変の進展経路となる．

文献
1) Meyers MA, et al：マイヤース腹部放射線診断学．発生学的・解剖学的アプローチ．医学書院，2017, p189-205.
2) Patel N, et al：Imaging of presacral masses–a multidisciplinary approach. Br J Radiol, 2016 Feb 1. [Epub ahead of print]
3) Hosseini-Nik, H, et al：MR imaging of the retrorectal-presacral tumors：an algorithmic approach. Abdom Imaging, 40：2630-2644, 2015.

症例1 直腸癌再発，仙骨前腔浸潤（70歳代，男性）

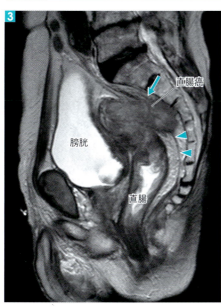
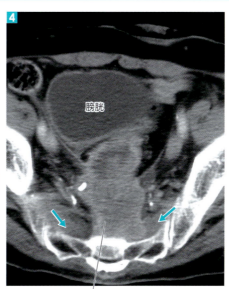

● 画像所見
骨盤部MRI T2強調矢状断像❸，骨盤部造影CT横断像❹：直腸癌術後吻合部の局所再発により，仙骨前腔に相当する脂肪織内へ腫瘍が進展し，仙骨前腔の脂肪織に信号異常・濃度上昇が認められている（↑）。仙骨前筋膜が腫瘍存在部で不明瞭化している（▲）。

● 解説
仙骨前腔は比較的狭小な空間であり，健常では広がりや境界面が認識し難いが，炎症や腫瘍の進展により顕在化しうる。

症例2 仙骨骨折（20歳代，男性）

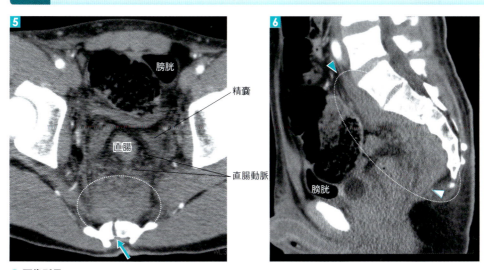

● 画像所見
骨盤部造影CT横断像❺，同矢状断像❻：仙骨に骨折線（↑）が見られ，その前方に血腫が広がっている（点線○内）。上端は直腸・S状結腸の腹膜反転部（▲），下端は肛門挙筋・尾骨筋（△）まで広がる。直腸周囲の脂肪織は保たれており（❺：直腸周囲血管は視認できる），仙骨前腔に限局した血腫と考えられる。

症例3 排便障害，腹痛・Currarino三徴と髄膜瘤 (30歳代，男性)

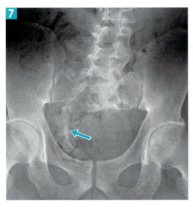
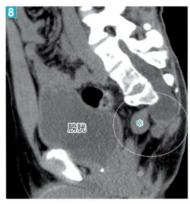
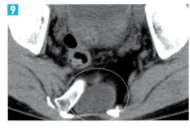

● 画像所見
骨盤部単純X線写真正面像7，骨盤部単純CT矢状断像8，同横断像9：三日月刀様(scimitar sacrum)を呈する仙骨形成異常(↑)と髄膜瘤，仙骨前腫瘤影(点線○内)が見られ，Currarino三徴不全型である。仙骨前部から直腸肛門背側に点在する腫瘤影(＊)は等〜高濃度であり，髄膜瘤のみではなく奇形腫やenteric cystが混在していると思われる。

● 解説
Currarino三徴は二次神経管形成異常により，椎体の癒合が障害された結果腸管と神経管のneuroenteric fistulaが生じ，仙骨前腫瘤や直腸肛門奇形が発生した状態である。仙骨前部腫瘤・直腸肛門奇形・仙骨奇形を呈するが，三徴がそろわない不全型も存在し，本例のように成人，軽症で発見されることがある。同症で仙骨前部に形成される病変については，瘻孔内容が内胚葉由来の場合enteric cyst，外胚葉の場合は仙骨前髄膜瘤，内胚葉・外胚葉成分と中胚葉が混在すると奇形腫が生じるとされている。

症例4 子宮頸癌に対する放射線治療後 (60歳代，女性)

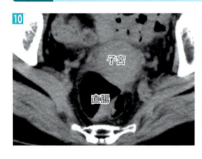
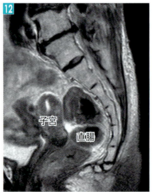
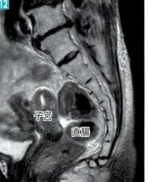
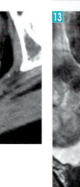

● 画像所見
骨盤部単純CT横断像治療前10，同放射線照射後11，骨盤部MRI矢状断像治療前12，同放射線照射後13：放射線照射前は直腸周囲筋膜，仙骨前筋膜は不明瞭で同定しにくいが(10, 12)，照射後にはこれらの筋膜が顕在化している。また本例では，特に仙骨前腔の脂肪織のCT値上昇・肥厚が認められている(▲)。

● 解説
放射線照射後変化は多彩だが，仙骨前筋膜の軟部影を呈することがある。CT・MRIのみで再発病変との鑑別はしばしば困難であるが，少なくとも照射後にこれだけの変化が起こりうることは知っておきたい。

216

症例5 仙骨部epidermoid cyst(50歳代, 女性)

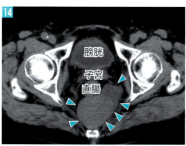
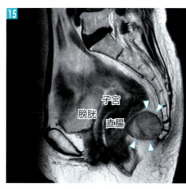

(横浜旭中央総合病院放射線科 佐藤秀一先生のご厚意による)

● 画像所見
骨盤部単純CT横断像14, 骨盤部MRI T2強調矢状断像15：仙骨前部，直腸後方に位置して，CTにてやや高濃度の腫瘤が認められる(▲)。T2強調像では被膜様構造を伴いやや内部不均一な単房性嚢胞性病変が認められた(△)。

● 解説
仙骨前腔には内胚葉(消化管)，中胚葉(泌尿生殖器)，外胚葉(脊髄)成分が存在するために種々の腫瘍が形成されうる。

類上皮嚢胞(epidermoid cyst)はT1，T2強調像ともに高信号を呈する単房性嚢胞で，T2強調像にて低信号のケラチンを含む。中年期の女性に多い。同様に嚢胞状を呈する類皮嚢胞(dermoid cyst)は単房性・多房性で内部に多彩な構造を含み，尾腸嚢胞(tailgut cyst)も一般に多房性である点が異なる。

TIPS 仙骨前腔に生じる腫瘍性病変について

○仙骨前腔は胎児期の後腸と神経外胚葉の混在する，全能性を有する細胞が存在しているため，同部の病変は骨，間葉，神経組織単独もしくは複数に由来する病変を呈する(16[2])。

16 仙骨前腔に生じる腫瘍性病変
(文献2より引用)

origin	benign	malignant
congenital	cystic hamartoma duplication cyst dermoid cyst (mature teratoma) anterior sacral myelomeningocele	immature teratoma yolk sac tumour
osseous	aneurysmal bone cyst giant-cell tumour	osteosarcoma Ewing's sarcoma chondrosarcoma plasmacytoma metastasis
mesenchymal	myelolipoma haemangioma fibroma hibernoma Castleman disease	fibrosarcoma gastrointestinal stromal tumour lymphoma
neurogenic	neurofibroma schwannoma ependymoma dural ectasia	chordoma malignant schwannoma
miscellaneous	infectious inflammatory posttraumatic	desmoplastic round-cell tumour metastasis

○また多彩な仙骨前腔占拠性病変についてHosseini-Nikらは次のようにdecision treeを提案している[3]。
1)脂肪を含む病変
　(a)充実性
　　①境界明瞭：骨髄脂肪腫，脂肪肉腫，髄外造血
　　②境界不明瞭：脂肪肉腫
　(b)混合性：奇形腫
　(c)嚢胞性：類皮嚢胞や嚢胞性奇形腫
2)脂肪を含まない病変
　(a)充実性もしくは混合性
　　①仙骨破壊なし：神経原性腫瘍，脂肪肉腫，転移，悪性リンパ腫，粘液腫
　　②仙骨破壊あり：脊索腫，骨由来腫瘍，神経原性腫瘍，上衣腫
　(b)嚢胞性
　　①多房性：尾腸嚢胞，extramucosal mucinous adenocarcinoma
　　②単房性：尾腸嚢胞，類表皮嚢胞，直腸重複嚢胞，髄膜瘤

Inguinal canal
鼠径管

鼠径管の画像解剖（1～4）

1 鼠径管のシェーマ

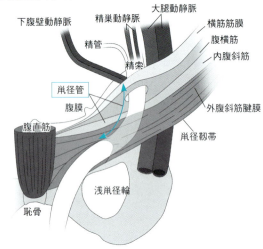

2 鼠径管に沿ったCT partial MIP像

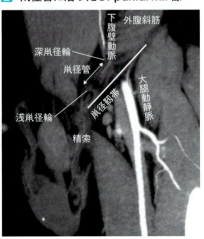

3 浅鼠径輪よりやや上方のCT横断像

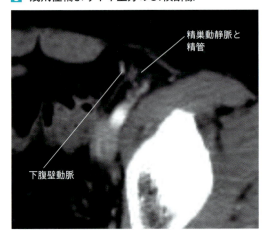

4 鼠径管レベルのCT横断像

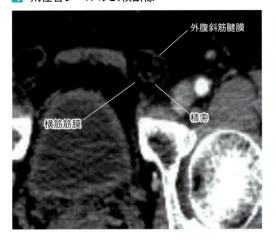

- 鼠径管は深鼠径輪から浅鼠径輪までの約4cmの短い構造である。深鼠径輪は下腹壁動静脈の外側に位置する。
- 鼠径管は，内外腹斜筋腱膜，横筋筋膜と結合腱，内腹斜筋と腹横筋，鼠径靱帯で境される。
- 浅鼠径輪は外腹斜筋腱膜の開口部で，恥骨結節の上外側に位置する。
- 鼠径管は精索または子宮円索を含む。

画像診断上の意義

①発生学的に腹膜の遺残が認められることがあり，これを由来とした病態が生じる。
②外鼠径ヘルニアの経路となる。
③精索や子宮円索内容物由来の病態や腫瘍が生じる。

症例1 Nuck管水腫 (40歳代, 女性)

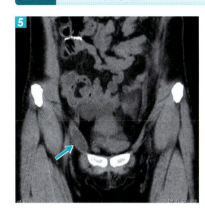

● 画像所見
単純CT 5：右鼠径管内部に液体貯留を認める（↑）。消化管との連続性は認めない。

● 解説
Nuck管は，胎生期に子宮円索の形成に伴い入り込んだ腹膜で，生後の不完全閉鎖による液体貯留がNuck管水腫である。消化管との連続性がないことを確認することが重要である。ときに子宮内膜症を合併することがあり，その評価にはMRIが有用である。

症例2 外鼠径ヘルニア（間接鼠径ヘルニア）(70歳代, 男性)

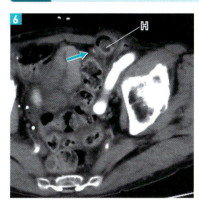 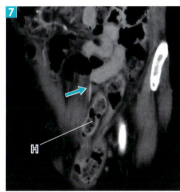

● 画像所見
造影CT横断像 6，同矢状断像 7：ヘルニア内容（H）は，下腹壁動静脈（↑）の外側から鼠径管を通って精巣の方向へ脱出している。

● 解説
外鼠径ヘルニアは深鼠径輪がヘルニア門になるため，下腹壁動静脈の外側にヘルニア門が存在することを確認する。

症例3 精索静脈瘤 (60歳代, 男性)

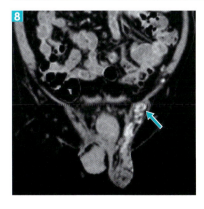 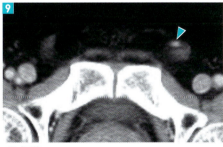

● 画像所見
造影CT矢状断像 8，同横断像 9：精索内に拡張蛇行する静脈（↑）を認める。鼠径管のなかにも静脈の拡張（▲）が見られる。対側に比較して早期に描出されており，左腎静脈からの逆流の関与が疑われる。

● 解説
精索静脈瘤は精巣静脈の弁不全や左腎静脈の圧排による圧上昇が原因となるため，精索静脈瘤を認めた場合には左腎静脈の圧排の有無も評価する。

> **TIPS** 外鼠径ヘルニア
> ○小児では腹膜鞘状突起の開存によるものが多いが，新生児期に腹膜鞘状突起が開存していても，生後8〜9カ月までは自然閉鎖の可能性がある。
> ○一方，成人では深鼠径輪の後天的な脆弱性によるものが多い。

参考文献
1) キース・L・ムーア, アーサー・F・デイリー著, 佐藤達夫, 坂井建雄監訳：臨床のための解剖学. メディカル・サイエンス・インターナショナル, 2008, p210-217.
2) Bhosale PR, et al：The inguinal canal：anatomy and imaging features of common and uncommon masses. RadioGraphics, 28：819-835, 2008.

Ⅲ. Abdominal and Pelvic region　　田中絵里子

Femoral canal
大腿管

大腿管の画像解剖（1～3）

1 大腿管のシェーマ

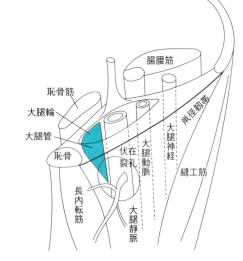

2 鼡径靱帯に沿ったCT partial MIP像

点線：radiologic femoral canal

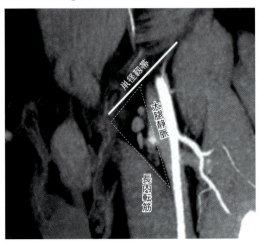

3 CT横断像

＊：大腿管

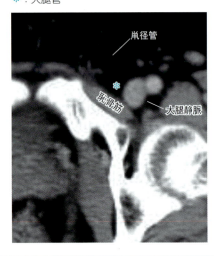

- 大腿管は大腿鞘の最も内側の区画であり，大腿輪から伏在裂孔までの狭い扇型の領域である．入口部の大腿輪は，前方は鼡径靱帯で境され，恥骨筋，裂孔靱帯，大腿静脈で囲まれる．長内転筋，縫工筋，鼡径靱帯で囲まれた三角形の領域を大腿三角とよぶが，大腿管は大腿三角のなかに含まれる．CTでは大腿管の正確な同定は困難だが大腿三角は同定可能であり，鼡径靱帯，大腿静脈，長内転筋で囲まれた三角形の脂肪組織に含まれると考えられる．

画像診断上の意義

①大腿ヘルニアの通路となる．
②大腿管内部のCloquetのリンパ節を含む．

症例1 大腿ヘルニア（80歳代，女性）

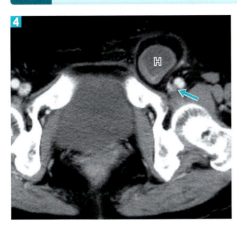
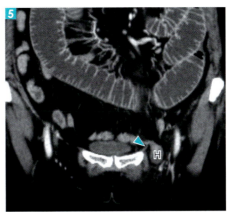

● 画像所見
造影CT横断像 4, 同冠状断像 5：大腿静脈に沿ってその内側に脱出腸管（H）を認める。大腿管で大腿静脈（↑）は圧排されている。冠状断像では，ヘルニア門の腹側を走行する鼡径靱帯（▲）の一部が認められる。

● 解説
大腿ヘルニアのヘルニア門は鼡径靱帯の背側にあるため，冠状断像での鼡径靱帯の同定が診断に有用である。

症例2 Cloquetリンパ節（50歳代，男性）

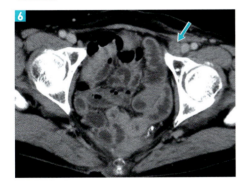

● 画像所見
造影CT 6：左大腿管に不均一に造影されるリンパ節腫大（↑）を認める。肛門管癌の転移であった。

● 解説
Cloquetリンパ節は深鼡径リンパ節の1つで，大腿管に内包されている。浅鼡径リンパ節と外腸骨節をつなぐリンパ節であり，リンパ節転移の経路として重要である。

> **TIPS** 内鼡径ヘルニアと大腿ヘルニア
> ○大腿輪は下腹壁動静脈の内側に見えることがあり，内鼡径ヘルニアと紛らわしいことがある。
> ○それぞれのヘルニア門が，内鼡径ヘルニアでは鼡径靱帯の上に，大腿ヘルニアでは鼡径靱帯の下にあることで鑑別する。
>
> **7** 内鼡径ヘルニアと大腿ヘルニア（体腔側より腹壁を見た図）

参考文献
1) キース・L・ムーア，アーサー・F・デイリー著，佐藤達夫，坂井建雄監訳：臨床のための解剖学．メディカル・サイエンス・インターナショナル，2008．
2) Shadbolt CL, et al：Imaging of groin masses：inguinal anatomy and pathologic conditions revisited. RadioGraphics, 21：S261-271, 2001.
3) Cherian PT, Parnell AP：Radiologic anatomy of the inguinofemoral region：insights from MDCT. AJR Am J Roentgenol, 189：W177-183, 2007.

Obturator foramen
閉鎖孔

閉鎖孔の画像解剖図（1, 2）

1 左閉鎖孔ヘルニアの経路
A：前方型：外閉鎖筋の腹側－恥骨筋背側に脱出。通常はこのタイプ
B：外側型：外閉鎖筋の筋束間を突き抜けて，外閉鎖筋の外側前面に脱出
C：内側型：閉鎖膜と内・外閉鎖筋の間に脱出

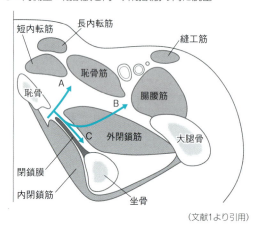

（文献1より引用）

2 閉鎖筋のCT（a）とMRI T1強調像（b）
↑：閉鎖管

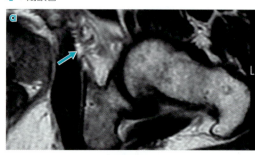

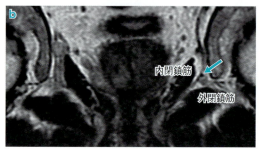

- 閉鎖孔(obturator foramen)は恥骨（腹側・頭側）と坐骨（背側・尾側）に囲まれた領域で，閉鎖膜という強靱な結合組織（恥骨組織）で閉じられている。
- 恥骨上枝側の閉鎖動静脈・閉鎖神経の通過する部位（閉鎖膜の前上方）は脂肪織で閉鎖されているため比較的脆弱で，この狭い領域を閉鎖管(obturator canal)（2bの↑）という。
- 閉鎖膜の内側は内閉鎖筋で，外側は外閉鎖筋で覆われている。
- 閉鎖溝(obturator sulcus)（2aの↑）は恥骨上枝の腹側内面の窪みをいう。
- 閉鎖神経は大腿内転筋群を支配する。
- 閉鎖管は閉鎖膜と閉鎖溝で囲まれ，径1cm以下，長さ1〜2cmで，外閉鎖筋の前面に開口する。

画像診断上の意義

①閉鎖孔ヘルニア：閉鎖管を経て小腸・結腸・大網・卵巣・膀胱などが逸脱するもので，閉鎖管は強靱で細く嵌頓しやすく，Richter型ヘルニアが多い（症例1，症例2）。
②閉鎖孔の腫瘍では閉鎖神経由来の神経原性腫瘍などを考える（症例3）。
③消化管穿孔などの腹腔内膿瘍が大腿に進展する経路や，腹腔内播種・内膜症などの病変が進展する経路として重要である（症例4）。また，化膿性股関節炎では，閉鎖管を介して内閉鎖筋などへの炎症波及を生じる。

参考文献
1）荒木　力著：急性腹症のCT．メディカル・サイエンス・インターナショナル，2009，p12-18．
2）山下康行編著：消化管の画像診断．秀潤社，2015，p276-277．
3）佐々木　豪ほか：リンパ節転移と鑑別が困難であった閉鎖神経原発神経鞘腫の1例．泌尿器科紀要，56：323-326，2010．

症例1 閉鎖孔ヘルニア：小腸の逸脱 (80歳代, 女性)

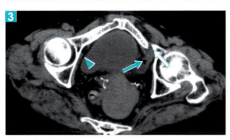
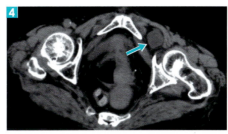

● 画像所見
CT横断像3, 4：左閉鎖管には小腸が嵌頓しており(3の↑)、右閉鎖管には閉鎖動静脈が2個の点状所見(3の▲)として認められる。左閉鎖溝は3の⇑の恥骨上枝のくぼみ部分である。左閉鎖孔に嵌頓した小腸が認められる(4の↑)。

● 解説
閉鎖孔ヘルニアは閉鎖管を経て臓器が骨盤外に逸脱する比較的まれな腹壁ヘルニアであり、やせ型の高齢の女性の多産婦に多い。逸脱する臓器は小腸(回盲弁から100cm以内)が最も多く(およそ97%)、結腸、大網、卵巣・卵管、子宮、膀胱などが報告されている。閉鎖管は細く強靱なため、いったんヘルニアを起こすと嵌頓しやすく、腸管壁の一部だけが嵌頓するRichter型ヘルニアも多い。臨床症状は腸閉塞による腹痛や嘔気などの非特異的所見が多く、特徴的といわれるHowship-Romberg sign(TIPS参照)はおよそ30%程度に認められる。閉鎖孔ヘルニアではCTによる診断価値は高く、恥骨下縁まで撮影する必要があり、逸脱した小腸などが恥骨筋と外閉鎖筋の間や外閉鎖筋の筋束間に見られる。人工股関節置換術後では金属のアーチファクトのために見逃されるケースや閉鎖管に貯留した腹水が腸管内に貯留した液体のように見え、閉鎖孔ヘルニアと誤診してしまうことがあり、注意深い読影が必要である。

TIPS Howship-Romberg sign(徴候)
○閉鎖管を通過する閉鎖神経が逸脱した臓器で圧迫され、患側の大腿内側から膝、下腿に放散する痛みやしびれの症状が、股関節の背側への伸展、内転か内旋により増強する徴候である。

症例2 閉鎖孔ヘルニア：膀胱の逸脱 (90歳代, 女性)

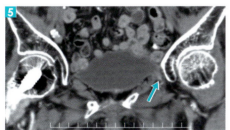
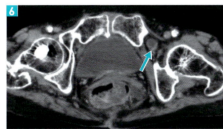

● 画像所見
CT冠状断像5, 同横断像6：膀胱左側壁に一部が閉鎖管に嵌入し(5の↑)、閉鎖管から脱出している(6の↑)。

● 解説
膀胱ヘルニアのほとんどは無症状だが、排尿困難感や頻尿、残尿感がみられることがある。

症例3 閉鎖神経由来の神経鞘腫疑い (70歳代, 男性)

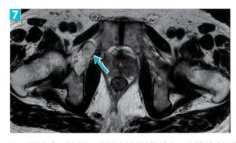
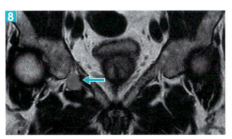

● 画像所見
T1強調像7, 8：右閉鎖孔に境界明瞭な結節が見られ(↑)、閉鎖神経の通過する位置に一致しており、神経鞘腫が疑われた。

● 解説
閉鎖神経由来の神経鞘腫は平均年齢53.5歳で性差がなく、腹部症状(痛み、不快感、腫瘤)、下肢症状(鼠径部痛、大腿部痛)がそれぞれ1/3の症例に存在し、無症状も1/3に認められる。大きさは直径10mm大～150mm大まで報告されている。

症例4 閉鎖孔の内膜症 (40歳代, 女性)

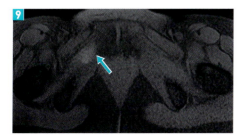

● 画像所見
脂肪抑制造影T1強調像9：右外閉鎖筋に一致して高信号域が見られ(↑)、内膜症と診断した。

● 解説
腹腔内病巣が大腿部へ進展する経路としては、①閉鎖管や坐骨直腸窩を経由する経路、②腸腰筋から鼠径靱帯、大腿動静脈、大腿管を経由する経路、③大坐骨切痕を経由する経路が知られており、閉鎖管は重要な経路の1つとなっている。

Greater sciatic foramen
大坐骨孔

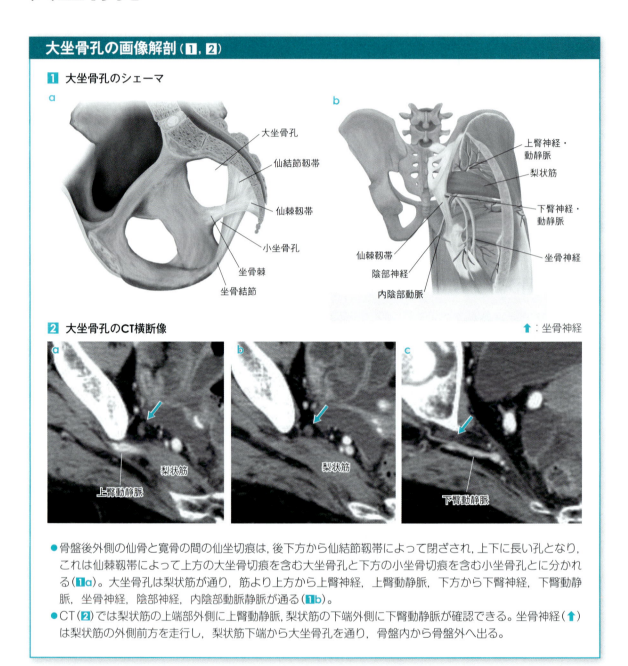

- 骨盤後外側の仙骨と寛骨の間の仙坐骨切痕は，後下方から仙結節靱帯によって閉ざされ，上下に長い孔となり，これは仙棘靱帯によって上方の大坐骨切痕を含む大坐骨孔と下方の小坐骨切痕を含む小坐骨孔とに分かれる(❶a)。大坐骨孔は梨状筋が通り，筋より上方から上臀神経，上臀動静脈，下方から下臀神経，下臀動静脈，坐骨神経，陰部神経，内陰部動脈静脈が通る(❶b)。
- CT(❷)では梨状筋の上端部外側に上臀動静脈，梨状筋の下端外側に下臀動静脈が確認できる。坐骨神経(↑)は梨状筋の外側前方を走行し，梨状筋下端から大坐骨孔を通り，骨盤内から骨盤外へ出る。

画像診断上の意義

① 骨盤腔と殿部の連絡路であり，骨盤内から骨盤外への腫瘍の進展，感染の広がりの経路として重要である。
② 大坐骨孔経由したIVR手技時に主要な神経や血管を損傷しないために画像解剖の理解が大切である。

症例1　骨盤部膿瘍大坐骨孔経由ドレナージ（50歳代，女性）

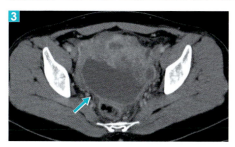
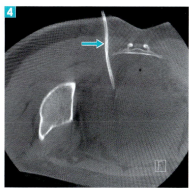

● 画像所見
造影CT❸：子宮と直腸の間に膿瘍（↑）が認められる。
腹臥位単純CT❹：大坐骨孔経由で膿瘍ドレナージ（↑）が施行された。

● 解説
骨盤部深部膿瘍のドレナージルートとして大坐骨孔経由のルートを選択する場合には，主要な神経，血管を損傷しないように注意する必要がある。主要な神経・血管は仙棘靱帯よりも頭側に位置しており，このレベルで可能な限り仙骨側に穿刺ルートをとることにより，主要な神経や動静脈の損傷を少なくすることができると報告されている[1,2]。

症例2　骨盤内膿瘍の大腿部への進展（40歳代，男性）

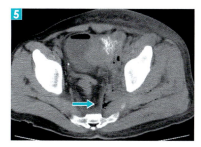
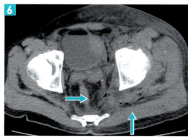
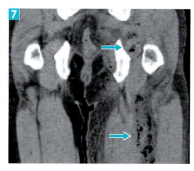

● 画像所見
単純CT横断像❺，❻，同冠状段像❼：骨盤左側から左大坐骨孔を経由し，骨盤外さらには左大腿部へガスが広がっている（↑）。
● 解説
大坐骨孔は骨盤腔と臀部の連絡路であり，骨盤内から骨盤外への腫瘍の進展，感染の広がりの経路とし認識しておく必要がある[3]。

症例3　遺残坐骨動脈（70歳代，女性）

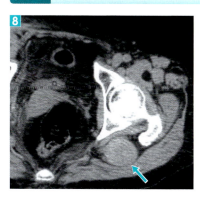
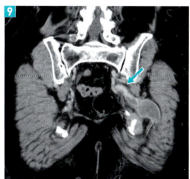

● 画像所見
単純CT横断像❽：左大坐骨孔外側に腫瘤（↑）が認められる。
造影CT冠状断像❾：では骨盤内から遺残坐骨動脈（↑）が大坐骨孔を通り，この腫瘤（血栓化した動脈瘤）に連続している。

● 解説
大坐骨孔部の腫瘤として，神経原性腫瘍，大坐骨孔ヘルニアなどがあるが，忘れてはならないものに血管性病変がある。胎生初期に胎児の下肢の血行は内腸骨動脈分枝である坐骨動脈によって供給されているが，これが退化せず残存したものを遺残坐骨動脈とよぶ[4]。動脈瘤を生じる頻度が高く，浅大腿動脈の低形成を伴うことが多い。

文献
1) Harisinghani MG, et al：CT-guided transgluteal drainage of deep pelvic abscesses：Indications, technique, procedure-related complications, and clinical outcome. RadioGraphics, 22：1353-1367, 2002.
2) Butch RJ, et al：Drainage of pelvic abscess through the greater sciatic foramen. Radiology, 158：487-491, 1986.
3) Sugawara S, et al：Patterns of soft-tissue tumor extension in and out of the pelvis. AJR Am J Roentgenol, 194：746-753, 2010.
4) Jung AY, et al：Role of computed tomographic angiography in the detection and comprehensive evaluation of persistent sciatic artery. J Vasc Surg, 42：678-683, 2005.

第 4 章

骨・関節・軟部

Bones, joints & soft tissue

Ⅳ. Bones, Joint & Soft tissue

OVERVIEW ― 肩の解剖
Anatomy of the shoulder joint

肩の画像解剖（①〜⑧）

① 肩関節のT2強調冠状断像

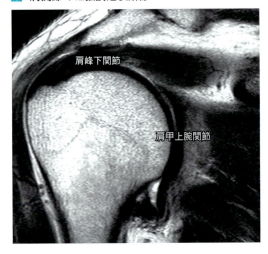

② 関節唇のT2強調横断像

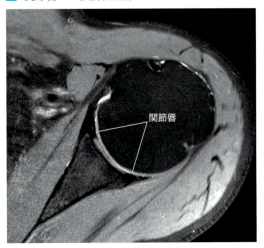

③ 腱板のT2強調矢状断像

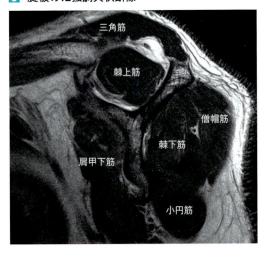

④ 腱板疎部の脂肪抑制プロトン密度強調矢状断像

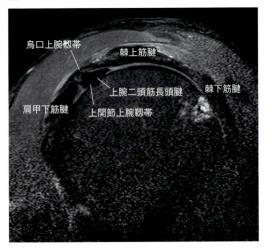

- 肩甲上腕関節は，上腕骨頭と肩甲骨関節窩からなる球関節で，第1肩関節とよばれる．それに対し，上腕骨頭と肩峰で構成される関節様構造は，肩峰下関節といい，第2肩関節とばれる（①）．関節窩に比し，骨頭は大きく，関節窩は骨頭の1/4分程度しか覆っていない．
- 関節唇は関節窩の辺縁に存在し，関節窩の深さを補っている（②）．
- 腱板は肩甲骨から上腕骨頭に付着する4つの筋・腱の複合体で，棘上筋腱，棘下筋腱，小円筋腱そして肩甲下筋腱からなる（③）．棘上筋腱，棘下筋腱は強固に密着し，肩峰下腔を走行しており，肩峰下関節では膝の半月板のような役割を担っている．

5 結節間溝のT2強調冠状断像

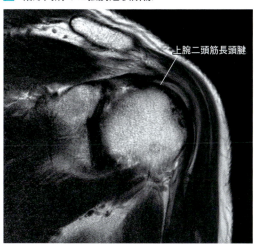

6 肩甲上神経のT2強調冠状断像

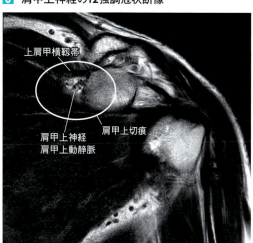

7 腋窩神経のT2強調冠状断像

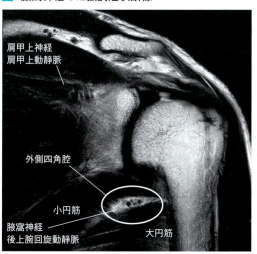

8 肩甲上神経のT2強調冠状断像

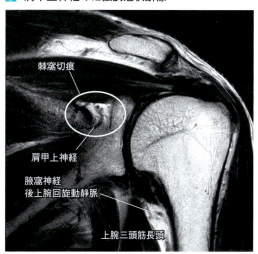

- 棘上筋腱と肩甲下筋腱の間隙である腱板疎部は，烏口上腕靱帯，上関節上腕靱帯，関節包，および滑膜組織からなり，肩関節の円滑な運動と安定化に寄与している。烏口上腕靱帯には上関節上腕靱帯が癒合し，上関節上腕靱帯は上腕二頭筋長頭腱起始部のやや前方の関節窩前縁から長頭腱の下方を走行してpulleyを形成している（**4**）。
- 結節間溝には上腕二頭筋長頭腱が走行し，関節内に連続している（**5**）。中関節上腕靱帯は上関節上腕靱帯のやや遠位から起始し，小結節の内側部に付着する。下関節上腕靱帯には前方線維，後方線維がありその間に腋窩嚢がある。前方線維は関節窩前縁の2～4時の位置から起始し，後方線維は7～9時の位置から起始する。
- 肩関節周囲で重要な神経には腋窩神経，肩甲上神経がある（**6**）。
- 腋窩神経はC5，C6に由来し，腕神経叢の後神経束から分岐し，後上腕回旋動静脈とともに上腕骨外科頸を取り囲むように外側四角腔（quadrilateral space）を通過する（**7**）。上腕骨背側で筋枝と皮神経（上外側上腕皮神経）に分岐する。
- 肩甲上神経もC5，C6に由来し，腕神経叢の上神経幹から分岐し，肩甲骨前方から肩甲上切痕（suprascapular notch）を通過し，棘上筋への枝を出した後（**6**，**7**），棘窩切痕（spinoglenoid notch）を通過し，棘下筋に分布する（**8**）。肩甲上神経は関節包上面の知覚神経枝も含んでいる。

Acromio-humeral interval
肩峰骨頭間距離

肩峰骨頭間距離の画像解剖（1, 2）

1 肩峰骨頭間距離のシェーマ

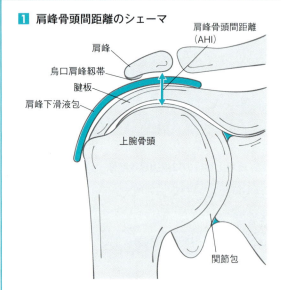

2 肩峰骨頭間距離のT2強調冠状断像

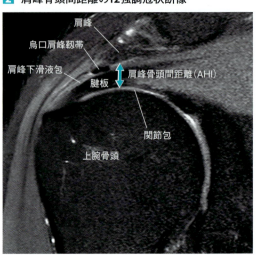

- 肩峰下縁から上腕骨頭までの距離を肩峰骨頭間距離（acromio-humeral interval；AHI）とよび、このスペースは肩峰下腔という。ここには烏口肩峰靱帯、肩峰下滑液包、腱板、関節包が含まれる（1, 2）。正常では中間位で7〜14mm程度である。

症例1　腱板断裂（50歳代、男性）

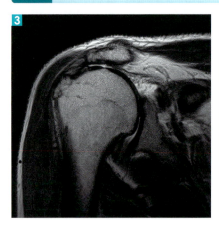

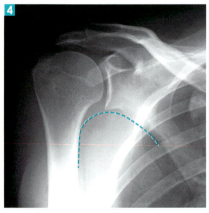

● 画像所見
T2強調冠状断像3：棘上筋腱に約5cmの全層断裂（大断裂）を認め、上腕骨頭は上方化し、肩峰骨頭間距離が減少している。多くの場合で上腕二頭筋長頭腱に断裂を伴う。

● 解説
腱板断裂と上腕二頭筋長頭腱の断裂により、骨頭の求心位が失われ、骨頭が上方化する（単純X線true AP像4）。進行すると上腕骨頭と肩峰は直接に接することにより関節窩を形成し（facetting）、cuff tear arthropathyとなる。

参考文献
1) Goutallier D, et al：Acromio humeral distance less than six millimeter：its meaning in full-thickness rotator cuff tear. Orthop Traumatol Surg Res, 97：246-251, 2011.
2) 南村武彦ほか：腱板広範囲断裂における上腕骨頭上方下と腱板断裂の検討．肩関節, 32：605-608, 2008.

症例2 骨折後のpseudosubluxation (40歳代, 男性)

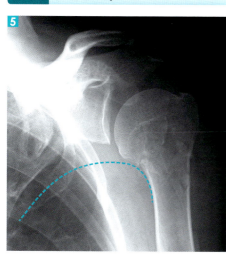

● **画像所見**
単純X線写真⑤：上腕骨外科頸，大結節に骨折を認める。上腕骨頭が下方に偏位し，肩峰骨頭間距離が開大している。

● **解説**
外傷後の三角筋や腱板筋の筋緊張の低下と関節内血腫により，骨頭が下方に偏位する。この骨頭の位置の変化は関節包の拡張によるもので，本来の脱臼や亜脱臼ではない。

TIPS 肩甲上腕弓（Moloney弓）
○単純X線撮影では肩峰下腔を描出するため，頭尾方向に20°傾け，肩甲上腕関節をめがけて入射する（⑥）。中間位では骨頭の内下面と肩甲骨下縁は同じ高さで一致しており，このラインを肩甲上腕弓（Moloney弓）という（⑦）。

---

⑥ 肩峰下腔描出のシェーマ

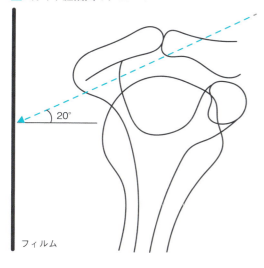

⑦ 単純X線写真

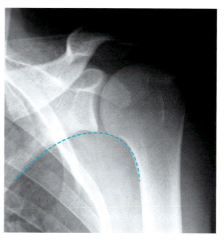

画像診断上の意義

①AHIが6mm以下なら腱板断裂の可能性が高いとの報告がある。
②腱板断裂の断裂サイズが大きいほどAHIが減少する傾向があるが，必ずしもAHIが減少するわけではない。
③臥位でのAHIの減少は上腕二頭筋長頭腱断裂が関与し，立位でのAHIの減少は棘下筋腱，肩甲下筋腱の断裂が関与する。

Rotator interval
腱板疎部

腱板疎部の画像解剖（1, 2）

1 腱板疎部のシェーマ

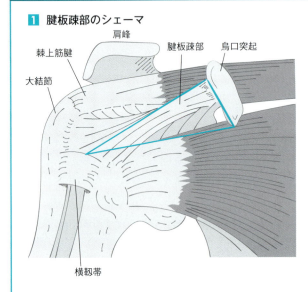

2 腱板疎部のT2強調矢状断像

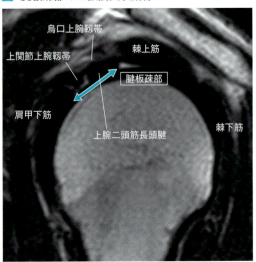

- 腱板疎部は棘上筋腱と肩甲下筋腱の隙間で，棘上筋腱の前縁を上縁，肩甲下筋腱の上縁を下縁，烏口突起を内側縁，大結節と小結節の間にある横靱帯を外側縁とする三角形の領域であり（1），関節包と烏口上腕靱帯で覆われている（2）。同部は肩関節の可動性と安定性に重要であり，下方不安定性，外旋可動域に関係している。

画像診断上の意義

①若年者では疼痛と不安定感や脱臼間を訴え，棘上筋腱と棘下筋腱との間の関節包が拡大する。
②凍結肩（frozen shoulder，いわゆる五十肩）では，烏口上腕靱帯の肥厚，腱板疎部の滑膜増生，烏口下脂肪三角の信号低下が見られ，疼痛と拘縮を生じる。中高年に多い。

症例1　腱板疎部損傷（60歳代，男性）

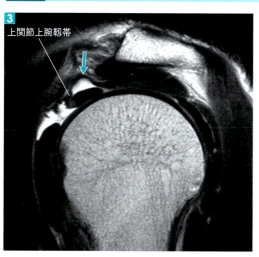
上関節上腕靱帯

● 画像所見
T2強調矢状断像3：腱板疎部は弛緩し，開大している（↑）。烏口上腕靱帯，上関節上腕靱帯に不整，信号上昇を認め，損傷が示唆される。

● 解説
関節造影なしでは診断が難しい。斜矢状断が評価に適している。関節包や烏口上腕靱帯への繰り返す負荷や外傷により生じると考えられている。

症例2　凍結肩（癒着性関節包炎）（50歳代，女性）

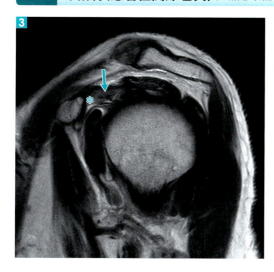

● 画像所見
T2強調傍矢状断像4：腱板疎部では滑膜肥厚，増生を認め（↑），烏口下脂肪三角の脂肪の高信号が消失し（＊），低信号を呈している。

● 解説
凍結肩は炎症期，拘縮期，回復期に分けられるが，炎症期で滑膜の肥厚，信号上昇を認め，拘縮期では滑膜肥厚や信号上昇が改善する。

TIPS　腱板疎部は特徴的な機能
○肩関節不安定症に対しては，腱板疎部を縫縮し，関節容量を減少させることで，前方，下方の安定性が改善する。その一方で，拘縮がある場合には肥厚・瘢痕化した腱板疎部・烏口上腕靱帯を切離し，可動域を改善・拡大させる。腱板疎部の障害は，不安定性，拘縮といった相反する病態を生じ，まったく正反対の治療が施行される変わった構造である。

参考文献
1) 橋本　卓ほか：腱板疎部領域の病理組織所見と肩の病態との関連. 肩関節, 29：491-495, 2005.
2) Mengiardi B, et al：Frozen shoulder：MR arthrographic findings. Radiology, 233：486-492, 2004.

Ⅳ. Bones, Joint & Soft tissue

Quadrilateral space
四辺形間隙，外側四角腔

外側四角腔の画像解剖（1, 2）

1 quadrilateral spaceのシェーマ

2 quadrilateral spaceのT2強調矢状断像

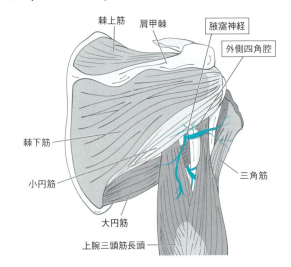
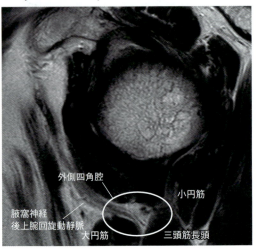

- 小円筋，大円筋，上腕三頭筋長頭，上腕骨で囲まれた領域を外側四角腔（quadrilateral space）とよぶ。このquadrilateral spaceを通って腋窩神経が背側に達する（1, 2）。この神経は小円筋に分布する枝を出した後，三角筋に入る。腋窩神経は後上腕回旋動脈，後上腕回旋静脈とともに走行している。後上腕回旋動脈は三角筋，上腕三頭筋長頭，上腕三頭筋外側頭を栄養している。

画像診断上の意義

① 腋窩神経は外側四角腔を通って背側に伸びる。
② 腋窩神経障害が存在する場合，支配筋である小円筋，三角筋に萎縮や変性をきたすことがある。
③ 逆に，小円筋や三角筋に萎縮，変性を認めた場合，腋窩神経障害を考慮する。

参考文献
1) Carry S, et al：Quadrilateral space syndrome：Findings at MR imaging. Radiology, 188：675–676, 1993.
2) 栗山真一ほか：腋窩神経麻痺を呈した肩甲部ガングリオンに対する鏡視下除圧術の1例. 肩関節, 37：1339–1341, 2013.

症例1 quadrilateral space syndrome (20歳代, 男性)

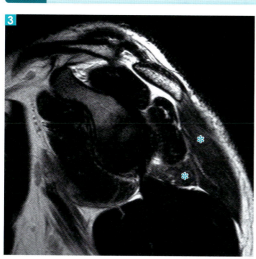

● 画像所見
T2強調矢状断像 3：小円筋，三角筋に信号上昇と軽度の萎縮（＊）を認める。
● 解説
腋窩神経の障害により，neurogenic degenerationを生じていると考えられる。

症例2 ガングリオン (30歳代, 女性)

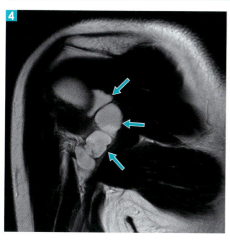 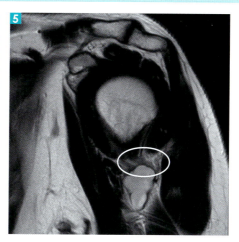

● 画像所見
T2強調冠状断像 4：上腕三頭筋長頭と内側頭の間に連続する高信号を呈する嚢胞構造を認める。
T2強調矢状断像 5：小円筋と大円筋の間に嚢胞構造が連続し，腋窩神経（○）を圧排している。
● 解説
ガングリオンによる腋窩神経圧排で腋窩神経麻痺を生じている症例である。圧迫を除去すると，症状は改善する。

> **TIPS** 運動神経と感覚神経の混在部
> ○三角筋，小円筋を支配する運動神経と，肩の外側の皮膚感覚を支配する感覚神経が混在しているため，損傷すると外転障害（三角筋），外旋障害（小円筋）や，しびれ，痛みを生じることがある。上腕骨外科頸の骨折で障害されやすい。

Suprascapular notch, spinoglenoid notch
肩甲上切痕，棘下切痕

肩甲切痕の画像解剖（**1**, **2**）

1 肩甲切痕のシェーマ

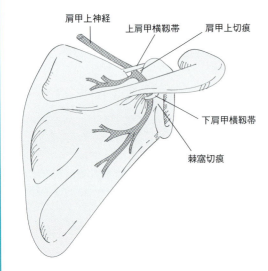

2 肩甲切痕のT2強調矢状断像

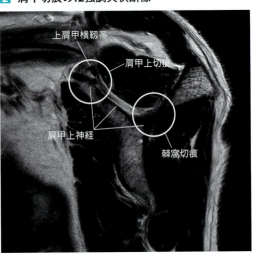

- いわゆる肩甲切痕は烏口突起基部内側にある切れ込みを指し，肩甲上切痕（suprascapular notch）ともよばれる．肩甲上神経はこの陥凹を通り肩甲骨背面に向かい，棘上筋の枝を出した後，肩甲棘基部の外側と肩甲頸後面とで形成される棘窩切痕（spinoglenoid notch）を通過し，棘下筋に分布する．肩甲上切痕では上肩甲横靱帯の下，棘窩切痕では下肩甲横靱帯の下を走行している（**1**，**2**）．

画像診断上の意義

①肩甲上神経は棘窩切痕部で下肩甲横靱帯の下で肩甲棘基部に接し急角度で屈曲し，棘下筋に至る．
②肩甲切痕部で骨と靱帯にはさまれる限られた空間を通過するため，同部で圧迫もしくは絞扼性神経障害を起こしやすい．

症例1 paralabral cyst（傍関節唇嚢胞）(30歳代，男性)

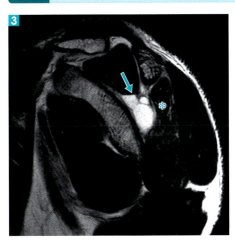
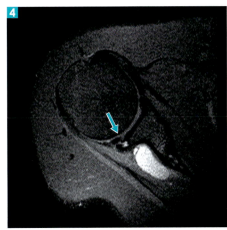

● 画像所見
T2強調矢状断像3：棘窩切痕部に嚢胞構造を認め（↑），棘下筋筋腹に軽度の萎縮と筋腹全体の信号上昇を認める（＊）。
脂肪抑制プロトン密度強調横断像4：後方関節唇に亀裂を認め（↑），嚢胞構造と連続している。
● 解説
関節唇損傷に伴う傍関節唇嚢胞（paralabral cyst）が肩甲棘外縁にまで伸び，棘窩切痕付近での肩甲上神経の圧排であることから，棘下筋のみの障害をきたす。

症例2 肩甲上神経麻痺(20歳代，男性)

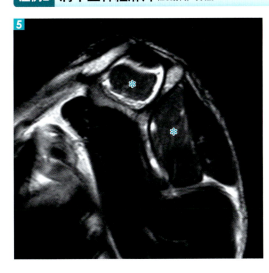

● 画像所見
T2強調矢状断像5：棘上筋，棘下筋の筋腹に信号上昇と軽度の萎縮を認める（＊）。その他の筋には明らかな変化は認めない。
● 解説
棘上筋，棘下筋両方の変化であり，肩甲上切痕よりも中枢側での障害が示唆される。

> **TIPS** 筋肉の麻痺からの回復
> ○末梢神経麻痺により脱神経された筋肉は，原因を除去してから数カ月で，ほぼ正常に回復すると報告されている。

参考文献
1) 井口 理ほか：肩甲上神経麻痺におけるMRI所見の検討. 肩関節，19：200-205, 1995.
2) Uetani M, et al：Denervated skeletal muscle：MR imaging. Radiology, 189：511-515, 1993.

Glenohumeral ligament
（関節上腕靱帯 上・中・下を含む）肩関節腔

肩関節腔の画像解剖（1～3）

1 肩関節腔のシェーマ

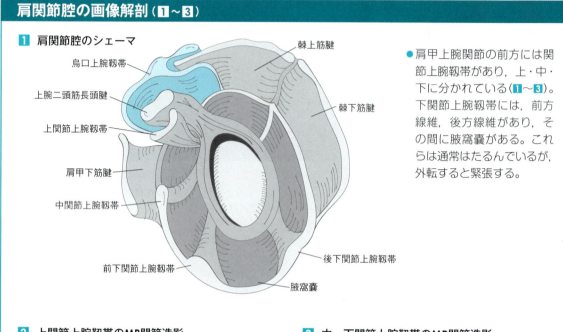

- 肩甲上腕関節の前方には関節上腕靱帯があり，上・中・下に分かれている（1～3）。下関節上腕靱帯には，前方線維，後方線維があり，その間に腋窩嚢がある。これらは通常はたるんでいるが，外転すると緊張する。

2 上関節上腕靱帯のMR関節造影

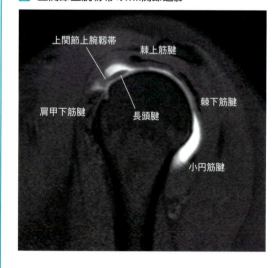

3 中・下関節上腕靱帯のMR関節造影

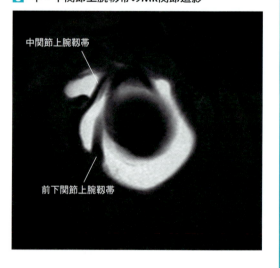

画像診断上の意義

①上関節上腕靱帯は，上腕二頭筋長頭腱の安定化を担う。
②前下関節上腕靱帯は，肩関節の前方安定性を担う重要な構造である。
③凍結肩では腋窩嚢の肥厚や信号上昇，容積減少が見られ，外転制限を生じる。

症例1 長頭腱滑車損傷(pulley lesion)(30歳代, 男性)

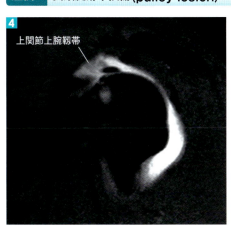

上関節上腕靱帯

● 画像所見
MR関節造影 4：腱板疎部が弛緩し，上関節上腕靱帯に信号上昇，不整を認める。
● 解説
pulleyは，上腕二頭筋長頭腱の安定性に関与し，損傷は肩前面痛の原因となる。上関節上腕靱帯の弛緩，信号の消失，上腕二頭筋長頭腱の前方転位がpulley lesionを疑う所見である。

症例2 肩関節前方脱臼(HAGL lesion)(10歳代, 女性)

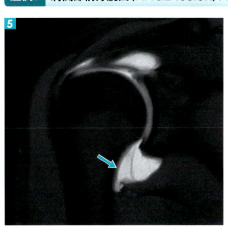

● 画像所見
MR関節造影 5：腋窩嚢は弛緩し，上腕骨側の付着部に不整を認め(↑)，関節包，下関節上腕靱帯が不連続である。
● 解説
外傷性反復性肩関節脱臼の原因は下関節上腕靱帯の弛緩，断裂や剥離による下関節上腕靱帯機能不全が関与することが多く，Bankart損傷のほかに，関節包断裂や上腕骨側剥離損傷[humeral avulsion of glenohumeral ligament (HAGL)lesion]などが知られている。

症例3 凍結肩(癒着性関節包炎)(50歳代, 女性)

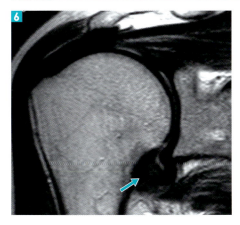

● 画像所見
T2強調冠状断像 6：腋窩嚢(axillary pouch)の肥厚を認め(↑)，信号上昇と容積の減少を認める。
● 解説
腱板疎部の滑膜増生とともに，凍結肩(拘縮肩)の原因の1つであり，可動域制限がある症例では腋窩嚢の肥厚や萎縮を伴う。

> **TIPS** Buford complexの可能性
> ○中関節上腕靱帯には正常変位が多く，肩関節多方向不安定症では中関節上腕靱帯，前下関節上腕靱帯の低形成を伴う。太い中関節上腕靱帯を見たら，Buford complexの可能性を考える。

参考文献
1) 芝山雄二ほか：MRIによるpulley lesionの診断に関する検討. 肩関節, 37：971-974, 2013.
2) 上原大志ほか：HAGL lesionの画像診断と治療成績. 肩関節, 31：279-282, 2007.
3) Sofka CM, et al：Magnetic resonance imaging of adhesive capsulitis：correlation with clinical staging. HSSJ, 4：164-169, 2008.

IV. Bones, Joint & Soft tissue 鈴木美知子，江原　茂

OVERVIEW ― 肘の解剖
Anatomy of the elbow joint

肘の画像解剖（**1**〜**15**）

- 肘関節は，腕橈関節，腕尺関節，上橈尺関節の3関節からなり，これらが1つの関節被膜と滑膜腔を共有している（**5**〜**11**）。
- 内側側副靱帯は3要素（anterior bundle, posterior bundle, transverse bundle）からなる。anterior bundleは上腕骨内側上顆から尺骨鉤状突起結節部に付着する。posterior bundleは内側上顆後面から肘頭内側に伸び，transverse bundleは両者を連結するように鉤状突起と肘頭間を走行する。肘の安定性にはanterior bundleが最もかかわっており，最も損傷を受けやすい（外反ストレスによる野球肘など）（**1**, **6**, **7**）。
- 外側側副靱帯も3要素（radial collateral ligament, lateral ulnar collateral ligament, annular ligament）からなるが，正常変異が多くみられる。radial collateral ligamentは外側上顆から扇状に広がってannular ligamentと1つになる。lateral ulnar collateral ligamentは外側上顆から尺骨回外筋稜へ付着する。annular ligamentは橈骨頭を取り囲むように存在する。肘外側の安定性に最も寄与するのはlateral ulnar collateral ligamentである。テニス肘で重要な総指伸筋や短橈側手根伸筋はlateral ulnar collateral ligamentよりやや近位に付着している（**2**, **6**, **7**）。
- 内側側副靱帯，外側側副靱帯の観察は，冠状断面が基本となる。冠状断と矢状断を組み合わせることで，解剖が把握しやすい。
- 肘関節周囲の筋は，①後方筋群（上腕三頭筋，肘筋），②前方筋群（上腕二頭筋，上腕筋），③外側筋群（回外筋，手関節や手指の伸筋，腕橈骨筋）（**3**），④内側筋群（円回内筋，手関節や手指の屈筋，長掌筋）（**4**）に分けられる（**11**〜**15**）。
- 後方筋群は肘関節の伸展，前方筋群は肘関節の屈曲，外側筋群は肘関節の回外，手関節や手指の伸展，内側筋群は肘関節の回内，手関節や手指の屈曲に関与する。
- 肘関節を走行する神経は，正中神経，橈骨神経，尺骨神経がある（**12**〜**14**）。
- 神経については，横断像を丹念に追っていくことがポイントである。

1 内側側副靱帯

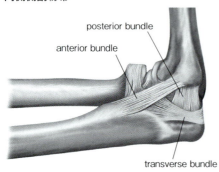

2 外側側副靱帯

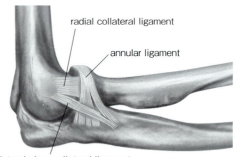

3 肘関節周囲の筋（外側筋群）

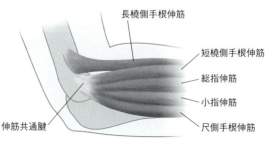

4 肘関節周囲の筋（内側筋群）

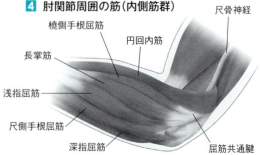

5 最前面のプロトン密度強調冠状断像

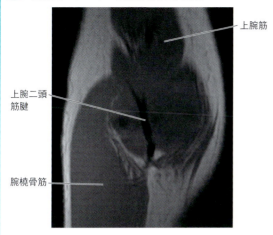
- 上腕筋
- 上腕二頭筋腱
- 腕橈骨筋

6 前面側のプロトン密度強調冠状断像

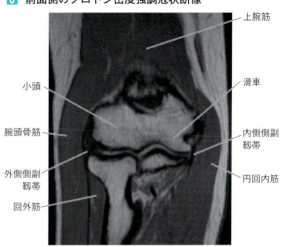
- 上腕筋
- 小頭
- 滑車
- 腕頭骨筋
- 内側側副靱帯
- 外側側副靱帯
- 円回内筋
- 回外筋

7 中央側のプロトン密度強調冠状断像

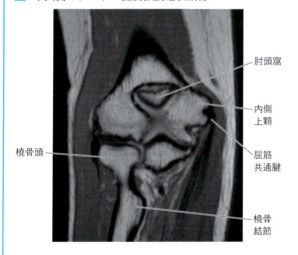
- 肘頭窩
- 内側上顆
- 橈骨頭
- 屈筋共通腱
- 橈骨結節

8 後面のプロトン密度強調冠状断像

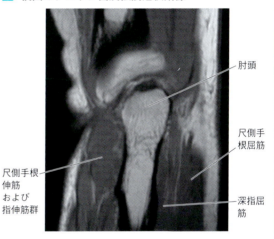
- 肘頭
- 尺側手根屈筋
- 尺側手根伸筋および指伸筋群
- 深指屈筋

9 最後面のプロトン密度強調冠状断像

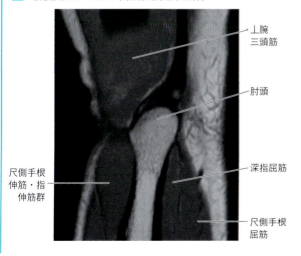
- 上腕三頭筋
- 肘頭
- 尺側手根伸筋・指伸筋群
- 深指屈筋
- 尺側手根屈筋

10 橈側のプロトン密度強調矢状断像

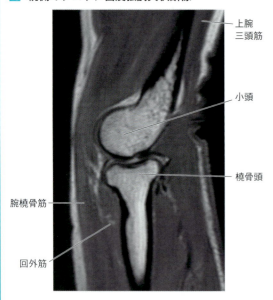

12 上腕遠位部レベルのプロトン密度強調横断像

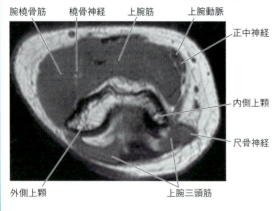

14 橈骨頭レベルのプロトン密度強調横断像

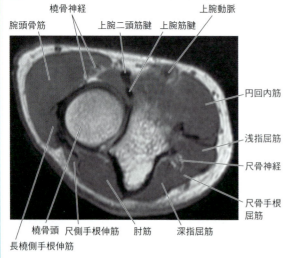

11 尺側のプロトン密度強調矢状断像

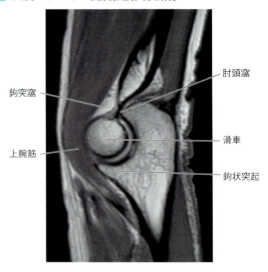

13 肘頭窩レベルのプロトン密度強調横断像

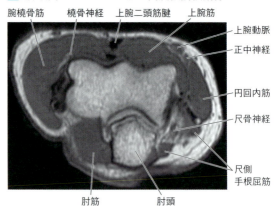

15 前腕近位レベルのプロトン密度強調横断像

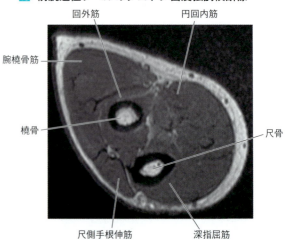

Cubital tunnel
肘部管

肘部管の画像解剖（**1**～**3**）

1 肘部管のシェーマ

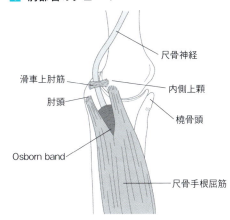

- 肘部管は前方を上腕骨（内側上顆の尺骨神経溝），外側を内側側副靱帯，後方をOsborn band[*]で構成される管で，内部を尺骨神経が走行する（**1**，**2**）。
- [*]Osborn band：尺側手根屈筋の2つの起始部（内側上顆に起始する上腕頭と肘頭に始まる尺骨頭）の間を連絡している靱帯である。

TIPS ○Osborn靱帯の中枢側に滑車上肘筋（**1**，**3**）が存在することがあり（3～28％），肘部管症候群[*]に関与することもある。滑車上肘筋は上腕骨内側上顆に起始し，尺骨肘筋に停止する。
[*]肘部管症候群：肘部管での尺骨神経の絞扼。小指と環指の小指側にしびれが生じ，進行すると筋肉がやせ，鉤爪変形，鷲手変形が見られる。

2 正常の肘部管（T2強調横断像）

▲：尺骨神経，↑：Osborn band（①→⑥：上腕骨上側→肘頭窩）

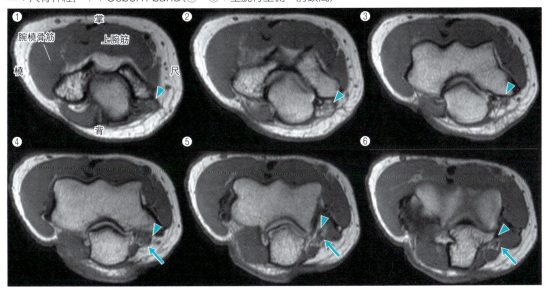

画像診断上の意義

①肘部管内の圧の上昇により，尺骨神経が障害される（肘部管症候群）。
②MRIにより，肘部管を圧排する構造のみでなく，尺骨神経そのものの萎縮，腫大，信号異常などを同定できる。

3 滑車上肘筋（T2強調横断像）

滑車上肘筋（↑）は上腕骨内側上顆から起始し，尺骨肘筋に停止する筋である。滑車上肘筋は肘部管の筋として見られ（3～28％），肘部管症候群の原因となる。▲：尺骨神経

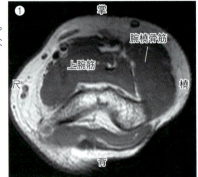

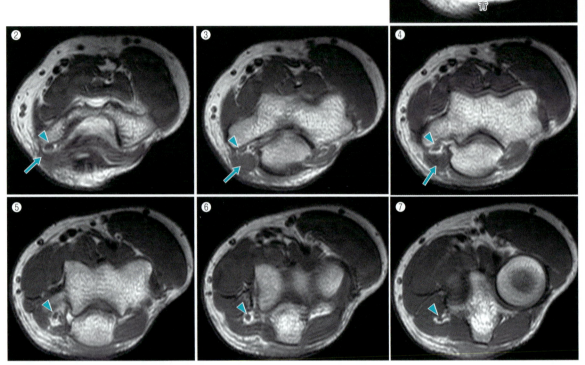

症例1　静脈奇形による右肘部管内圧上昇（60歳代，女性）

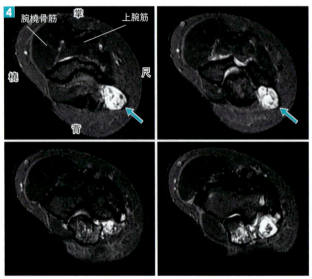

尺骨神経領域のしびれ。
● 画像所見
STIR横断像 4：肘部管相当部（↑）に高信号を認め，血管腫と考える。肘部管は同定できず，血管腫による圧排が疑われる。
● 解説
慢性疾患（腫瘍，血腫，骨棘，関節内遊離体など）によって，肘部管症候群が起こりうる。

症例2　外傷による右肘部管症候群（60歳代，女性）

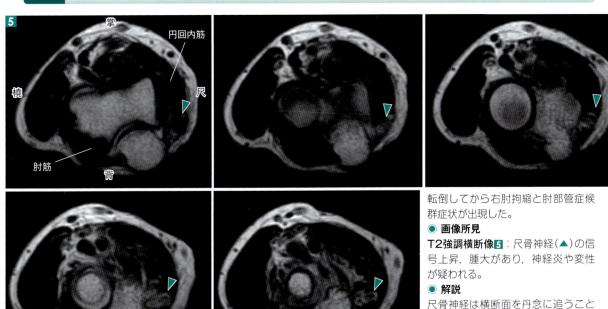

転倒してから右肘拘縮と肘部管症候群症状が出現した。
● 画像所見
T2強調横断像⑤：尺骨神経（▲）の信号上昇，腫大があり，神経炎や変性が疑われる。
● 解説
尺骨神経は横断面を丹念に追うことで，腫大・萎縮や信号異常を同定できる。

症例3　外側型テニス肘に合併した尺骨神経炎（60歳代，男性）

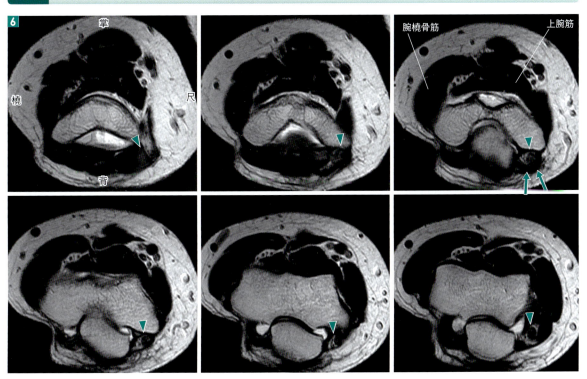

テニス肘のためMRI撮像。
● 画像所見
T2強調横断像⑥：肘部管で尺骨神経（▲）の内部信号が上昇している。Osborn band（↑）の肥厚も認める。
● 解説
テニス肘や野球肘では，複合損傷の頻度が高いので注意する。

Ⅳ. Bones, Joint & Soft tissue

Radial tunnel
橈骨神経管

橈骨神経管の画像解剖（1, 2）

1 橈骨神経管のシェーマ

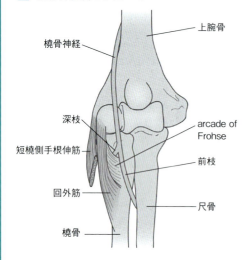

- 腕橈骨筋と上腕筋の間を橈骨神経が通過する。この部分の経路を橈骨神経管とよぶ（1, 2）。

TIPS
○橈骨神経は，橈骨神経管を通過した後，腕頭関節レベルで深枝と浅枝に分かれ，深枝はarcade of Frohse（1, 2）の深部に入り，回外筋を貫通し，後骨間神経となる。後骨間神経麻痺は，外傷（Monteggia骨折など），神経炎，使い過ぎ（overuse）などにより，arcade of Frohseの圧排が生じて起こりうる。後骨間神経麻痺では感覚障害を伴わない下垂手が生じる。

2 正常の橈骨神経（T2強調横断像）
▲：橈骨神経，↑：橈骨神経浅枝・深枝，⇑：arcade of Frohse

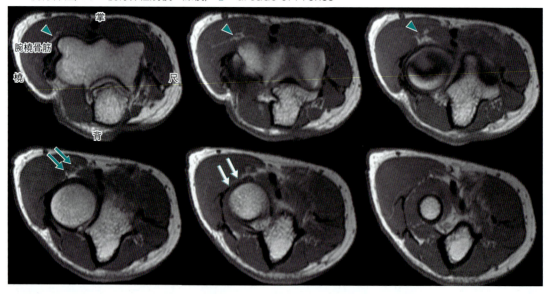

画像診断上の意義

①橈骨神経管内の神経圧迫により，感覚障害を伴った下垂手が生じる。外傷，腫瘍，炎症のほか，血管などの解剖学的構造によっても圧排が生じる。橈骨神経管を横切る血管や，結合組織の隔壁などによる慢性的な圧排が原因となりやすい。
②MRIでは圧迫する構造だけでなく，障害を受けた橈骨神経自体の異常も描出できる。

症例1 橈骨神経神経鞘腫による橈骨神経麻痺（60歳代，男性）

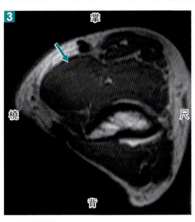
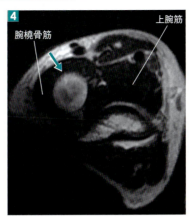
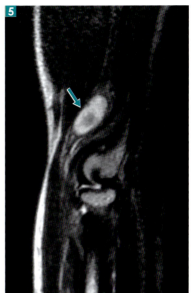

● 画像所見
T2強調横断像 3，4，T1強調矢状断像 5：橈骨神経管相当部に類円形の軟部腫瘤（↑）あり。T2強調像でターゲット状の高信号，T1強調像で筋肉と等信号を示す。

● 解説
神経鞘腫は神経の走行するいずれの場所でも生じうる。橈骨神経管に生じた場合は橈骨神経麻痺を起こしうる。

症例2 上腕二頭筋腱炎による橈骨神経麻痺（40歳代，女性）

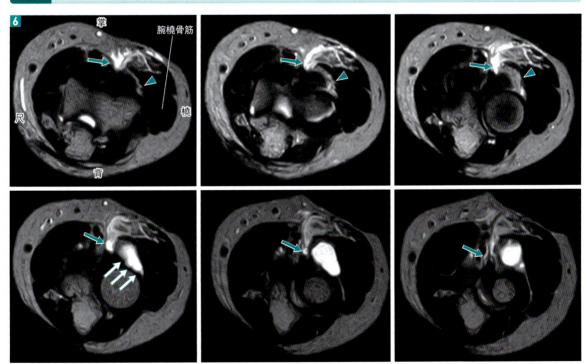

● 画像所見
T2強調像 6：上腕二頭筋腱の腫大，信号上昇があり（↑），橈骨神経（▲）の信号上昇を認める（右上写真）。arcade of Frohse（⇧）はbicipitoradial bursaと考えられる嚢胞構造によって圧排されており，絞扼が疑われる。

● 解説
回外筋入口部であるarcade of Frohseは狭いトンネル状となっており，神経絞扼が起きやすい部位である。

Capitellar fat pad, trochlear fat pad
上腕骨小頭脂肪体，上腕骨滑車部脂肪体

上腕骨小頭脂肪体・上腕骨滑車部脂肪体の画像解剖（1, 2）

- 関節被膜は深層の滑膜と浅層の線維性結合織の2層からなり，関節内・滑膜外腔には脂肪層がある（1）。前方をcapitellar fat pad，後方をtrochlear fat padという（2）。

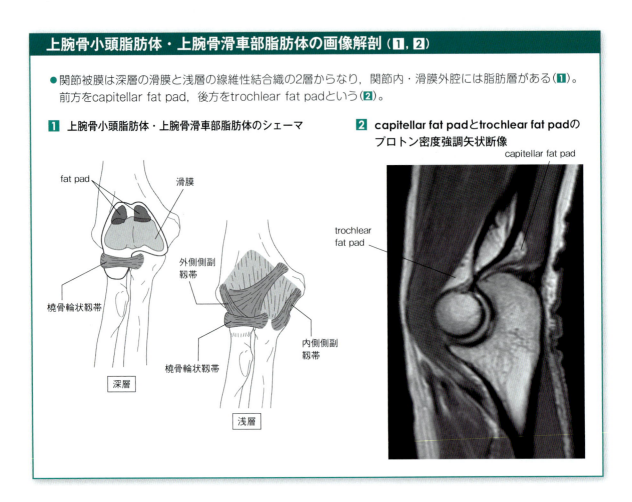

1 上腕骨小頭脂肪体・上腕骨滑車部脂肪体のシェーマ

2 capitellar fat padとtrochlear fat padのプロトン密度強調矢状断像

画像診断上の意義

① 肘関節骨折の単純X線写真で，骨折線は必ずしも見られるわけではない。
② このような場合にfat pad signが手がかりとなる。
③ anterior fat padは通常でも見られるが，posterior fat padは骨折時に見られる所見で有用である。

症例1　上腕骨顆上骨折（4歳，男児）

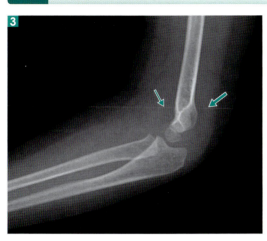

● 画像所見
単純X線写真3：上腕骨顆部背側が膨隆し，上腕骨小頭がやや背側に位置している。anterior fat pad（↑），およびposterior fat pad（↑）いずれも陽性である。

症例2　肘関節遊離体（20歳代，男性）

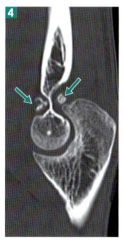 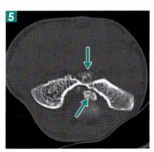

右肘痛。
● 画像所見
CT矢状断像4，CT横断像5：鉤突窩，肘頭窩に関節遊離体を認める（↑）。

症例3　肘関節遊離体（20歳，男性）

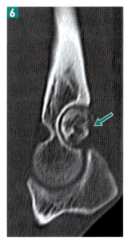 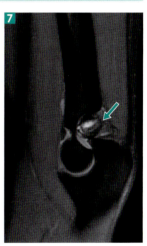

右肘痛。
● 画像所見
CT矢状断像6，T2強調矢状断像7：肘頭窩に関節遊離体を認める（↑）。

Synovial fold（elbow）
滑膜ヒダ（肘）

滑膜ヒダの画像解剖（**1**, **2**）

● 腕頭関節内に滑膜の折れ返りがはさまって見えることがあり，疼痛や運動障害の原因となる外側・背側に好発する（**1**, **2**）。

1 正常滑膜ヒダのMR関節造影矢状断像（10歳代後半，男性）

正常の滑膜の折れ返り（⇧）と滑膜と上腕骨小頭をつなぐ正常の線維性ヒダ（↑）を見る。

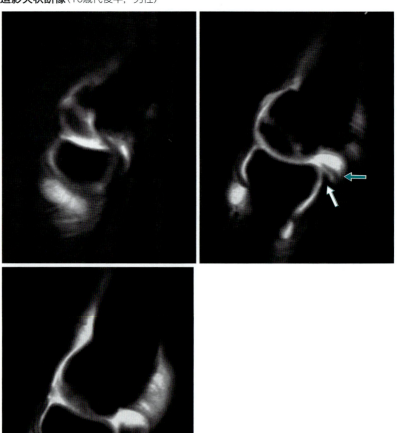

（江原　茂編：骨軟部画像解剖 徹頭徹尾. メジカルビュー社，東京，2015, p43.より引用）

2 正常滑膜ヒダのT2強調冠状断像(60歳代, 男性)

正常の滑膜の折れ返り(⇧)と滑膜と上腕骨小頭をつなぐ正常の線維性ヒダ(↑)を見る。

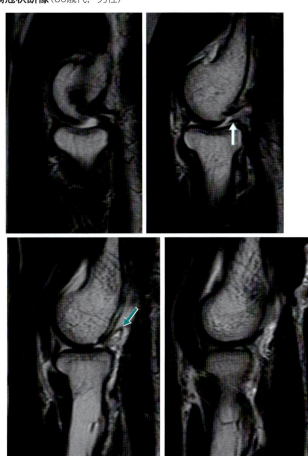

症例1 滑膜ヒダ障害(10歳代前半, 男子)

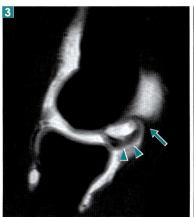
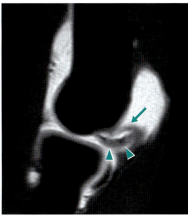

● 画像所見
MR関節造影矢状断像3：関節滑膜と上腕骨小頭を結ぶ線維性ヒダ(↑)の下方に肥厚した異常な滑膜ヒダ(▲)が存在する。

(江原　茂編：骨軟部画像解剖徹頭徹尾. メジカルビュー社, 東京, p43, 2015.より引用)

画像診断上の意義

①滑膜ヒダは症状と関連のないことが多いが, 異常に肥厚したヒダを形成している場合は, 炎症が疑われる。

Ⅳ. Bones, Joint & Soft tissue

OVERVIEW ― 手関節の解剖
Anatomy of the wrist joint

堀内沙矢, 野崎太希, 吉岡 大

　手関節部, 手根部には多数の小靱帯や腱が存在し, 画像診断に際して正確な解剖学的知識を必要とする. 本稿では, 特に臨床的に重要と思われる, 手関節[橈骨手根関節(radiocarpal joint ; RCJ), 手中央関節(midcarpal joint ; MCJ), 遠位橈尺関節(distal radioulnar joint ; DRUJ)], 屈筋腱および伸筋腱, 三角線維軟骨複合体(triangular fibrocartilage complex ; TFCC)について, 高分解能MRIを供覧しながら手関節部の主要な解剖学的構造を解説する.

手関節の画像解剖（❶, ❷）

　手関節は, DRUJ, RCJ, MCJから構成される複合関節である（❶）.
- **遠位橈尺関節（DRUJ）**：DRUJは, 尺骨頭と, それに対向する橈骨の凹状の関節面である橈骨尺骨切痕との間に形成される車軸関節であり, 前腕の回内・回外運動を担う. DRUJとRCJは後述するTFCCにより隔たれる. DRUJの脱臼は通常橈骨骨折に伴って起こる（高度な橈骨遠位端骨折やGaleazzi骨折）. DRUJに不安定性がある場合はその支持組織であるTFCCの損傷が疑われる.
- **橈骨手根関節（RCJ）**：RCJは橈骨遠位端の手根関節面と, 近位手根列の舟状骨・月状骨・三角骨との間に形成される楕円関節であり, 手関節の屈曲・伸展・側屈を担う. RCJとMCJは, 近位手根列間靱帯である舟状月状骨靱帯(scapholunate ligament ; SLL)および月状三角骨靱帯(lunotriquetral ligament ; LTL)で隔てられる. これら2つの靱帯は手関節の安定性に重要な役割を担っており, 断裂すると手根不安定性を生じる. SLLが断裂し離開すると, 舟状骨は回旋しながら掌屈する一方で月状骨および三角骨は背屈し, いわゆるDISI(dorsal intercalated segment instability)変形を呈する（❷）. LTLおよび三角骨に付着する前腕手根骨間靱帯(extrinsic ligament)が断裂し離開すると, 三角骨は背屈して舟状骨および月状骨は掌屈し, いわゆるVISI(volar intercalated segment instability)変形を呈する. ただしこれらの靱帯の形状にはバリエーションがあり, 正常でも信号強度は必ずしも均一でないため[1）], 離開や骨軟骨病変など, 損傷を示唆する副次所見を伴っていない場合の評価には注意が必要である.
- **手根中央関節（MCJ）**：MCJは, 近位手根列の舟状骨・月状骨・三角骨と, 遠位手根列の大菱形骨・小菱形骨・有頭骨・有鉤骨との間に形成される楕円関節であり, RCJと共同して手関節の屈曲・伸展・側屈を担う. 遠位手根列間にも多数の靱帯があるが, 強固に連結してほとんど動かない. 単独で損傷することはまれであり, MCJの靱帯や軟骨に損傷がある場合は近位手根列間靱帯(SLL, LTL)損傷による手根不安定性を伴う場合が多い.

❷ 手関節解剖（a：プロトン密度強調冠状断像, b：同横断像）

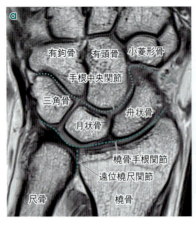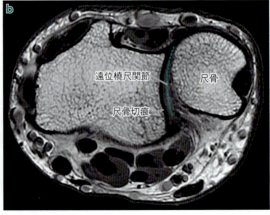

症例1　舟状月状骨靱帯（SLL）損傷（60歳代，男性）

● 画像所見
脂肪抑制プロトン密度強調冠状断像 2：SLL（↑）は中央部で高信号となり連続性が途絶している。月状骨・舟状骨の軟骨と軟骨下骨にも高信号（▲）を認め，関節軟骨損傷を伴っている。

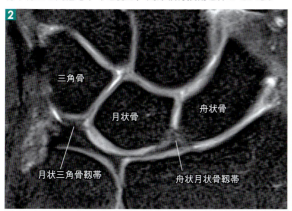
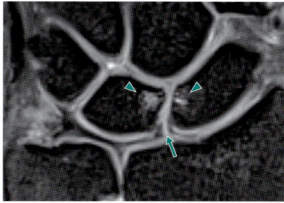

三角線維軟骨複合体（TFCC）の解剖（3）

- TFCCは，手関節尺側の，橈骨・尺骨・手根骨に囲まれた三角形の部分にある線維軟骨靱帯複合体である。TFCCは手関節の回内・回外運動において重要な構造であり，橈尺関節の安定化と尺骨遠位端のクッションとして働く。TFCCを構成する要素については諸説あるが一般に，関節円板（disc proper），三角靱帯（triangular ligament），掌側橈尺靱帯（volar radioulnar ligament），背側橈尺靱帯（dorsal radioulnar ligament），尺骨手根靱帯 [ulnocarpal ligament（尺骨三角骨靱帯：ulnotriquetral ligamentおよび尺骨月状骨靱帯：ulnolunate ligament）]，メニスカス類似体（meniscus homologue），尺側手根伸筋腱の腱鞘，尺側側副靱帯（ulnar collateral ligament）に分けられる（3）[2)]。

3 三角線維軟骨複合体のシェーマおよび画像解剖（a：プロトン密度強調横断像，b：T2強調冠状断像，右下：T2強調冠状断像）

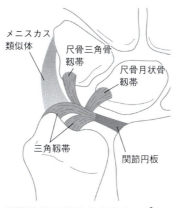
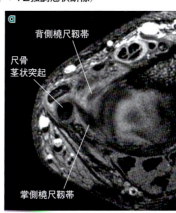
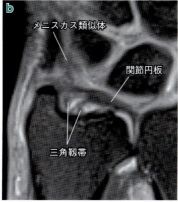
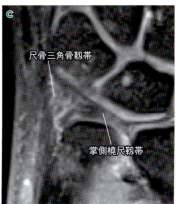

- Palmer分類（**4**）：TFCCの損傷は主に外傷（転倒し手をつくなど）あるいは変性により起こる。Palmerの分類が広く受け入れられており，大きく外傷性（Type 1）と変性（Type 2）に分けられ，Type 1はさらに詳細な損傷部位によってA〜Dに，Type 2は変性の程度と広がりによりA〜Eに分類される[3]。正常な関節円板は蝶ネクタイ状であり，MRI上いずれのシーケンスでも低信号を示す。橈側は橈骨に強固に付着し，尺側では三角靱帯に移行する。三角靱帯は尺骨茎状突起の基部にある尺骨小窩および先端へ2層（upper laminaとlower lamina）に分かれて付着し，プロトン密度強調像などで正常でも関節円板よりやや高信号を呈する。手関節の回内・回外に伴い，TFCC，特に三角靱帯の尺骨茎状突起の位置は移動するため，観察する際は肢位に注意しながら連続性を評価する必要がある。

4 Palmer分類

Type 1：外傷による損傷		Type 2：変性による損傷	
1A	中央部（関節円板）の穿孔	2A	TFCC変性
1B	尺骨付着部の剥離	2B	TFCC変性と，月状骨や尺骨の軟骨軟化
1C	遠位付着部の剥離	2C	TFCC穿孔と，月状骨や尺骨の軟骨軟化
1D	橈骨付着部の剥離	2D	TFCC穿孔と，月状骨や尺骨の軟骨軟化と，月状三角靱帯穿孔
		2E	TFCC穿孔と，月状骨や尺骨の軟骨軟化と，月状三角靱帯穿孔と，尺骨手根関節症

- TFCC損傷は尺側部痛の原因として重要であるが，特に50歳以上では無症状群にもTFCC損傷が高頻度に認められるため[4]，画像所見のみでなく臨床所見と併せて判断する必要がある。

症例2　TFCC損傷（Palmer 分類Type 2C）(60歳代，女性)

● 画像所見

脂肪抑制プロトン密度強調冠状断像 5：関節円板中央に穿孔を示唆する高信号を認める（↑）。月状骨近位尺側の関節軟骨は菲薄化し，軟骨下骨に嚢胞を認め，関節軟骨損傷の所見である（▲）。

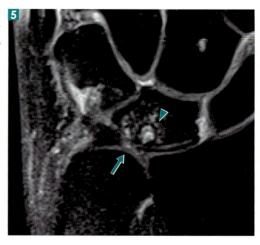

屈筋腱・伸筋腱の画像解剖（6）

- 前腕の筋は掌側にある屈筋群と，背側にある伸筋群に大別され，肘部から起こり中手骨以遠に停止する．屈筋群は手関節および手指を掌屈・屈曲させ，伸筋群は手関節および手指を背屈・伸展させる．手関節レベルでは，屈筋腱は掌側に並んで一部は後述する手根管内を走行し，伸筋腱は背側を取り囲むように後述する6つのコンパートメントに分かれて並ぶ．

6 プロトン密度強調横断像

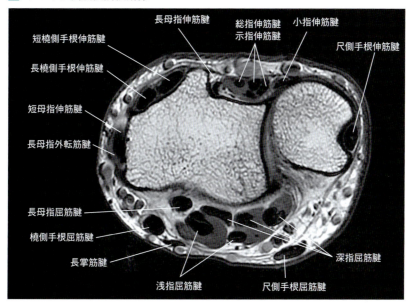

文献

1) von Borstel D, et al：High-resolution 3T MR imaging of the triangular fibrocartilage complex. Magn Reson Med Sci, 16：3-15, 2017.
2) Yoshioka H, et al：High-resolution MR imaging of the proximal zone of the lunotriquetral ligament with a microscopy coil. Skeletal Radiol, 35：288-294, 2006.
3) Palmer AK：Triangular fibrocartilage complex lesions：a classification. J Hand Surg, 14-A：594-606, 1989.
4) Nozaki T, et al：3T high-resolution MRI of traumatic and degenerative triangular fibrocartilage complex(TFCC)abnormalities using Palmer and Outerbridge classifications. Clin Radiol, 72：904, 2017.

Carpal tunnel
手根管

手根管の画像解剖（**1**）

- 手根管は，凹型にくぼみを作って並ぶ手根骨列と，その天井を張る横手根靭帯（屈筋支帯）により形成されるトンネル状の構造である．正中神経，橈側手根屈筋腱，長母指屈筋腱，共通の腱鞘で包まれた合計8本の浅・深指屈筋腱が内部を走行する．
- 手根管（↑）は，手根骨と，横手根靭帯（▲）に囲まれる．内部を正中神経（△）と屈筋腱が走行する．

1 プロトン密度強調横断像

豆状骨レベル

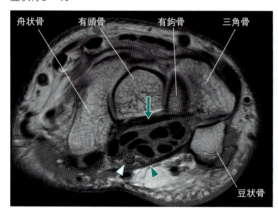

有鈎骨鈎レベル

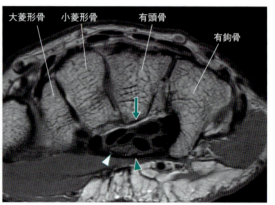

画像診断上の意義

①手根管症候群は手根管内での正中神経の圧迫・絞扼による神経障害である．
②手根管症候群の原因となりうる手根管内の占拠性病変の有無を，手根管開放術術前に診断することが重要である．

TIPS
- 手根管症候群における正中神経のMRI所見は，感度・特異度ともに高くなく，臨床所見と併せて診断する必要がある．
- 近年，拡散テンソル像を用いた手根管症候群の定量的な診断方法[1]や，手術の有効性評価などが報告されており，診断能向上が期待される．

文献

1) Razek AA, et al：Diffusion tensor imaging of mild-moderate carpal tunnel syndrome：correlation with nerve conduction study and clinical tests. Clin Rheumatol, 36：2319-2324, 2017.
2) Subhawong TK, et al：High resolution imaging of tunnels by magnetic resonance neurography. Skeletal Radiol, 41：15-31, 2012.
3) Toms AP, et al：Lipofibromatous hamartoma of the upper extremity：a review of the radiologic findings for 15 patients. AJR Am J Roentgenol, 186：805-811, 2006.

症例1　手根管症候群 (50歳代，男性)

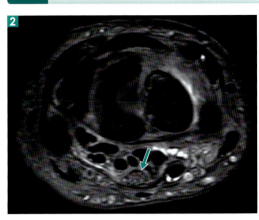

● 画像所見
脂肪抑制プロトン密度強調横断像2：正中神経は腫大し，高信号を呈している (↑)。横手根靱帯は掌側へ膨隆している。

● 解説
手根管症候群の原因としては特発性が最も多い。正中神経のT2強調像高信号化，手根管近位での10mm以上の腫大と有鉤骨鉤レベルでの扁平化などの正中神経自体の変化のほかに，横手根靱帯の膨隆，手根管内の脂肪の消失，母指球筋の脱神経性浮腫などの副次所見が見られることがある[2)]。

症例2　手根管内腫瘤 (60歳代，男性)

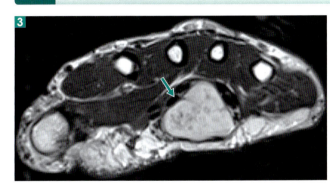

● 画像所見
T2強調横断像3：手根管内に腫瘤性病変が認められる (↑)。屈筋腱は手背側へ圧排され，横手根靱帯は掌側へ膨隆している。神経線維腫症Ⅱ型患者であり，腫瘤はT1強調像で低信号を示し超音波上血流信号が認められたことから (非提示)，神経鞘腫が疑われた。

● 解説
手根管症候群の原因となる病変として，ガングリオンを含む腫瘤のほか，血腫，腱鞘滑膜炎，透析アミロイドーシスなどが挙げられる[2)]。

症例3　正中神経の線維脂肪腫性過誤腫 (fibrolipomatous hamartoma) (7歳，男子)

● 画像所見
T1強調横断像4，プロトン密度強調冠状断像5：手根管内で正中神経は著明に腫大し，T1強調像で骨格筋より高信号を呈する (↑)。

● 解説
線維脂肪腫性過誤腫は，四肢末梢神経の間質成分である線維組織と，脂肪組織が非腫瘍性に増殖した過誤腫であり，正中神経に好発する。神経束はT1強調像で骨格筋より高信号を示し，冠状断像でスパゲッティ様に腫大した特徴的な画像所見を呈する[3)]。幼少期に発症すると巨指症を合併する場合があり，macrodystrophia lipomatosaとよばれる。

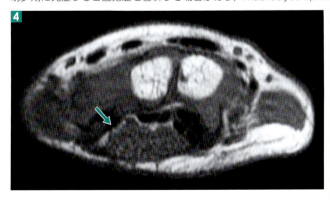

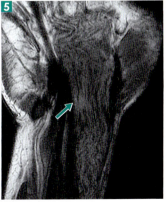

Guyon canal
Guyon管

Guyon管の画像解剖（1, 2）

1 Guyon管のシェーマ

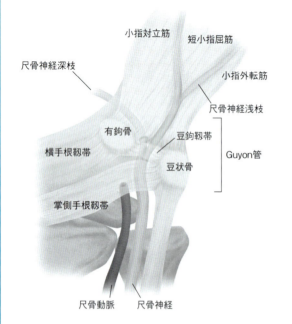

2 プロトン密度強調横断像

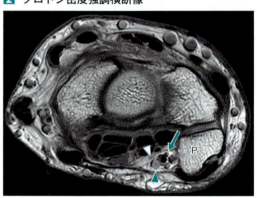

- Guyon管は，手根管の手掌側に位置する，手根骨と線維性結合織からなるトンネル状の構造である．底面をなす横手根靱帯と，豆状骨と有鈎骨，それらにアーケード状にかかる豆鈎靱帯，掌側手根靱帯で形成される．尺骨神経と尺骨動脈（ときに交通静脈）が内部を走行する[1]．
- 豆状骨レベルのGuyon管（↑）は，豆状骨（P），横手根靱帯（△），掌側手根靱帯（▲）で囲まれる（2）．

画像診断上の意義

① Guyon管症候群は，Guyon管部での尺骨神経の圧迫・絞扼による神経障害であり，尺側部痛の原因となりうる．尺骨神経の腫大やT2強調像での信号上昇がMRIでとらえられることがある[2]．
② Guyon管症候群の原因になりうるGuyon管内や，その近傍の占拠性病変の有無を診断することが重要である．

文献
1) Zeiss J, et al：The ulnar tunnel at the wrist (Guyon's canal)：normal MR anatomy and variants. AJR Am J Roentgenol, 158：1081-1085, 1992.
2) Subhawong TK, et al：High resolution imaging of tunnels by magnetic resonance neurography. Skeletal Radiol, 41：15-31, 2012.
3) Watanabe A, et al：Ulnar-sided wrist pain. II. Clinical imaging and treatment. Skeletal Radiol, 39：837-857, 2010.

症例1　Guyon管内のガングリオン（慶應義塾大学 整形外科より提供症例）

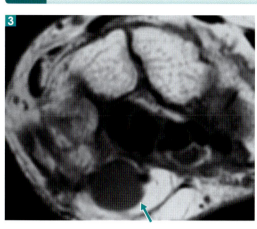
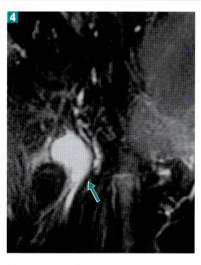

● 画像所見
T1強調横断像③，脂肪抑制T2強調冠状断像④：Guyon管内に，T1強調像（③）で低信号，脂肪抑制T2強調像（④）で高信号を示す腫瘤が認められる（↑）。手掌側では掌側手根靱帯を圧排している。Guyon管内のガングリオンである。

● 解説
Guyon管症候群の原因となる占拠性病変として，ガングリオンや脂肪腫などの腫瘤，尺骨動脈瘤，有鉤骨鉤骨折後の変形，豆状骨三角骨関節の退行性変化による骨棘などが挙げられる[3]。有鉤骨骨折や骨棘は単純X線写真やCTのみでも診断しうるが，それらの所見が認められない場合，他病変の検索にMRIが有用となる。

TIPS　尺骨神経の両終枝
- 尺骨神経はGuyon管遠位部で浅枝（感覚神経）と深枝（運動神経）に分岐する。
- 浅枝は小指と環指尺側の感覚を支配する。
- 深枝は主に母指球筋以外の多くの手内筋の運動を支配しており，障害されると巧緻運動障害と鷲手変形を生じる。
- 尺骨神経の障害部位により，神経症状は異なる。
- 近年，拡散テンソルトラクトグラフィ（diffusion tensor tractography；DTT，⑤）を用いた尺骨神経の描出が可能となってきている。

⑤ 拡散テンソルトラクトグラフィ（DTT）

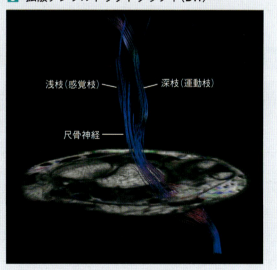

IV. Bones, Joint & Soft tissue

Extensor compartments of the wrist
指伸筋のコンパートメント

指伸筋のコンパートメントの画像解剖(1, 2)

1 プロトン密度強調横断像

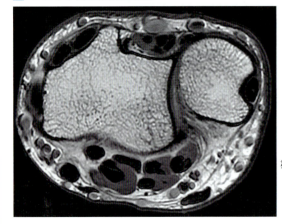

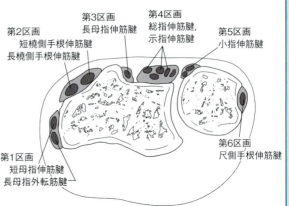

- 手根部背側では，橈尺骨のくぼみとそれを取り巻く背側手根靱帯(伸筋支帯)により6つのコンパートメントに区分され，その間を伸筋腱が走行する．橈側から順に，第1区画(長母指外転筋腱，短母指伸筋腱)，第2区画(長・短橈側手根伸筋腱)，第3区画(長母指伸筋腱)，第4区画(総指伸筋腱，示指伸筋腱)，第5区画(小指伸筋腱)，第6区画(尺側手根伸筋腱)に分けられる．

症例1 de Quervain病 (60歳代，男性)

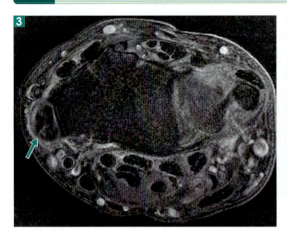

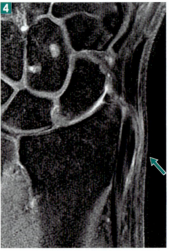

● 画像所見
脂肪抑制プロトン密度強調横断像3，同冠状断像4：第1区画を通る長母指外転筋腱，短母指伸筋腱の腫大と信号上昇がある．周囲の軟部組織にも浮腫を示す高信号化が見られる(↑)．

● 解説
de Quervain病は第1区画の狭窄性腱鞘炎である．手関節背側部の腱鞘炎として最も多い．原因は不明であるが，反復性の刺激に伴って炎症や腫脹が悪化し，母指運動時の手関節背側・橈側の疼痛を生じる[1]．保存的に，あるいは腱鞘切開手術などにより治療される．

症例2 尺側手根伸筋腱腱鞘炎(30歳代，男性)

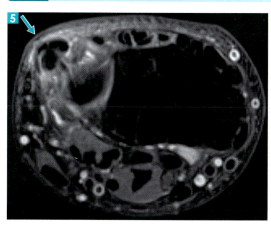
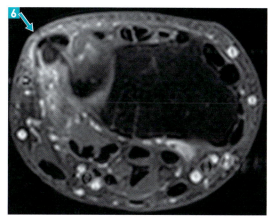

● 画像所見
脂肪抑制T2強調横断像 5，造影脂肪抑制T1強調横断像 6：尺側手根伸筋腱は軽度腫大し，腱鞘と周囲の軟部組織に脂肪抑制T2強調像で信号上昇があり，造影増強効果を認める。浮腫および炎症を反映した所見と考える(↑)。

● 解説
尺側手根伸筋腱の腱鞘炎は，手関節背側部の腱鞘炎としてde Quervain病に次いで多い。腱鞘床はTFCC構成要素の一部であり，TFCC損傷に伴って損傷し不安定性を生じることもある。尺側手根伸筋腱は尺骨に固着せず，手関節の回内・回外運動に伴って大きく移動し(TIPS参照)，腱炎，腱鞘炎のほか，脱臼や断裂を起こしうる[2]。

TIPS 尺骨頭および第6区画の回転(**7**)
○手関節の回内・回外運動に伴い，尺骨頭および尺側手根伸筋腱(↑)は回転する。
○回内時には尺側・掌側に移動する。回外時には背側に移動し，健常人においても亜脱臼するのが通常である[3]。

7 プロトン密度強調横断像

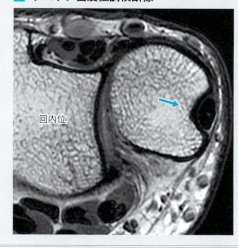
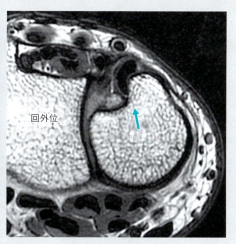

回内位　　　　回外位

画像診断上の意義

①コンパートメント内を腱が滑走することによる慢性刺激により，腱炎や腱鞘炎をきたす。
②関節リウマチなどの炎症性疾患や，結核菌・抗酸菌などを含む細菌感染による腱鞘炎などが起こす。

文献
1) Anderson SE, et al："Baby wrist"：MRI of an overuse syndrome in mothers. AJR Am J Roentgenol, 182：719-724, 2004.
2) Watanabe A, et al：Ulnar-sided wrist pain. II. Clinical imaging and treatment. Skeletal Radiol, 39：837-857, 2010.
3) Vezeridis PS, et al：Ulnar-sided wrist pain. Part I：anatomy and physical examination. Skeletal Radiol, 39：733-745, 2010.

IV. Bones, Joint & Soft tissue

OVERVIEW ― 股関節の解剖
Anatomy of the hip joint

股関節の画像評価

　股関節を評価する画像診断法としては，単純X線写真，CT，MRI，超音波検査がある。なかでもMRIは軟骨や関節唇などの関節内構造の評価に有用なモダリティであるが，通常のMRIでは，これら関節内構造の評価（特に関節唇，関節軟骨）には限界もあり，術前検査では希釈したガドリニウム造影剤を関節内に投与して撮像を行うMR関節造影arthrographyも施行される[1]。

股関節の骨構造（1～8）

- 股関節は，2/3球形の「ボール」（大腿骨頭）と「ソケット」（寛骨臼）により形成される体幹と下肢を連結する滑膜関節であり，体幹の荷重と下肢の可動を担う[2]。大腿骨頭と寛骨臼の緻密な適合により，股関節は大きな関節可動域を有すると同時に，立位，歩行の荷重にも耐えることが可能である。
- 寛骨臼は前方で浅く，後方で深く，外下前方向へ開いた形態となっている。寛骨臼の頭外側面（立位で最も荷重がかかる領域）は，臼蓋とよばれる。寛骨臼の関節面（月状面）は馬蹄形を呈し，その表面は関節軟骨に覆われている。関節面が欠損している領域は寛骨臼窩とよばれ，その辺縁に大腿骨頭靱帯（円靱帯）が付着する。寛骨臼の骨縁も完全な円形ではなく，尾側に寛骨臼切痕とよばれる骨欠損領域が存在し，全体として馬蹄形を呈する。この骨欠損領域には寛骨臼横靱帯が関節唇と連続するように存在しており，骨欠損を力学的に補強している。

1 股関節のCT volume-rendering像（やや右前斜位）
股関節は，2/3球形の「ボール」（大腿骨頭）が「ソケット」（寛骨臼）にはまり込んだ形態を呈する。寛骨臼は，腹側でやや浅く（↑），大腿骨頭が露出している。

2 股関節のCT volume-rendering後面像
寛骨臼は背側で深く，大腿骨頭の大部分が寛骨臼に覆われている（↑）。

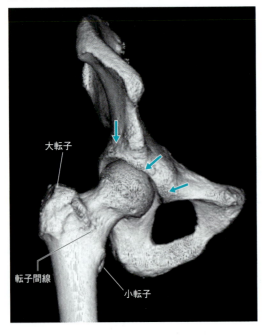

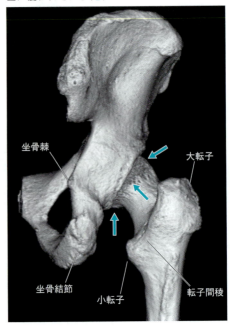

- 寛骨臼の骨縁が過剰に深く大腿骨頭を覆っている場合には，pincer-typeのfemoroacetabular impingement(FAI)が生じ，大腿骨頭から頸部にかけてのくびれが乏しい(骨性の突出が存在する)場合には，cam-typeのFAIが生じる[3]。これらはいずれも変形性股関節症や関節唇損傷の原因として知られているが，症例は他書に譲る[3]。
- **寛骨臼窩(acetabular fossa)(3)**：寛骨臼窩は寛骨臼の内側領域に存在し，関節軟骨に覆われておらず脂肪組織を含んでおり，表面は滑膜に覆われている。寛骨臼の関節軟骨の変性に随伴し，寛骨臼窩の線維化や軟骨化生が生じうる。
- **関節唇(4, 5)**：寛骨臼の辺縁には馬蹄状の線維軟骨である関節唇が骨に付着しており，関節の安定性と荷重に貢献している[2]。関節唇の存在により股関節の深さが増し，関節面の表面積は約20%増加し，股関節の安定性に貢献している[3]。また，関節唇は関節液を関節面の中央領域に閉じ込めることで，より均等に関節面へ荷重がかかる効果も生み出している[3]。
- 関節唇損傷の多くは前頭側に認められることが多く[3]，通常の断面(横断像，冠状断像，矢状断像)では評価が困難なことが多いため，関節面に適合した斜位像で評価することが望ましい。10〜14%の症例におい

3 寛骨臼のCT volume-rendering像

寛骨臼の関節面(月状面)は馬蹄形を呈する。関節面が欠損している中央領域は寛骨臼窩(＊)とよばれる。寛骨臼の縁は尾側(やや腹側寄り)で欠損し，寛骨臼切痕(⇔)を形成する。寛骨臼切痕には，関節唇の代わりに寛骨臼横靱帯が存在し，股関節の安定性を補強している。

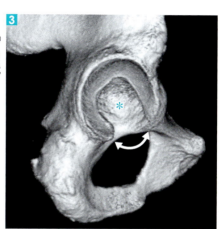

4 右股関節のCT斜冠状断MPR像，5 プロトン密度強調斜冠状断像

股関節をCTとMRIで比較観察すると，MRI(5)では関節唇(↑)と横靱帯(⇧)(一部は関節包に連続)が寛骨臼縁に存在することで，骨構造のみの寛骨臼よりも大腿骨頭がより広く，深く寛骨臼に覆われていることがわかる。MRIでは，関節包が低信号帯として描出されており(▲)，関節腔内には少量の関節液が高信号域として描出されている。また，CT(4)では寛骨臼の荷重面である臼蓋において，より骨皮質がほかの領域よりも厚いことがわかる(↑)。

＊図中のラインは，4では大腿骨頭が骨性の寛骨臼により覆われている境界線を，5では関節唇と横靱帯を含めた境界線を示す。

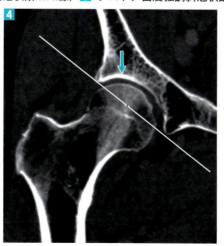
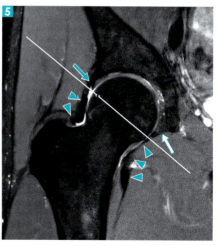

て，関節唇の腹側領域に先天的な欠損が認められる[3]。また，境界明瞭な線状の溝(sublabral recess)が関節唇の下面に認められることがあり，特に後尾側領域に存在するsublabral recessはposterioinferior acetabular sublabral sulcus(goove)(posterior labrocartilaginous cleftとも称される)とよばれる。23％の症例で認められると報告されており，関節唇損傷との鑑別が必要である[3]。関節唇損傷の好発部位である前頭側領域(9〜10時方向)にsublabral recessが存在する頻度は低いことから，部位による関節唇損傷との鑑別も有用である[3]。

- また，関節唇と横靱帯の移行部はしばしば認識困難であり，移行部は辺縁が不整な領域として描出されることがあるため，関節唇損傷と誤診しないように留意が必要である[1]。
- **関節軟骨(6)**：大腿骨頭と寛骨臼の表面は硝子軟骨に覆われており，その厚さは大腿骨頭で1.5〜5.3mm，寛骨臼では1.4〜4.8mmである[2]。大腿骨頭では，関節軟骨の厚さは辺縁から中心領域にかけて厚くなり，寛骨臼では中心から辺縁に向かって厚くなる[3]。寛骨臼の関節軟骨は尾側・内側が開いた馬蹄形を呈し，中心部(寛骨臼窩：acetabular fossa)では軟骨は欠損し，大腿骨頭靱帯が付着する。硝子軟骨は関節面の荷重を分散する緩衝作用を有するとともに，可動の際の潤滑作用も有する。股関節腔には少量の関節液が存在し，硝子軟骨とともに潤滑剤の役割を果たす。
- **大腿骨頭靱帯(円靱帯)(ligamentum teres)**：大腿骨頭靱帯は2本の厚い束状構造を有する関節内靱帯であり，大腿骨頭の骨頭窩(fovea)と寛骨臼窩の辺縁を連結する[3]。股関節の安定性には寄与しない。小児では大腿骨頭を栄養する血管が大腿骨頭靱帯の内部を走行するが，成人では退化して閉塞し，大腿骨頭は頚部から分布する血管(内側・外側大腿回旋動脈)によってのみ栄養されるようになる。
- **滑膜ヒダ**：滑膜の反転により形成される構造は滑膜ヒダとよばれる。関節包の後面から大腿骨頸部のnutrient foramenに向けて内側に向かい，内側大腿回旋動脈の分枝を含む滑膜ヒダはretinacula Weitbrechtと称される[3]。pectinofoveal foldは大腿骨頸部領域で最も目立つ滑膜ヒダであり，MR arthrographyで95％の症例において確認でき，大腿骨頸部内側から起始し75％の症例で関節包へ(その他の症例では大腿骨へ)連続する[3]。
- **滑液包(bursa)**：滑液包は股関節の周囲に存在する囊胞状構造であり，股関節腔と潜在的な連続性を有しうる。iliopsoas bursaは股関節領域では最大の滑液包であり，腸腰筋と股関節包との間に存在し，液体を含有したサイズは6×3cmにも達する。obturator externus bursaは外閉鎖筋腱と股関節包後部との間に存在し，MR arthrographyで関節腔との連続性が確認された症例では高頻度に関節唇損傷を合併していたとする報告がある[3]。股関節周囲の滑液包がMRIで確認できた場合には，関節内や関節周囲の病変(関節内遊離体やpigmented villonodular bursitisなど)の二次的所見である可能性があり，注意が必要である。

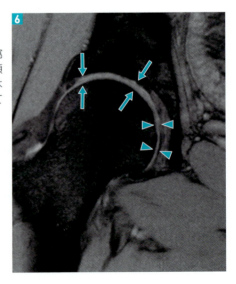

6 股関節の関節軟骨のMEDIC(multiecho data image combination)冠状断像

関節軟骨は高信号域として描出されている(↑)。この断面は寛骨臼窩が含まれており，寛骨臼側の関節軟骨が欠如しているため，ほかの領域に比して相対的に関節軟骨が薄く描出されている(▲)。臼蓋面では大腿骨頭側の関節軟骨と寛骨臼側の関節軟骨が合わさった厚みとして描出されており，両者の境界は同定できない。

- **関節包と関節包外靱帯（extracapsular ligament）（7）**：関節包は寛骨と大腿骨近位部を連結する強靱な線維性組織であり，滑膜により裏打ちされている．関節包は，寛骨側では寛骨臼の骨辺縁と横靱帯に付着し，大腿骨の前面では転子間線近位に，後面では大腿骨頸部（骨頭寄り）に付着する．関節包と関節唇の間にはperilabral recessとよばれる間隙が存在し，MR arthrographyでは造影剤が入り込むことで認識される[1]．関節包には，複数の関節包外靱帯によって構成されるcapsuloligamentous complexが存在し，強度を補強し股関節の安定性に寄与する．capsuloligamentous complexは，下前腸骨棘から大腿転子間稜をつなぐ腸骨大腿靱帯（iliofemoral ligament），寛骨臼恥骨部と大腿骨転子窩をつなぐ恥骨大腿靱帯（pubofemoral ligament），寛骨臼後下方から大腿骨頸部後上方・大転子をつなぐ坐骨大腿靱帯（ischiofemoral ligament）から構成される[3]．
- **股関節周囲の筋**：股関節の周囲には，屈曲・伸展，外転・内旋，外転・内転を司る複数の筋が存在し，これらは運動とともに股関節の安定性にも寄与している．寛骨から起始し大腿骨近位部に停止する主な筋肉の名称および作用は8のとおりである．

7 関節包と関節包外靱帯のMEDIC冠状断像（大腿骨頭の中心よりもやや腹側寄り）

関節包および関節包外靱帯は立体的にねじれた形状をしているため，全体像を画像でとらえることは困難である．MEDIC冠状断像（大腿骨頭の中心よりもやや腹側寄り）では，capsuloligamentous complexを構成する腸骨大腿靱帯（↑）の一部と，恥骨大腿靱帯（↑）の一部が描出されており，股関節を包むとともに安定性に貢献している．両者の間には，腸腰筋腱が認められる（▲）．

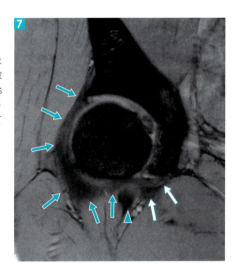

8 寛骨から起始し大腿骨近位部に停止する股関節周囲の筋肉

名称	起始	停止	作用	通過部位
腸腰筋 ・腸骨筋 ・大腰筋	腸骨窩 腰椎側部	小転子 小転子	屈曲	筋裂孔（鼡径靱帯，寛骨，腸恥筋膜弓によって形成される孔）
大臀筋	腸骨翼〜仙骨外縁	腸脛靱帯 大腿骨後面（臀筋粗面）	伸展	
中臀筋	腸骨翼	大転子	外転	
小臀筋	腸骨翼	大転子	外転	
梨状筋	仙骨前面外側	大転子	外旋	大坐骨孔
上双子筋	坐骨棘	転子窩	外旋	
内閉鎖筋	閉鎖膜の内面	転子窩	外旋	小坐骨孔
下閉鎖筋	坐骨結節	転子窩	外旋	
大腿方形筋	坐骨結節	転子間稜	外旋	ischiofemoral space
外閉鎖筋	閉鎖膜の外面	転子窩	外旋	大腿骨頸部背側

文献
1) Aubry S, et al：Magnetic resonance arthrography of the hip：technique and spectrum of findings in younger patients. Insights Imaging, 1：72-82, 2010.
2) Petchprapa CN, et al：Demystifying radial imaging of the hip. RadioGraphics, 33：E97-E112, 2013.
3) Sutter R, et al：New developments in hip imaging. Radiology, 264：651-667, 2012.

Lessor sciatic notch
小坐骨切痕

小坐骨切痕の画像解剖 (❶〜❹)

- 小坐骨切痕は，坐骨棘と坐骨結節の間に存在する骨性の陥凹である(❶)。小坐骨切痕と仙棘靱帯，仙結節靱帯により形成される孔が小坐骨孔であり(❶)[1]，内閉鎖筋(閉鎖膜内面から起始し，小坐骨切痕を支点に屈曲して大腿骨転子窩に付く)，内陰部動静脈，陰部神経が通過する(❷)。小坐骨切痕は内閉鎖筋が作用する際の支点として働き，同部には内閉鎖筋の坐骨包がある。内陰部動静脈と陰部神経は，骨盤腔内から大坐骨孔(梨状筋下孔)を通過して骨盤腔外(臀部領域)へ出た後，すぐに仙棘靱帯を回り込むように小坐骨孔を介して会陰部領域へ分布する(❸)。小坐骨孔は臀部領域と会陰部領域とをつなぐ交通路であり，腫瘍や炎症の進展経路となる(❹)[2]。小坐骨孔は骨盤隔膜(肛門挙筋，尾骨筋およびこれらの筋膜)よりも尾側に存在するため，骨盤腔との直接的な交通路にはならない。
- 小坐骨孔を構成する靱帯(仙刺靱帯，仙結節靱帯)は，CT，MRIでの同定は困難なことが多い。このため，小坐骨切痕は小坐骨孔を同定する解剖学的な指標として重要であり，内陰部動静脈の同定や，臀部・会陰領域の腫瘍や炎症の広がりを解剖学的に理解し，画像的に評価する際に役立つ。また，内陰部神経ブロックを施行する際としても有用である[3]。

❶ 小坐骨切痕のCT volume-rendering像

寛骨を内側から観察したCT volume-rendering像(対側の寛骨と骨盤骨は削除してある)では，坐骨結節(ischial tuberosity；IT)とその頭側の骨性隆起である坐骨棘(ischial spine；IS)が確認できる。坐骨棘の直下にある骨性の陥凹が小坐骨切痕(↑)である。坐骨棘には仙棘靱帯が，坐骨結節には仙結節靱帯が付着し，小坐骨切痕とともに小坐骨孔を形成する。

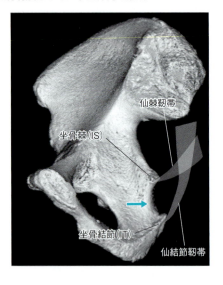

❷ 小坐骨孔レベルの造影CT横断像

小坐骨孔を通過する内閉鎖筋(↑)と，その内側に臀部から会陰部へ向かう内陰部動脈(internal pudendal artery；IPA)，内陰部静脈(internal pudendal vein；IPV)が確認できる。

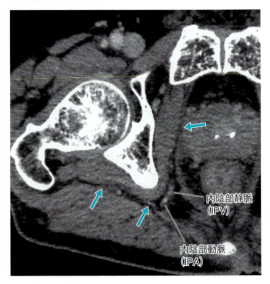

3 造影CT（動脈相）斜位MIP像

坐骨棘と坐骨結節に沿った断面で再構成したMIP像では，骨盤内から大坐骨孔を介して骨盤外へ出た後に，坐骨棘を回り込むようにカーブし，小坐骨切痕に沿って小坐骨孔から会陰部領域へ向かう内陰部動脈（↑）が観察できる。

4 右臀部領域から会陰部領域へ進展する腫瘍性病変（滑膜肉腫）のT2強調横断像（40歳代，男性）

右臀部領域から会陰部領域に連続する腫瘤性病変（＊）が認められ，病理学的に滑膜肉腫と診断されている。腫瘍は小坐骨孔を介して（↑）臀部領域から会陰部領域（坐骨直腸窩）へ連続している。

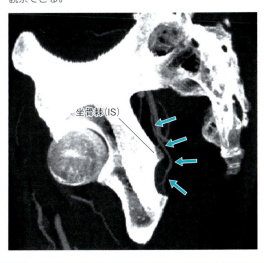

坐骨棘（IS）

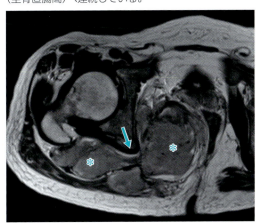

画像診断上の意義

①小坐骨切痕は，臀部領域と会陰部領域の潜在的な連絡路である小坐骨孔の同定に役立つ。
②バリエーションの多い内腸骨動脈の分岐を解剖学的に把握する際に，内陰部動脈の同定する際の指標ともなる。
③小坐骨切痕は内閉鎖筋の支点として作用するが，内閉鎖筋の障害は臨床的にはまれである。

症例1　骨盤内の多血性腫瘍（paraganglioma）に対してNBCAを用いたTAEが施行された後，勃起不全を生じた症例（10歳代後半，男性）

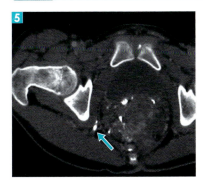
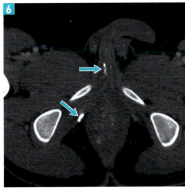

● 画像所見

TAE後の造影CT 5：NBCA（N-butyl-2-cyanoacrylate）の分布を示す高吸収域が腫瘍内とその他の骨盤内動脈に認められる。右内閉鎖筋の内側に接してもNBCAが認められ（↑），内陰部動脈へのNBCA流入を示す。

TAE後の造影CT 6：右会陰部領域から陰茎にもNBCAの流入を示す高吸収域が認められ（↑），NBCAのnon-targeting embolizationが勃起不全の原因と考えられる。

TAE：transcatheter arterial embolization（経カテーテル的動脈塞栓術）

文献

1) Carro LP, et al：Deep gluteal space problems：piriformis syndrome, ischiofemoral impingement and sciatic nerve release. Muscles Ligaments Tendons J, 6：384-396, 2016.
2) Sugawara S, et al：Patterns of soft-tissue tumor extension in and out of the pelvis. AJR Am J Roentgenol, 194：746-753, 2010.
3) Filler AG：Diagnosis and treatment of pudendal nerve entrapment syndrome subtypes：imaging, injections, and minimal access surgery. Neurosurg Focus, 26：E9, 2009.

Obturator sulcus
閉鎖溝

閉鎖溝の画像解剖（1〜3）

- 閉鎖溝［obturator sulcus（groove）］は，閉鎖孔（obturator foramen）の構成要素である恥骨上枝の下面に存在する骨性の溝であり，閉鎖孔の上縁（恥骨上枝の下縁）を外上後方から内前下方へ斜走する（1, 2）。閉鎖溝は寛骨臼の骨盤内側壁の一部を構成する（3）。
- 閉鎖孔は薄く強靱な線維性結合組織である閉鎖膜により大部分が閉ざされており，閉鎖膜には内閉鎖筋，外閉鎖筋が付着する。閉鎖膜の前上隅には欠損部が存在し，骨盤内から骨盤外への交通路の1つである閉鎖管（obturator canal）が存在し，閉鎖管の上面は骨性の閉鎖溝により，下面は閉鎖膜の一部である靱帯様索状構造により構成される。閉鎖管下面の構成要素である閉鎖膜によって形成される靱帯様索状構造は，恥骨上枝の稜線状隆起である閉鎖稜（obturator crest）に存在する前閉鎖結節と，坐骨の内側縁（寛骨臼切痕の前縁付近）に存在する骨性隆起である後閉鎖結節にそれぞれ付着する。閉鎖管を閉鎖動静脈，閉鎖神経が通過し，多くの症例では外側から内側にかけて神経，動脈，静脈の順で並走する[1,2]。
- 閉鎖溝周囲の外傷や腫瘍など占拠性病変による圧迫により，大腿上部内面の知覚障害や大腿内転筋力低下を主症状とするobturator neuropathy（obturator nerve entrapment syndrome）が生じることがある[3]。閉鎖溝は，閉鎖孔のなかで閉鎖神経，閉鎖動静脈の走行部位を同定する際に有用な骨性の解剖学的指標である。また，寛骨臼骨折の際には閉鎖溝に沿って走行する閉鎖動脈損傷にも留意が必要である。閉鎖溝に沿って，閉鎖管が骨盤内外の交通路となっていることから，腫瘍や炎症の進展経路としての解剖学的指標にもなる（4, 5）。

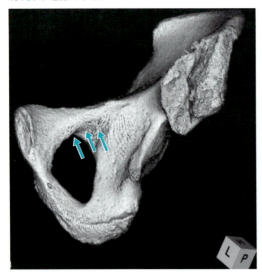

1 寛骨の内側面から観察した閉鎖溝のCT volume-rendering像

内側面からの観察で，骨盤内から骨盤外へ向かう閉鎖溝（↑）が確認できる。

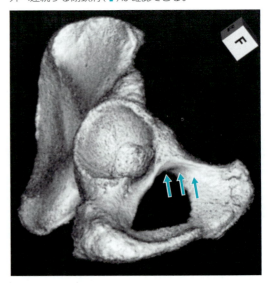

2 寛骨の外側下面から観察した閉鎖溝のCT volume-rendering像

外側下面からの観察で，恥骨上枝の下面に沿って骨盤外へ連続する閉鎖溝（↑）が確認できる。

3 造影CT横断像における閉鎖溝

両側の恥骨上枝に骨性の陥凹が閉鎖溝である（↑）。閉鎖溝に沿って，閉鎖管内を閉鎖動静脈が走行している。閉鎖溝は，寛骨臼の骨盤内側壁の一部を構成している。

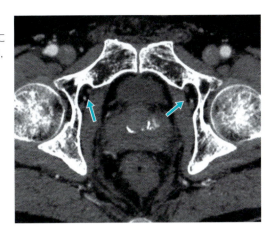

画像診断上の意義

① 閉鎖動静脈と閉鎖神経が通過する閉鎖管そのものを画像で描出することはできないため，閉鎖溝は閉鎖管の走行経路を類推する骨性の指標となる。
② 閉鎖管は，腫瘍や炎症の進展経路のほかに，絞扼性イレウスの原因となる閉鎖孔ヘルニアにおいて，消化管の脱出経路にもなるため，消化管通過障害を呈する急性腹症の画像診断にも重要である。

症例1 骨盤外から閉鎖溝に沿って閉鎖管内を骨盤腔内へ進展する腫瘍性病変 （tenosynovial giant cell tumor）(30歳代，女性)

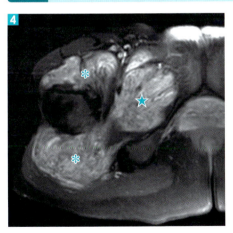
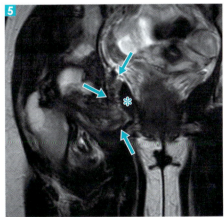

● 画像所見
Gd造影脂肪抑制T1強調横断像4：右股関節周囲に造影効果を伴う腫瘍性病変が認められる（＊）。病変は外閉鎖筋に沿って大腿骨頸部の背側から閉鎖孔へ進展している（★）。
T2強調冠状断像5：腫瘍が閉鎖溝に沿って閉鎖管内を骨盤腔内へ進展していることがわかる（↑）。閉鎖管は腫瘍により拡大している。腫瘍の内側には内方へ圧排され偏移した内閉鎖筋が確認できる（＊）。

文献
1) Sugawara S, et al：Patterns of soft-tissue tumor extension in and out of the pelvis. AJR Am J Roentgenol, 194：746-753, 2010.
2) Ottem D, et al：Transobturator tape：variation in the vascular anatomy of the obturator foramen. Can J Urol, 14：3678-3683, 2007.
3) Jo SY, et al：A morphometric study of the obturator nerve around the obturator foramen. J Korean Neurosurg Soc, 59：282-286, 2016.

Piriform fossa
梨状窩

梨状窩の画像解剖（❶～❹）

- 大腿骨における梨状窩（piriform fossa）は，大腿骨骨幹部へ髄内釘を挿入する際の刺入点として整形外科領域で知られているが[1]，転子窩（tronchanteric fossa）との用語の混同が指摘されている[2]。
- 本来の大腿骨の梨状窩は，大転子の頂部からやや内側面にかけて存在する浅い陥凹であり，仙骨前面の外側部から起始して大坐骨孔を通過した梨状筋が付着する[3]（❶～❸）。これに対し転子窩は，大転子の内側（やや後方寄り）に存在する深い陥凹であり，外閉鎖筋が付く（❶～❸）。
- 梨状窩から転子窩の間（大転子頂部から転子窩にかけての内側壁）には，頭側から上双子筋，内閉鎖筋，下双子筋が付着する（この領域も転子窩として総称されることもある）[2]。整形外科領域で大腿骨の髄内釘挿入の刺入点として呼称されている「梨状窩」の本来の解剖学名は，「転子窩」である場合も多い（❹）（梨状窩と転子窩は，いずれも髄内釘の刺入点となりうるが，現在は主に梨状窩が選択される）[1,2]。
- 梨状筋が付く真の梨状窩は，転子窩よりもさらに頭側に存在し[2,3]（❶～❸），両者はいずれも関節包外に位置している[2]。ちなみに，大腿骨の転子窩には，同部に付着する上述の筋（腱）のみならず，深内転筋と大腿骨頭へ向かう内側大腿回旋動脈の深枝も存在することから，転子窩からの髄内釘挿入に伴う血管損傷，およびこれに起因する大腿骨頭壊死のリスクが指摘されている[1]。

❶ 大腿骨近位部のCT volume-rendering像（後方やや頭側からのview）

大転子の内側面からやや後方寄りに深い陥凹があり，転子窩に相当する部位である（↑）。その頭側（大転子の頂部からやや内側面）には，梨状筋が付く梨状窩が存在する（▲）。

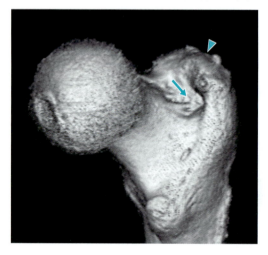

❷ 大腿骨近位部のCT volume-rendering像（頭側やや内側からのview）

転子窩（TF）は大転子と大腿骨頸部の基部に存在する深い陥凹であり，梨状窩（PF）はさらに外頭側の大転子頂部に存在する浅い陥凹である。

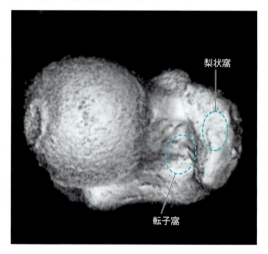

文献
1) Ansari Moein CM, et al：Soft tissue injury related to choice of entry point in antegrade femoral nailing：piriform fossa or greater trochanter tip. Injury, 36：1337-1342, 2005.
2) Papadakis SA, et al：Piriform and trochanteric fossae. A drawing mismatch or a terminology error? A review. Surg Radiol Anat, 27：223-226, 2005.
3) Roche JJ, et al：The surgical anatomy of the piriformis tendon, with particular reference to total hip replacement：a cadaver study. Bone Joint J, 95-B：764-769, 2013.

3 大腿骨の梨状筋付着部（梨状窩）と外閉鎖筋付着部（転子窩）のT2強調斜冠状断像

大転子の頂部（梨状窩）に梨状筋腱が，大転子と大腿骨頸部の基部の陥凹（転子窩）に外閉鎖筋腱が付着していることが確認できる。

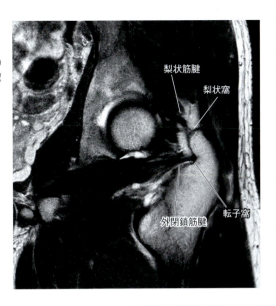

画像診断上の意義

① 大腿骨の梨状窩は，外傷や腫瘍性病変など疾患の評価をするために頻用する用語ではないものの，術式の詳細な検討をする際の解剖学的用語として，正確な部位を認識しておく必要がある。
② しかし，その呼称には前述のとおり混乱があるため，ほかの臨床医とディスカッションする場合には，認識のすり合わせが必要となる。

症例　RAにおける液体貯留（60歳代，女性）

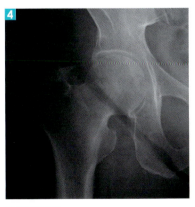
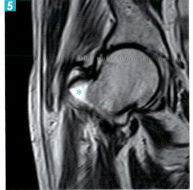
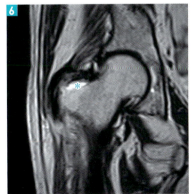

● 画像所見
右股関節正面像 4：異常を認めない。
T2強調冠状断像 5，6：梨状窩に液体貯留を認める（*）。

Ⅳ. Bones, Joint & Soft tissue

Ischiofemoral interval
坐骨大腿間距離

坐骨大腿間距離の画像解剖（**1**, **2**）

- 坐骨大腿間距離（ischiofemoral interval）は，坐骨結節の外側縁と小転子の内側縁の間（ischiofemoral space；IFS）の距離である（**1**）。IFSには大腿方形筋が存在し（**2**, **3**），IFSが狭いとischiofemoral impingementを生じ，大腿方形筋（坐骨結節から起始し，大腿骨の転子間稜に付く）が障害されることで，股関節痛の原因となる[1]。

1 坐骨大腿間距離（右股関節）のCT volume-rendering像

坐骨大腿間距離は，小転子（lesser trochanter）と坐骨結節（ischial tuberosity；IT）の最短距離（↔）を計測する。

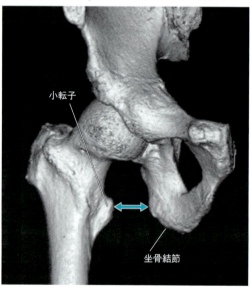

2 ischiofemoral spaceのT2強調横断像小転子レベル

坐骨大腿間距離が計測される小転子と坐骨結節の間のischiofemoral space（↔）には，大腿方形筋が存在する（*）。

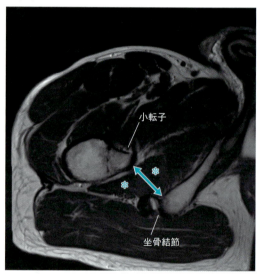

画像診断上の意義

① IFSの計測には，MRI，CT，USが用いられる。ischiofemoral impingementのMRI所見としては，坐骨大腿間距離の狭小化，大腿方形筋の浮腫性信号変化，萎縮がある[1]。過去の報告ではischiofemoral impingementは中年女性に多い[2]。

② ischiofemoral impingementを画像的に診断するための，コンセンサスが得られた坐骨大腿距離のカットオフ値はない。メタアナリシスの報告では，ischiofemoral impingement症例群における坐骨大腿間距離の平均値は14.91mm，コントロール群では26.01mmであり[2]，坐骨大腿距離のカットオフ値を15mmに設定すると感度76.9％，特異度74.1％，正診率77.1％であったと報告されている。また，坐骨大腿骨間距離は股関節を屈曲することで開大するため，MRI撮像時の肢位にも注意が必要である[3]。

③ ischiofemoral impingementの症例では，正常例よりもischial angle（横断像における坐骨の傾き）が大きく，坐骨が後方に開いた形態である点も指摘されている（**3**, **4**）[4]。

症例1 ischiofemoral impingement(20歳代, 女性)

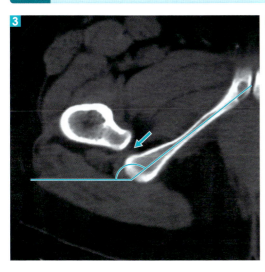
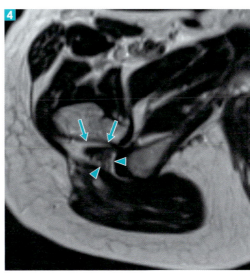

● 画像所見
CT横断像3：本症例では，右小転子と右坐骨結節の間（↑）の坐骨大腿間距離は7mmと狭小化しており，ischiofemoral spaceに存在する大腿方形筋も菲薄化し不明瞭である。ischial angleは141°であり，坐骨は後方へ開いた形態を呈している。
T2強調横断像4：同一症例におけるT2強調像では，大腿方形筋の萎縮が認められる（↑）。大腿方形筋の背側には，坐骨神経が認められる（▲）。

症例2 ischiofemoral interval(60歳代, 女性)

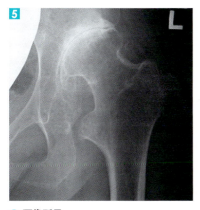
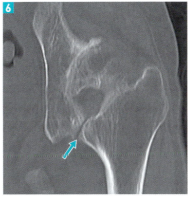
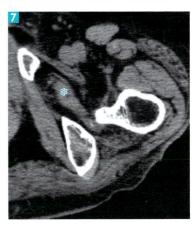

● 画像所見
単純X線写真正面像5：臼蓋形成不全があり，上関節裂隙が狭小である。小転子と坐骨とが接している。
CT冠状断再構成像6：股関節の変形性関節症と小転子と坐骨のインピンジメントが見られる（↑）。
CT横断像7：大腿方形筋の萎縮が見られる（＊）。

文献
1) Patti JW, et al：Impingement of lesser trochanter on ischium as a potential cause for hip pain. Skeletal Radiol, 37：939-941, 2008.
2) Singer AD, et al：Ischiofemoral impingement syndrome：a meta-analysis. Skeletal Radiol, 44：831-837, 2015.
3) Johnson AC, et al：Variability of ischiofemoral space dimensions with changes in hip flexion：an MRI study. Skeletal Radiol, 46：59-64, 2017.
4) Bredella MA, et al：Pelvic morphology in ischiofemoral impingement. Skeletal Radiol, 44：249-253, 2015.

Ⅳ. Bones, Joint & Soft tissue

OVERVIEW ― 膝の解剖
Anatomy of the knee

膝の画像解剖（1～12）

- 前十字靱帯（anterior cruciate ligament）：関節包内，滑膜腔外の構造物である。大腿骨外側顆の顆間窩面後方部に起始部があり，前内側に斜走し，脛骨顆間隆起の前方に付着する。
- 後十字靱帯（posterior cruciate ligament）：前十字靱帯と同様に関節包内，滑膜腔外の構造物である。大腿骨内側顆の顆間窩面から起こり脛骨顆間後部に付着する。
- 内側側副靱帯（medial collateral ligament）：3層に分けられ，第1層（筋膜層），第2層（内側側副靱帯浅層），第3層（内側側副靱帯深層）からなる。（詳細は「内側側副靱帯で分けられるcompartment」の項参照）。
- 外側支持機構：3層に分類される。第1層は膝外側表面の層であり，前方の腸脛靱帯（iliotibial band）と後方の大腿二頭筋腱（biceps femoris tendon）で構成される。第2層は前方の外側膝蓋支帯と後方の外側側副靱帯（lateral collateral ligament）で構成される。第3層は最深層であり，外側膝関節包，種子骨腓骨頭靱帯（fabellofibular ligament），弓状靱帯（arcuate ligament），膝窩筋腱（popliteus tendon）が含まれる。
- 半月板：大腿骨と脛骨間に存在するC字型の線維軟骨構造である。半月板は3区画（前角，体部，後角）に分

1 外顆中央レベルのプロトン密度強調矢状断像

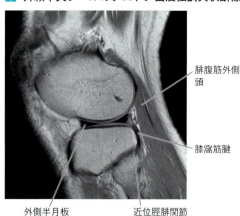

2 膝正中（前十字靱帯のレベル）のプロトン密度強調矢状断像

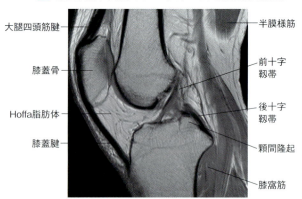

3 膝正中（PCLのレベル）のプロトン密度強調矢状断像

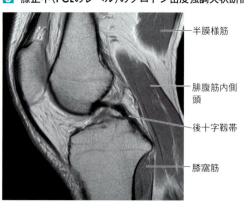

4 内顆中央レベルのプロトン密度強調矢状断像

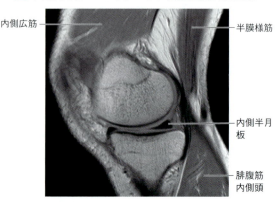

けられる。半月板の外周約1/4には、内外膝動脈から分枝する血管網が存在しており"red zone"とよばれる。ここに生じた小断裂については自然治癒が見込まれる。半月板の内側縁は自由縁とよばれるが、こちらには血流がなく、"white zone"とよばれる。

5 前方レベルのプロトン密度強調冠状断像

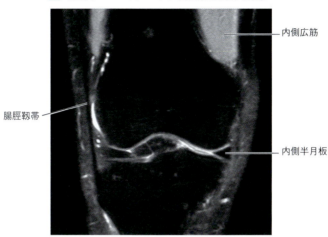

6 中央やや前寄りレベルのプロトン密度強調冠状断像

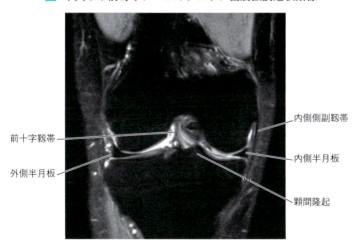

7 中央やや後寄りレベルのプロトン密度強調冠状断像

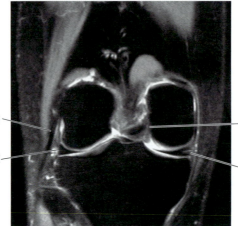

外側側副靱帯／外側半月板／後十字靱帯／内側半月板

8 後方レベルのプロトン密度強調冠状断像

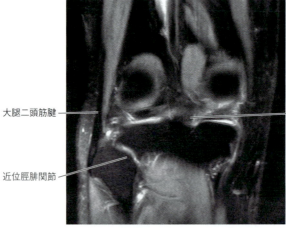

大腿二頭筋腱／近位脛腓関節／後十字靱帯

9 膝蓋骨中央レベルのプロトン密度強調横断像

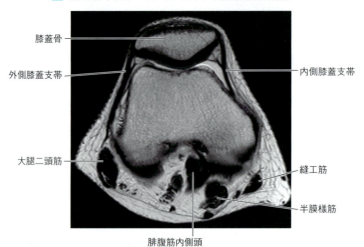

膝蓋骨／外側膝蓋支帯／大腿二頭筋／内側膝蓋支帯／縫工筋／半膜様筋／腓腹筋内側頭

10 膝蓋骨下縁レベルのプロトン密度強調横断像

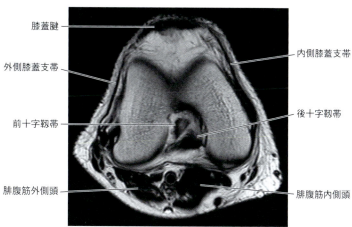

11 膝関節レベルのプロトン密度強調横断像

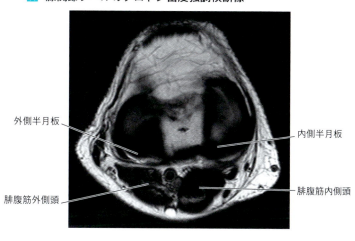

12 近位脛腓関節レベルのプロトン密度強調横断像

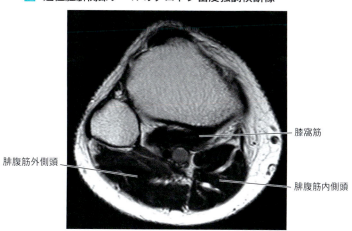

Hoffa fat pad
Hoffa脂肪体，膝蓋下脂肪体

Hoffa脂肪体の画像解剖（❶）

❶ プロトン密度強調矢状断像

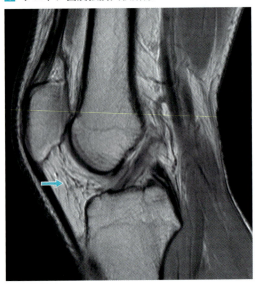

- Hoffa脂肪体は関節包内，滑膜外にあり，前方は膝蓋腱，後方は膝関節の滑膜により境界される。上方は膝蓋骨下面，下方は脛骨骨膜，半月板前角に接している（⬆）。
- MRIでは脂肪の信号が見られ，内部には線維性隔壁を示す線状低信号が観察される。

画像診断上の意義

① Hoffa脂肪体には外傷により出血と炎症が生じ，Hoffa病とよばれる（❷）。
② MRIではHoffa脂肪体内の異常信号が認められる。

TIPS

○ 関節鏡後の線維性変化がHoffa脂肪体に見られることがあるが，これは関節鏡がここを通り挿入されるためである。線状，水平な線維性信号が見られる。

○ cyclops lesion（❸）は前十字靱帯再建術後に生じる限局性の線維性変化である。病変の機序はわかっていないが，前十字靱帯グラフトや手術に伴う切除片や断端に対する反応性変化が知られている。この結節病変は膝の伸展障害の原因となる。前十字靱帯の前面に軟部腫瘤として観察される。線維組織を反映してT1強調像で等信号，T2強調像で低信号を示す。

○ Hoffa脂肪体の腫瘤性病変としてはガングリオンが知られている。T1強調像で低信号，T2強調像で高信号を示す囊胞性病変として見られる。半月板囊胞とは半月板断裂と連続しないことにより鑑別できる。また，滑膜病変としては色素性絨毛結節性滑膜炎（pigmented villonodular synovitis）も認められる（❹，❺）。

参考文献
1) Saddik D, et al：MRI of Hoffa's fat pad. Skeletal Radiol, 33：433-444, 2004.
2) Jacobson JA, et al：MR imaging of the infrapatellar fat pad of Hoffa. RadioGraphics, 17：675-691, 1997.

症例1　Hoffa病（10歳代前半，男子）

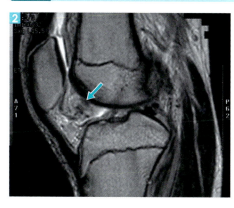

● 画像所見
T2強調矢状断像2：Hoffa脂肪体内に炎症性浸潤を考える不整な信号を認める（↑）。

● 解説
Hoffa病は急性外傷，あるいは繰り返される微小外傷により生じる出血と炎症の結果である。Hoffa脂肪体の肥大は大腿骨と脛骨との間で，インピンジメントを起こす。脂肪体のインピンジメントは，外傷がなくとも，関節裂隙を狭くするあらゆる原因によって二次的に生じうる。慢性期では，線維軟骨性の腫瘤を形成することがあり，ときに石灰化を伴う。臨床的には膝前部の痛みを生じる。
MRIでは，急性期にはHoffa脂肪体内に浮腫を示す信号が見られる。慢性期には不均一な信号を示す線維性腫瘤が観察される。

症例2　cyclops lesion（40歳代，女性）

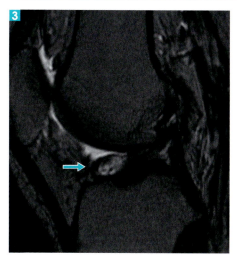

● 画像所見
脂肪抑制T2強調矢状断像3：前十字靱帯の前面に高信号と低信号が混在する腫瘤を認める（↑）。

症例3　色素性絨毛結節性滑膜炎（50歳代，女性）

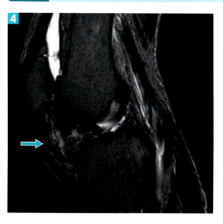 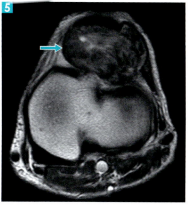

● 画像所見
脂肪抑制T2強調矢状断像4，T2強調横断像5：Hoffa脂肪体に内部信号が不均一な腫瘤があり，ヘモジデリン沈着を考える低信号を認める（↑）。

Synovial plica (knee)
滑膜ヒダ (膝)

synovial plicaの画像解剖（1～4）

- 滑膜ヒダは滑膜組織からなる隔壁構造である。
- 膝蓋上ヒダ (suprapatellar plica) と膝蓋下ヒダ (infrapatellar plica) の頻度が高いとされるが，症状をきたし，臨床的に問題となることが多いのは内側滑膜ヒダ (mediopatellar plica) である。外側滑膜ヒダ (lateral patellar plica) はまれであり，1～3％程度と報告されている。
- 膝蓋上ヒダは膝蓋上嚢と関節腔の間に存在し，遠位大腿骨端前面の滑膜に由来する。膝蓋下ヒダは前十字靭帯前方の顆間窩に由来し，膝蓋下脂肪体を通り，膝蓋骨下面に付着する。内側滑膜ヒダは膝関節の内側から立ち上がり，膝蓋下脂肪体を覆う滑膜に伸びる。

1 膝滑膜ヒダのシェーマ

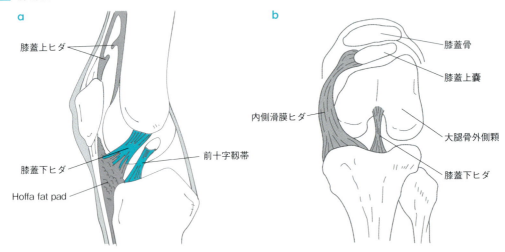

2 膝蓋上ヒダ（↑）のプロトン密度強調矢状断像（70歳代，女性）

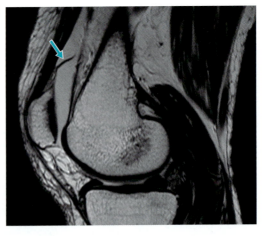

3 内側滑膜ヒダ(↑)のT2強調横断像（30歳代，女性）

4 膝蓋下ヒダ(↑)のプロトン密度強調矢状断像（10歳代，男性）

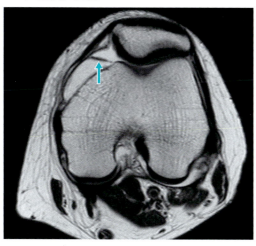
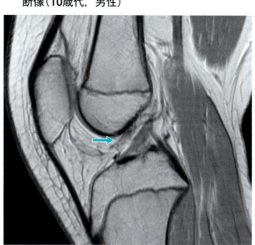

画像診断上の意義

①滑膜ヒダ（タナ）障害は，外傷や繰り返される屈伸運動，膝のねじれ運動などにより，内側滑膜ヒダの肥厚，線維化をきたし，膝の痛みや機能障害を認める。

症例1　内側滑膜ヒダ障害（40歳代，女性）

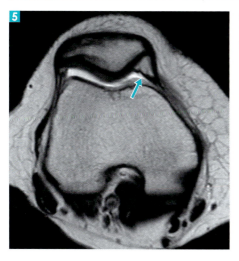

● **画像所見**
T2強調横断像 **5**：不整に肥厚した内側滑膜ヒダを認める（↑）。

● **解説**
滑膜ヒダ障害は，外傷や繰り返される屈伸運動，膝のねじれ運動などにより，滑膜ヒダの肥厚，線維化をきたし，膝の痛みや機能障害を認める。
肥厚した内側滑膜ヒダは，屈伸に際して，大腿骨内側顆と膝蓋骨にはさみ込まれ，引っかかる感じや疼痛をきたす。タナ障害ともよばれ，典型的には若年者の反復運動により生じる。

参考文献

1) Boles CA, et al：Synovial plicae in the knee. AJR Am J Roentgenol, 177：221-227, 2001.

Compartment of medial collateral ligament
内側側副靱帯で分けられるコンパートメント

内側側副靱帯の画像解剖（**1**）

1 内側側副靱帯の層構造

内側側副靱帯深層を含む関節包（第3層）
筋膜層（第1層）
内側側副靱帯浅層（第2層）
MCL深層
縫工筋
内側半月板
薄筋
半腱様筋　半膜様筋　腓腹筋内側頭

- 内側側副靱帯（medial collateral ligament）は3層に分けられ，第1層（筋膜層），第2層（内側側副靱帯浅層），第3層（内側側副靱帯深層）からなる。
- 第1層は最表層であり，縫工筋の筋膜などからなる筋膜層である。
- 第2層は中間層であり，内側側副靱帯浅層（tibial collateral ligament）とよばれる。
- 第3層は深層であり，内側側副靱帯深層を含む関節包である。内側側副靱帯深層は内側半月板に付着しており，半月大腿靱帯（meniscofemoral ligament），半月脛骨靱帯（meniscotibial ligament）とよばれる。

画像診断上の意義

① 内側側副靱帯損傷は膝靱帯損傷のうちで最も多い。日常臨床でよく見られる疾患であり，その画像所見を理解することは重要である。

症例1 内側側副靱帯微細断裂（Grade 1）(60歳代, 女性)

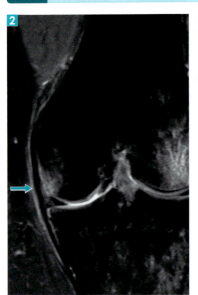

- **画像所見**
  脂肪抑制プロトン密度強調冠状断像 2：内側側副靱帯浅層に沿うように浮腫を示す高信号が見られる（↑）。前十字靱帯（anterior cruciate ligament）断裂，骨挫傷を合併している。
- **解説**
  - 内側側副靱帯損傷は外反ストレスにより生じる。ほかの靱帯損傷を合併することが多く，特に前十字靱帯断裂との合併が多い。
  - 内側側副靱帯断裂はGrade 1〜3に分類される。
  - Grade 1は微細断裂であり，不安定性を伴わない。MRIでは靱帯線維に沿う浮腫を示す高信号が観察される。

症例2　内側側副靱帯断裂（Grade 2〜3）(10歳代後半，男性)

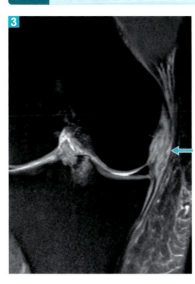

● 画像所見
脂肪抑制プロトン密度強調冠状断像3：内側側副靱帯は腫脹し，不連続である。周囲にも浮腫性変化を示す高信号を認める（↑）。

● 解説
Grade 2は部分断裂，Grade 3は完全断裂であり，MRIでは靱帯の不連続や浮腫や出血を示す異常信号が観察される。

症例3　内側側副靱帯断裂（Grade 3）(60歳代，男性)

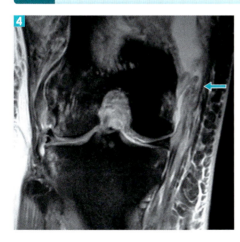

● 画像所見
脂肪抑制プロトン密度強調冠状断像4：内側側副靱帯の腫大と高信号を認め（↑），内側側副靱帯は大腿骨側で完全に断裂している。周囲に浮腫を示す高信号を認める。前十字靱帯断裂や外側側副靱帯（lateral collateral ligament）断裂，骨挫傷を合併している。

● 解説
Grade 3は完全断裂であり，内側側副靱帯断裂は大腿骨側に生じることが多い。

参考文献

1) De Maeseneer M, et al：Three layers of the medial capsular and supporting structures of the knee：MR imaging-anatomic correlation. RadioGraphics, 20：s83-89, 2000.
2) Saifuddin A：Musculoskeletal MRI. Hodder Arnold, London, 2008, p362-366.

Meniscofemoral ligament, Meniscotibial ligament
半月大腿靱帯, 半月脛骨靱帯

meniscofemoral ligament, meniscotibial ligamentの画像解剖（1, 2）

1 内側側副靱帯のシェーマ

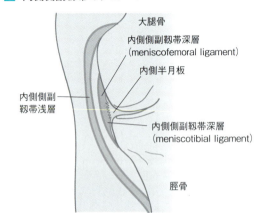

2 内側側副靱帯深層の脂肪抑制プロトン密度強調冠状断像

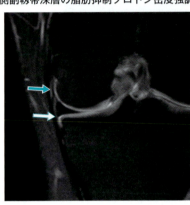

⬆：半月大腿靱帯（meniscofemoral ligament）
⇧：半月脛骨靱帯（meniscotibial ligament）

- 内側側副靱帯は3層に分けられる。
- その第3層である内側側副靱帯深層は，内側半月板に強く付着する。半月板と大腿骨を連絡する靱帯はmeniscofemoral ligament（半月大腿靱帯），脛骨を連絡する靱帯はmeniscotibial ligament（半月脛骨靱帯）とよばれる。

症例1 内側側副靱帯断裂（10歳代後半，女性）

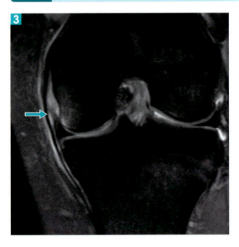

● 画像所見
脂肪抑制プロトン密度強調冠状断像 3：内側側副靱帯深層である半月大腿靱帯（⬆）は断裂しており，内側側副靱帯浅層に沿う高信号も認める。前十字靱帯断裂も合併している。

● 解説
内側側副靱帯の層構造で，内側側副靱帯浅層は第2層，内側側副靱帯深層は第3層とよばれる。内側側副靱帯深層は，健常膝のMRIでは描出されないことが多いが，本症例のように内側側副靱帯浅層と内側側副靱帯深層の間に液体貯留を生じることで描出される。

文献

1) De Maeseneer M, et al：Three layers of the medial capsular and supporting structures of the knee：MR imaging-anatomic correlation. RadioGraphics, 20：s83-s89, 2000.
2) Saifuddin A：Musculoskeletal MRI. Hodder Arnold, London, 2008, p362-366.
3) Porrino JJ, et al：The anterolateral ligament of the knee：MRI appearance, association with the Segond fracture, and historical perspective. AJR Am J Roentgenol, 204：367-373, 2015.

meniscofemoral ligamentの画像解剖（4～6）

4 meniscofemoral ligaments
（Humphrey靱帯とWrisberg靱帯）前外側から観察した状態のシェーマ

5 プロトン密度強調矢状断像
（10歳代後半，女性）

6 脂肪抑制プロトン密度強調冠状断像
（40歳代，女性）

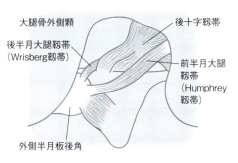
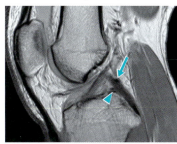
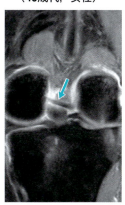

- 後十字靱帯の前方および後方に，外側半月板の後角と大腿骨内側顆を結ぶ線維束があり，半月大腿靱帯（meniscofemoral ligament）とよばれる。前述の内側側副靱帯深層と同名であり注意が必要である。前方のものをHumphrey靱帯（前半月大腿靱帯），後方のものをWrisberg靱帯（後半月大腿靱帯）とよぶ（4）。
- これらの靱帯は外側半月板を支持する役割をもつ。
- 矢状断像ではHumphrey靱帯は後十字靱帯の前方，Wrisberg靱帯は後方にドット状の低信号として観察される。
- Humphrey靱帯（▲）は後十字靱帯の前を，Wrisberg靱帯（↑）はPCLの後ろを走行する（5）。冠状断像では顆間窩を斜走する帯状低信号（6の↑）として見られる。

anterolateral ligament（ALL）の画像解剖（7～9）

7 ALLのシェーマ

8 T2強調横断像

9 Segond骨折の脂肪抑制プロトン密度強調冠状断像
（30歳代，女性）

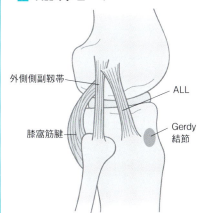
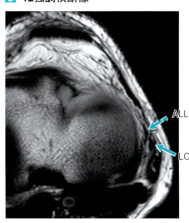
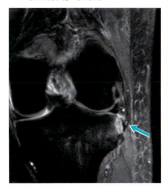

- 近年，膝の外側にALLとよばれる靱帯が確認された。これは，過去にSegond骨折を名付けたSegondが，脛骨外側顆の骨片に付着する線維束を認める，と述べており，同一の構造を指していると考えられる（7）。
- ALLは大腿骨外側顆から斜走し，Gerdy結節後方の脛骨近位部に付着する。靱帯は外側半月板に強固に付着しており，上部ではmeniscofemoral，下部ではmeniscotibial portionsを構成する。この靱帯は膝関節の内旋運動を制御する。ALLはMRIで描出され（8の↑），Segond骨折では骨片に連続する靱帯として観察できる（8の↑）[3]。

Pes anserinus
鵞足

鵞足の画像解剖（1, 2）

1 プロトン密度強調矢状断像

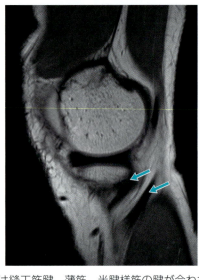

2 T2強調横断像

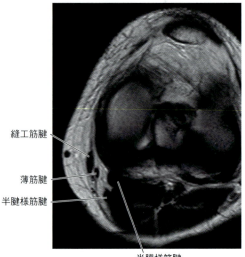

縫工筋腱
薄筋腱
半腱様筋腱
半膜様筋腱

- 鵞足は縫工筋腱，薄筋，半腱様筋の腱が合わさり，膝関節より5〜6cm下方の脛骨近位前内側面に付着する（↑）。鵞足という名称は3つの腱が付着する部分の形態がガチョウの足と似ていることに由来する。
- 鵞足包は鵞足と内側側副靱帯の間で，半膜様筋腱付着部の遠位に見られる。

画像診断上の意義

①鵞足包に炎症が生じると鵞足包炎（3）とよばれ，使いすぎ症候群（overuse syndrome）とされている。膝内側，脛骨近位内側の痛みを生じ，診断にはMRIが有用である。

3 鵞足包炎のシェーマ

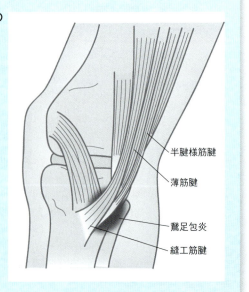

半腱様筋腱
薄筋腱
鵞足包炎
縫工筋腱

症例1, 2 鵞足包炎(pes anserinus bursitis)(4~7)

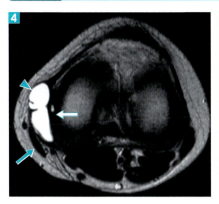
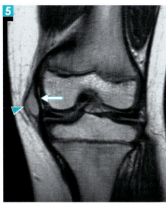
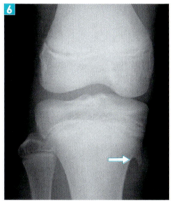
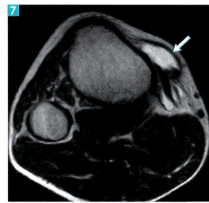

● **画像所見**(7歳, 男子, 4, 5)
T2強調横断像4, プロトン密度強調冠状断像5: 鵞足(↑)と内側側副靱帯(⇧)の間に多房性の液体貯留を認める(▲)。

● **画像所見**(10歳代後半, 男性, 6, 7)
単純X線写真正面像6, T2強調横断像7: 単純X線写真では、脛骨近位骨幹端内側に下方に突出するspurを認め(⇧)、軟部組織腫脹が見られる。T2強調像では鵞足包に液体貯留を認める(⇧)。

● **解説**
・鵞足包炎には鵞足包に炎症が生じた状態である。急性の鵞足包炎はランナーなどによく見られ、使いすぎ(overuse)により生じやすい。また、外傷によっても生じる。慢性的な鵞足包炎は、肥満者、変形性関節症あるいは関節リウマチを合併した中年〜高齢女性に生じやすい。脛骨内側に生じた骨軟骨腫(外骨腫)などにより起こる場合もある。
・膝関節より5〜6cm下方の膝内側に痛みを生じ、階段の昇降により症状が増悪する。
・MRIでは、鵞足包炎は鵞足と内側側副靱帯の間の液体貯留として認められる。
・慢性的な鵞足包炎では滑膜の肥厚や、液体は不均一な信号を呈する。

TIPS 鵞足包炎と鑑別を要する半月板嚢胞(8)
○鵞足包炎と鑑別を要する膝関節内側の嚢胞性病変として、半月板嚢胞、ガングリオン、TCL(tibial collateral ligament) bursitisがある。
○半月板嚢胞は関節と連続しており、これを確認することで鑑別可能である。

8 半月板嚢胞の脂肪抑制プロトン密度強調冠状断像

30歳代、男性。内側半月板に水平断裂を認め、それと連続するように液体貯留を認める(↑)。鵞足包とは層が異なることに注意する。

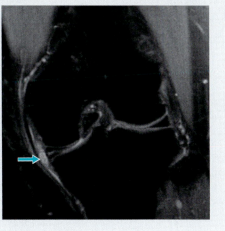

参考文献
1) Rennie WJ, et al: Pes anserine bursitis: incidence in symptomatic knees and clinical presentation. Skeletal Radiol, 34: 395-398, 2005.
2) McCarthy CL, et al: The MRI appearance of cystic lesions around the knee. Skeletal Radiol, 33: 187-209, 2004.
3) Janzen DL, et al: Cystic lesions around the knee joint: MR imaging findings. AJR Am J Roentgenol, 163: 155-161, 1994.

Iliotibial band
腸脛靭帯

腸脛靭帯の画像解剖（1, 2）

1 T1強調冠状断像

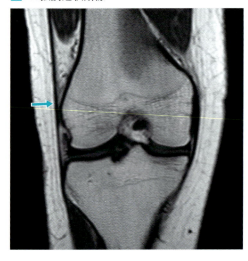

- 腸脛靭帯（↑）は前外側支持組織の一部であり，大腿筋膜張筋が伸展したもので，深層，浅層からなる。
- 浅層が腱の主要部を構成しており，脛骨近位前外側部のGerdy結節に付着する。深層は大腿骨遠位の筋間隔壁に付着する。

画像診断上の意義

① 腸脛靭帯は外側支持機構の一部であるが，激しい運動などで腸脛靭帯が大腿骨外側上顆と繰り返し摩擦されることにより炎症を生じ，腸脛靭帯炎（iliotibial band friction syndrome）をきたす（**2**）。
② 診断にはMRIが有用である。

2 腸脛靭帯炎の病態

長距離走などの運動により，腸脛靭帯が大腿骨外側上顆と繰り返し摩擦されることにより炎症が生じる。

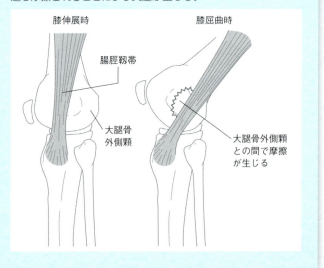

症例1　腸脛靱帯炎（10歳代後半，男性）

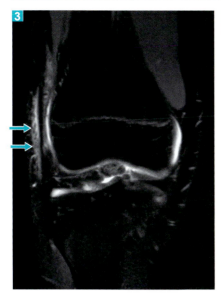
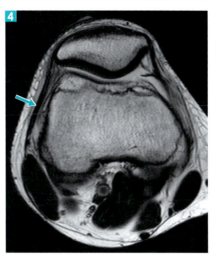

● 画像所見
脂肪抑制プロトン密度強調冠状断像3，T2強調横断像4：腸脛靱帯（↑）の大腿骨側直下に高信号が見られる。また，表層の軟部組織にも浮腫性変化を示す高信号が見られる。

● 解説
腸脛靱帯炎は，腸脛靱帯が膝の屈伸により大腿骨外側上顆と繰り返し摩擦されることにより生じる炎症である。overuse syndromeの1つであり，激しい運動が原因となる。特に，長距離走者に見られ，その他には，競輪選手やフットボール選手，重量挙げの選手などにも見られる。膝外側に痛みが見られ，大腿骨外側顆の上部に圧痛を認める。
MRIでは，脂肪抑制プロトン密度強調像やT2強調像で腸脛靱帯の大腿骨側直下に高信号が見られる。表面の軟部組織の浮腫，腸脛靱帯自体の信号異常や肥厚も見られることがある。

文献
1）Stoller DW：Magnetic resonance imaging in orthopedics and sports medicine, 3rd edition. Lippincott-Williams & Wilkins, USA, 2007, p614-618.
2）Murphy BJ, et al：Iliotibial band friction syndrome：MR imaging findings. Radiology, 1851：569-571, 1992.

Ⅳ. Bones, Joint & Soft tissue

OVERVIEW — 足関節の解剖
Anatomy of the ankle joint

　足部においても骨と骨の間，骨と靱帯の間などに神経や血管，腱が通過し，神経症状や痛みの原因となる場合がある。足部を構成する骨と足関節周囲の軟部組織の解剖を概説し，足部におけるこれらの構造についての位置関係を理解する一助とする。

足部骨格の画像解剖（1～3）

- 足は前足部，中足部，後足部の3つの部分に分けられる。前足部と中足部の境界はLisfranc関節（足根中足関節），中足部と後足部の境界はChopart関節（横足根関節）である。足関節（距腿関節）は脛骨・腓骨・距骨から構成され，主に背屈・底屈を行う蝶番関節である。内果と外果の間に距骨がはまり込み，安定性が保たれている（mortise joint）。脛骨遠位端と外果は前・後脛腓靱帯により結合され，脛腓骨靱帯結合を形成する。単純X線撮影ではsyndesmotic clear spaceとして認められる。後足部には距踵関節があり，anterior, middle, posterior subtalar jointの3つの関節面がある。posterior subtalar jointは最も大きい。middle subtalar jointの踵骨側関節面は載距突起の上面である。

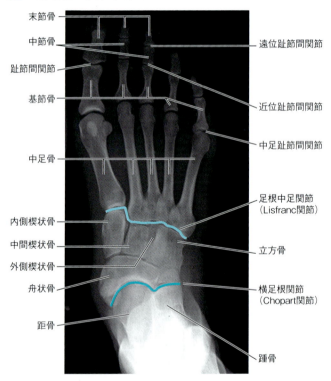

1 足部骨格の単純X線背底像

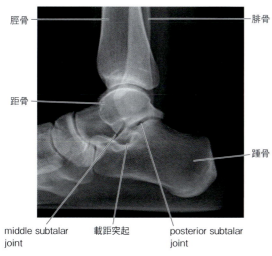

2 足関節と距踵関節の単純X線側面像

3 足関節の単純X線mortise view

足関節周辺の筋・腱，動脈，神経の画像解剖（**4**〜**10**）

- 足関節内側には三角靱帯（浅層および深層），外側には外側靱帯（前距腓靱帯，後距腓靱帯，踵腓靱帯）が存在する。
- アキレス腱は下腿で最も強力な下腿三頭筋の腱で踵骨結節に付着する。MRIではいずれの撮像法でも均一な低信号を示し，正常では前後径6mmである。
- 足関節前面には内側より外側へ前脛骨筋腱，長母趾伸筋腱，長趾伸筋腱が存在し，上伸筋支帯と下伸筋支帯により足背に固定されている。支帯により屈筋・伸筋筋の腱鞘は一定の位置に留められ，筋の力が正しい方向に働く。前脛骨筋は足関節背屈を司る主要な筋肉である。
- 足関節内側面には内果レベルで前方より後脛骨筋腱，長趾屈筋腱，長母趾屈筋腱があり，屈筋支帯により固定されている。後脛骨筋は内がえし運動に関与する。
- 足関節外側には外果後方から前方へ向かう長・短腓骨筋腱を認め，外返し運動に関与する。上腓骨筋支帯，下腓骨筋支帯により固定されている。
- 前脛骨動脈は前脛骨筋と長母趾伸筋の間を下行し，伸筋支帯の遠位端で足背動脈となる。後脛骨動脈は内果の後方で内側足底動脈，外側足底動脈に分岐する。これら動脈にはすべて静脈が有対性に伴行する。

4 足関節周囲の筋・腱のシェーマ（内側面）

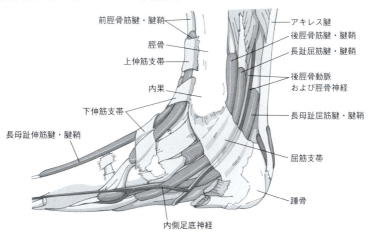

● 坐骨神経は大腿遠位で脛骨神経と総腓骨神経に分かれる。脛骨神経は下腿後方より内果後方を回って足根管を通過し，足底に分布する。脛骨神経は下腿三頭筋，長母趾屈筋，長趾屈筋，後脛骨筋を支配する。総腓骨神経は腓骨頭を回って長腓骨筋を貫通し，浅腓骨神経と深腓骨神経に分かれる。浅腓骨神経は長・短腓骨筋，深腓骨神経は前脛骨筋，長母趾伸筋，長趾伸筋を支配する。

5 足関節周囲の筋・腱のシェーマ（外側面）

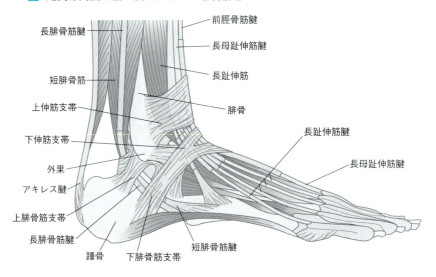

6 足関節周囲の筋・腱のシェーマ（背側面）

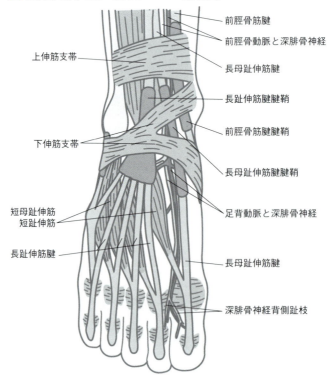

7 足関節の靱帯・腱の内果前方(距骨体前方)レベルのT1強調冠状断像

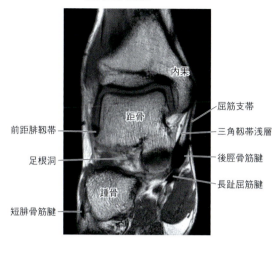

8 足関節の靱帯・腱の内果中央(踵骨載距突起)レベルのT1強調冠状断像

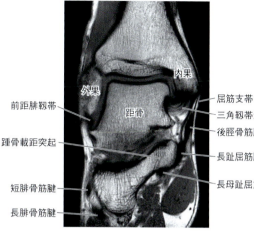

9 足関節の靱帯・腱の外果遠位レベルのT1強調横断像

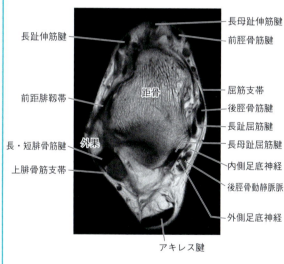

10 足関節の靱帯・腱の踵骨上部レベルのT1強調横断像

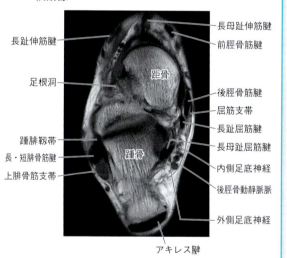

参考文献
1) Kelikian AS : Sarrafian's anatomy of the foot and ankle, 3rd ed. Lippincott Williams & Wilkins, Chicago, 2011.
2) 坂井建雄, 松村讓兒監訳. プロメテウス解剖学アトラス 解剖学総論/運動器系, 第2版. 医学書院, 東京, 2011.

IV. Bones, Joint & Soft tissue

Tarsal tunnel
足根管

足根管の画像解剖（**1**，**2**）

1 足根管の模式図（矢状断）

後脛骨筋腱の
腱鞘

長趾屈筋腱の
腱鞘

後脛骨動脈・
神経

長母趾屈筋腱
の腱鞘

屈筋支帯

2 T2強調斜冠状断像

屈筋支帯

内側足底神経

内側足底
動静脈

外側足底神経

外側足底
動静脈

母趾外転筋

距骨

後脛骨
筋腱

踵骨載
距突起

長趾屈
筋腱

長母趾
屈筋腱

踵骨

（伊藤 隆原著．高野廣子改訂：解剖学講義，改訂2版．
南山堂，東京，2001，p189.より引用）

- 足根管とは内果後下方で距骨内側面，踵骨載距突起，踵骨内側面と屈筋支帯により形成されるスペースで，内部を①後脛骨筋腱，②長趾屈筋腱，③後脛骨動脈・後脛骨静脈，④脛骨神経，⑤長母趾屈筋腱が通過する。
- 屈筋支帯は内果の前内側面から起こり，後方では踵骨に付着し，尾側では母趾外転筋を覆って足底腱膜と連続するが，①②⑤の腱鞘とも連続している。
- 脛骨神経は足根管内もしくはその近位で内側および外側の足底神経に分かれる。
- 後脛骨動静脈も内側および外側足底動静脈に分枝し，神経とともに走行する[1]。

画像診断上の意義

①足根管症候群は足根管内で脛骨神経が圧迫されることによる絞扼性神経障害である。足底や四肢の放散痛，しびれ，灼熱感を訴える。
②腫瘤（ガングリオン，神経鞘腫など），静脈瘤，腱鞘炎，外傷による血腫や線維化，足根骨癒合症，筋肉の破格などさまざまな原因が挙げられる。

TIPS ○MRIの撮像断面は屈筋支帯の走向に平行に設定すると足根管の内部構造が見えやすい[1]（**2**）。

症例1 ガングリオン（60歳代，男性）

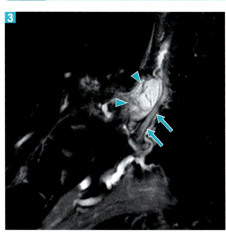
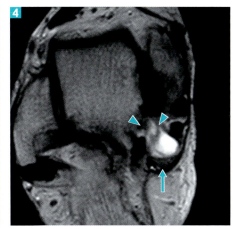

● 画像所見
STIR矢状断像3，T2強調斜冠状断像4：足根管内に類円形の高信号域を認め腫瘤と考えられる（▲）。腫瘤は脛骨神経（↑）を圧排している。脛骨神経は腫大し，信号が上昇している。手術にてガングリオンと診断された。

● 解説
ガングリオンは足根管症候群をきたす腫瘤性病変のなかで最も頻度が高く，全年齢層に生じる。類円形もしくは分葉状の形態で，T1強調像にて低信号，T2強調像にて境界明瞭な高信号を示す。ときに隔壁を有する。

症例2 足根骨（距踵骨）癒合症（20歳代，女性）

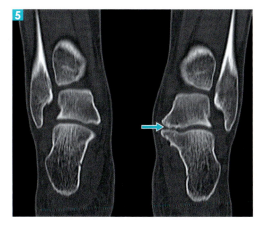

● 画像所見
CT冠状断再構成像5：左距骨下関節内側部に骨性突出（↑）を認め，骨の接合面の不規則な狭小化を認める。線維軟骨性癒合症が疑われる。

● 解説
足根骨癒合症は先天的に足根骨が癒合し，疼痛や可動域制限を生じる状態である。距踵骨癒合症，踵舟状骨癒合症が多く，まれに舟状骨内側楔状骨癒合症などがある。癒合は，線維軟骨性，軟骨性，骨性癒合に分類され，線維軟骨性癒合が多い[2]。距踵骨癒合性では内側に骨性の突出が見られ，足根管内構造の機械的圧迫により，足根管症候群を生じることがある。

文献
1）Erickson SJ, et al：MRI imaging of the tarsal tunnel and related spaces. AJR Am J Roentgenol, 155：323-328, 1990.
2）Kumai T, et al：Histopathological study of nonosseous tarsal coalition. Foot Ankle Int, 19：525-531, 1998.

Anterior tarsal tunnel
前足根管

前足根管の画像解剖（❶）

❶ 前足根管のシェーマ

深腓骨神経は前足根管を通過する。深腓骨神経内側枝は母趾，第2趾間の間隔を支配する（●）。

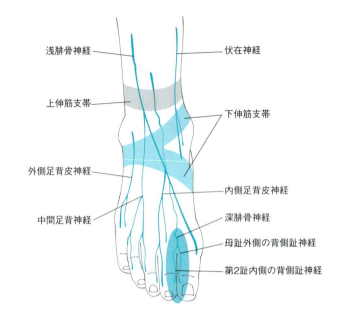

- 前足根管は足関節前方で下伸筋支帯と距骨，舟状骨，内側楔状骨，中間楔状骨，外側楔状骨，立方骨の間の扁平な空間で，前脛骨筋腱，長母趾伸筋腱，短母趾伸筋，長・短趾伸筋，足背動脈，深腓骨神経が通過するfibro-osseous spaceである。
- 下伸筋支帯は足関節〜距骨前方に存在するY字型，もしくはX字型の構造で，足背に存在する腱を保持している。
- 深腓骨神経は長母趾伸筋と長趾伸筋の深部を走行し，内側枝と外側枝に分岐し，外側枝は短趾伸筋への運動枝と骨間枝，内側枝は第1，2趾間の知覚枝となる。

画像診断上の意義

①前足根管症候群は前足根管内で深腓骨神経が圧迫され絞扼性神経障害をきたした状態で，比較的まれな疾患である。
②足背部の外傷や，変形性関節症による骨棘，ガングリオンなどで見られる。きつい靴紐や履物による圧迫や慢性圧迫による瘢痕形成で神経周囲に癒着が生じ発症することもある。
③単純X線撮影やCTで距舟関節や楔状骨などの骨棘形成，MRIでは前足根管内の腫瘤の検索を行う。

症例1 長母趾伸筋腱鞘炎 (60歳代, 女性)(岩手医科大学 江原 茂先生のご厚意による)

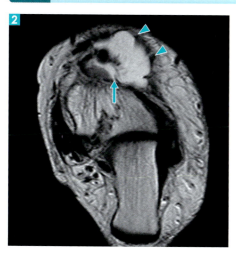 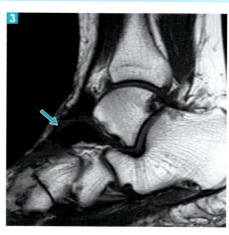

● 画像所見
T2強調横断像2, T1強調矢状断像3：長母趾伸筋腱周囲に囊胞状に液体貯留を認める(↑)。長趾伸筋腱が外方に圧迫されている(2の▲)。

● 解説
前足根管を通過する腱の腱鞘炎により腱鞘の液体貯留が占拠性病変となって神経圧迫をきたす。

症例2 足関節変形性関節症 (70歳代, 女性)(岩手医科大学 江原 茂先生のご厚意による)

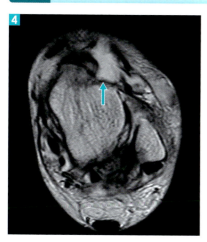 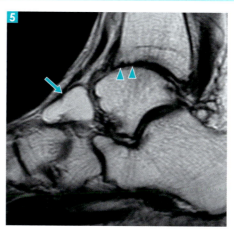

● 画像所見
T2強調横断像4, T2強調矢状断像5：距骨前方に囊胞性病変を認める(↑)。足根洞より突出したガングリオンが疑われる。足関節では前方の関節軟骨が消失し, 軟骨下骨の不整が認められる(▲)。

参考文献
1) Kelikian AS : Sarrafian's anatomy of the foot and ankle, 3rd ed. Lippincott Williams & Wilkins, Chicago, 2011.
2) Liul Z, et al : Anterior tarsal tunnel syndrome. J Bone Joint Surg, 73-B : 470-473, 1991.
3) 熊井 司：前足根管症候群. 図説 足の臨床改訂, 第3版, 高倉義典監修, 田中康仁, 北田 力編. メジカルビュー社, 東京, 2010, p188-190.

Ⅳ. Bones, Joint & Soft tissue

Sinus tarsi
足根洞

足根洞の画像解剖（１, ２）

１ 足根洞のシェーマ

距骨を外して踵骨を上方から見たところ。足根洞はposterior subtalar jointの前方で内側を頂点とし，外側に開く円錐状間隙である。内側には足根孔とよばれる間隙があり，middle subtalar jointとpoterior subtalar jointの間にある。

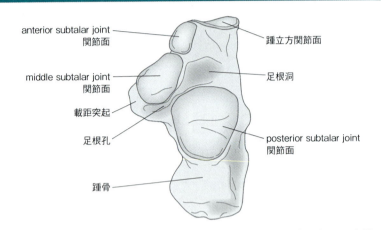

- 足根洞は距骨頸部と踵骨前上面の間にあり，後内側から前外側に向かう円錐形の空隙である。内側ではtarsal canal（足根孔）に連続する。
- 足根洞はposterior subtalar jointとanterior subtalar jointの間にあり，内部には脂肪組織，動脈吻合，posterior subtalar jointの関節包，神経終末と靱帯が存在する。
- 靱帯は距踵頸靱帯，骨間距踵靱帯，下伸筋支帯の3つの根（内側，中間，外側）の5つが存在する。距踵頸靱帯は最大の靱帯で骨間距踵靱帯とともに後足部の内がえしを制限している[1]。

２ 足根洞の靱帯

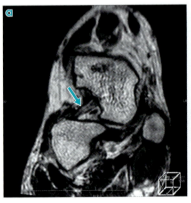 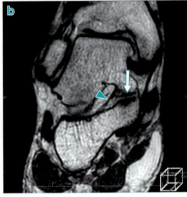

プロトン密度強調冠状断像（2a, b）：足根洞前方よりに距踵頸靱帯（aの↑），その後方に骨間距踵靱帯（bの▲）を認める。⇧はmiddle subtalar jointを示す。
プロトン密度強調矢状断像（2c, d）：足根洞前方よりに距踵頸靱帯（cの↑），距踵頸靱帯の後方かつ内側に骨間距踵靱帯（c, dの▲）を認める。cの↑はposterior subtalar joint, dの⇧はmiddle subtalar jointを示す。

文献
1) Lektrakul N, et al：Tarsal sinus：arthrographic, MR imaging, MR arthrographic, and pathologic findings in cadavers and retrospective study data in patients with sinus tarsi syndrome. Radiology, 219：802-10, 2001.
2) Lee KB, et al：Efficacy of MRI versus arthroscopy for evaluation of sinus tarsi syndrome. Foot Ankle Int, 29：1111-1116, 2008.

2 足根洞の靱帯（つづき）

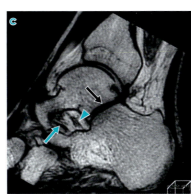
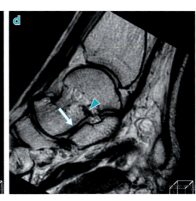

画像診断上の意義

①足根洞開口部を中心とした足外側部に持続性の疼痛を訴える場合があり，足根洞症候群とよばれる。
②足関節捻挫の後遺症として知られており，病因として足根洞内の靱帯損傷や瘢痕形成，滑膜肥厚，足根洞内の神経終末の機能異常などが推察されている。外傷のほか，ガングリオンや痛風，腱鞘巨細胞腫などが原因として報告されている[2]。

症例1　足根洞症候群（40歳代，女性）

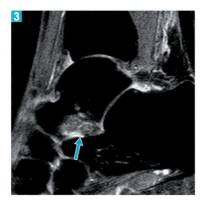
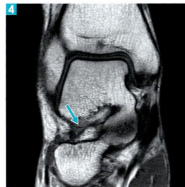

● 画像所見
STIR矢状断像3：足根洞内の軟部組織の信号上昇を認める（↑）。
T1強調矢状断像4：骨間距踵靱帯外側の脂肪組織に不整形の低信号域を認め，瘢痕形成が疑われた（↑）。複数回の足根洞への局所麻酔薬注射で症状は改善した。

● 解説
足根洞症候群は症状と足根洞内への局所麻酔薬注射が奏効することなどにより総合的に診断される。MRIでは距踵頸靱帯損傷や足根洞脂肪信号の消失，滑膜肥厚を認めるがこれらに比較し，骨間距踵靱帯損傷の診断は難しいとする報告がある[2]。

症例2　ガングリオン（40歳代，女性）

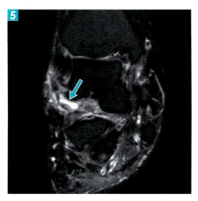
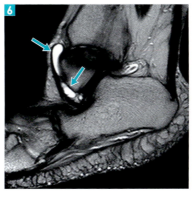

● 画像所見
STIR冠状断像5，T2強調矢状断像6：足根洞内から外側頭側に進展する囊胞性腫瘤を認める（↑）。足根洞に腫脹と痛みを訴えており，局所麻酔薬注射を施行し，足根洞内の腫瘤穿刺によりゼリー状の内容物を吸引した。

Ⅳ. Bones, Joint & Soft tissue　　　　　　　　　　　　　　　　　　　　　　　　　木村裕介, 橘川　薫

Kager fat pad
Kager脂肪体

Kager脂肪体の画像解剖（■1, ■2）

■1 Kager脂肪体のシェーマ

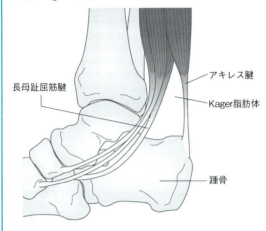

長母趾屈筋腱／アキレス腱／Kager脂肪体／踵骨

■2 Kager脂肪体の単純X線側面像

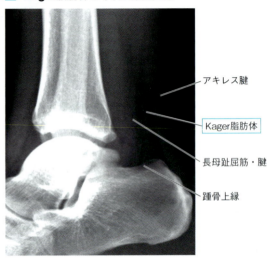

アキレス腱／Kager脂肪体／長母趾屈筋・腱／踵骨上縁

(Ly JQ, et al：Anatomy of and abnormalities associated with Kager's fat Pad. AJR Am J Roentgenol, 182：147-154, 2004. より引用改変)

- Kager脂肪体は，アキレス腱の前方，足関節の後方に存在する脂肪組織である。単純X線撮影側面像において後方をアキレス腱，前方を長母趾屈筋・腱，下方を踵骨上方骨皮質によって囲まれる三角形の部位で，境界明瞭な脂肪濃度の領域として認められる。

画像診断上の意義

① 単純X線側面像にて正常では透過性の高い部位であり，透過性低下はなんらかの異常を発見する一助となる。
② 異常所見を呈する病態としては，アキレス腱断裂やアキレス腱周囲炎に伴う変化，外傷による血腫・浮腫，三角骨障害など後方インピンジメント，関節炎/滑液包炎，腫瘍性病変，正常変異（ヒラメ筋の破格）などが挙げられる[1]。

文献
1) Ly JQ, et al：Anatomy of and abnormalities associated with Kager's fat Pad. AJR Am J Roentgenol, 182：147-154, 2004.
2) Wijesekera NT, et al：Imaging in the assessment and management of Achilles tendinopathy and paratendinitis. Semin Musculoskelet Radiol, 15：89-100, 2011.
3) Essex-Lopresti P：The mechanism, reduction technique, and results in fractures of the os calcis. Br J Surg, 39：395-419, 1952.

症例1　アキレス腱断裂（60歳代，男性）

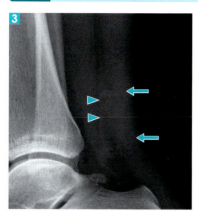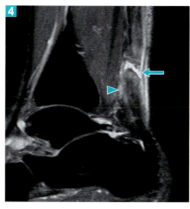

● 画像所見
単純X線側面像3：アキレス腱は腫大している（↑）。Kager脂肪体の透過性低下を認める（▲）。
STIR矢状断像4：踵骨付着部より6cm頭側のレベルでのアキレス腱の断裂（↑）を認める。断裂部を中心とした腱および筋腱移行部，Kager脂肪体（▲），腱表面の皮下組織に信号上昇を認める。

● 解説
アキレス腱断裂は下腿三頭筋の急激な収縮や着地時の伸展によって起こる。アキレス腱踵骨付着部より2〜6cm頭側が好発部位である。断裂部は腫大し，周囲の浮腫性変化をきたす。単純X線撮影では浮腫，液体貯留などによりKager脂肪体の透過性が低下をする。MRIでは腱断裂部にして信号上昇が見られ，特にT2強調像やSTIR像では高信号域として認められる。Kager脂肪体を含む周囲軟部組織の浮腫を反映し，STIR像にて信号上昇を認める。

症例2　Haglund病（アキレス腱付着部障害）（30歳代，女性）（岩手医科大学　江原　茂先生のご厚意による）

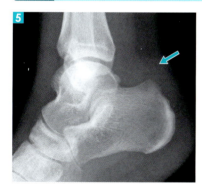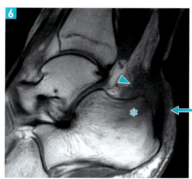

● 画像所見
単純X線側面像5：踵骨近傍のKager脂肪体の透過性低下（↑）を認める。
T1強調矢状断像6：アキレス腱踵骨付着部に腱の腫大と信号上昇があり（↑），アキレス腱滑液包の液体貯留（▲），踵骨の骨髄浮腫（*）を認める。

● 解説
アキレス腱症は腱の変性によるアキレス腱部の疼痛や腫脹などをきたす病態であり，付着部障害と非付着部障害に大別される[1]。付着部障害では踵骨後上部の骨性突出（Haglund's deformity）を認めることがあり，靴による圧迫を生じ，炎症を起こす。アキレス腱滑液包炎や皮下滑液包炎を合併することがある。MRIではアキレス腱踵骨付着部における腱の腫大やT2強調像，STIR像における高信号域を認める。滑液包炎の検出にも有用である。

症例3　踵骨骨折

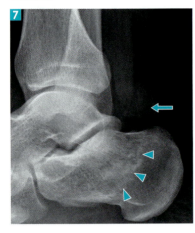
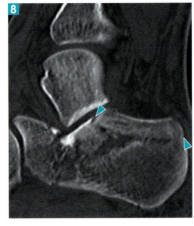

● 画像所見
単純X線側面像 7：踵骨に骨折を認める（▲）。Kager脂肪体には脂肪織濃度上昇を認め，血腫や浮腫などを反映している（↑）。
CT矢状断再構成像 8：骨折は後距骨下関節面と踵骨結節に達している（▲）。舌状型骨折である。

● 解説
踵骨骨折の多くは高所からの転落などの外傷に伴う。両側発生や胸腰椎骨折の合併がしばしば見られる。後距踵関節面に骨折がある場合，骨折線が踵骨隆起に達している舌状型，踵骨隆起に骨折のない関節陥没型に分けられる[3]。単純X線撮影に加え，術前評価としてCTが行われ，骨片の位置や後距踵関節面の状態の評価を行うことが多い。

> **TIPS　踵骨骨折の単純X線所見（9）**
> ○踵骨骨折の評価には側面像，軸射像，Anthonsen撮影（後距踵関節面の評価）が行われるが，単純X線撮影で必ずしも骨折が明らかでない場合がある。Boehler角（Boehler's angle）は踵骨隆起後上縁と後距踵関節面の最高点とを結ぶ線，踵骨前方突起最高点と後距踵関節面最高点を結ぶ線がなす角度で，正常では25～40°であるが，踵骨骨折で後距踵関節面が圧壊すると減少する。
>
> **9 Boehler角**
> **単純X線側面像 9**：7 と同一写真。Boehler角を計測すると減少している。
>
>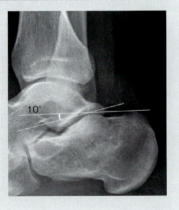

症例4　足関節捻挫（20歳代，男性）（岩手医科大学　江原　茂先生のご厚意による）

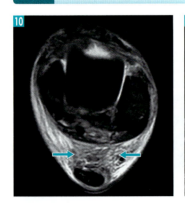
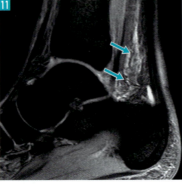

● 画像所見
STIR横断像 10，T2*強調矢状断像 11：足関節後方脂肪組織に信号上昇域を認め，浮腫を反映していると考えられる（↑）。

● 解説
捻挫による急性軟部組織損傷においてもKager脂肪体を含めた軟部組織の浮腫が生じることがある。

索引

あ

アキレス腱断裂	301
悪性リンパ腫	
（頭部）	27,29,31,32,63, 71,75,83,90
（胸部）	125,130
（腹部）	185,191,194

い

胃癌	42,173,175
胃結腸間膜	174
骨異栄養症	46
遺残坐骨動脈	225
異所性内頸動脈	44
異所性妊娠による腹膜腔内血腫	207
咽頭癌	25,27,31,33,35,36,53, 57,62,65,88,90,96,100
胃脾間膜	156,176
咽後膿瘍	92
咽頭（翼突）静脈叢	65
咽頭後間隙	64,89,91,93
咽頭頭底筋膜	14,60,62,95
咽頭粘膜間隙	64,91,95

う

運動神経と感覚神経の混在部	235

え

遠位橈尺関節	252

お

横隔膜結腸靱帯	156,164,180
横隔膜下腔	156,160,163,165
横隔膜下膿瘍	161
横筋筋膜	158,186,189,192,196,198, 206,208,211,214,218,221
横行結腸間膜	157,166,174,178, 180,182,184
横行結腸間膜ヘルニア	181
オトガイ舌筋	79
オトガイ舌骨筋	79

か

カーリー線	134

回結腸間膜	157,185
回結腸静脈	156
介在リンパ節	81
外側四角腔	229
潰瘍性大腸炎	213
顆管	12,58
下眼窩裂	24,26,28,30,70
蝸牛水管	49
下行結腸	157,164,178,184, 186,189,192,196
下鼓室小管	44
肩関節前方脱臼	239
下大静脈	144,150,166,171, 186,189,192,196
滑膜肉腫	71,267
滑膜ヒダ（膝）	280
（肘）	250
化膿性椎体椎間板炎	94
化膿性リンパ節炎	84
下腹神経叢	202,212
下腹壁静脈	158
下腹壁動脈	198,206,208,218
下副葉間裂	108,141
川崎病	92
肝胃間膜	157,172
肝円索	160,168
肝鎌状間膜	156,161
肝細胞癌	51,161,165
間質性肺水腫	135
肝十二指腸間膜	156,170
外傷性十二指腸穿孔	190
外側咽頭後リンパ節反応性腫大	90
外側円錐筋膜	186,189,196
外側臍ヒダ	158
外側四角腔	229,234
外側靱帯	199
外側側副靱帯	240,276,283,285
外側傍鼡径窩	158
外側翼突筋	28,32,60,62,64, 66,70,72,82,89,91
外閉鎖筋腱	264
顎下部静脈瘤	84
顎舌骨筋	79
——の欠損	84

き

顎二腹筋後腹	70,82
鷲足	286
顎下間隙	60,64,72,77,79,82
ガマ腫	80
眼窩尖端部症候群	24
ガングリオン	235,295,299
癌性心膜炎	147
顔面神経管	15,38
顔面神経の造影効果	40

気管支原性嚢胞	151
気胸	145
菊池病	102
危険間隙	14,60,64,89,91,93,99
奇静脈食道陥凹	107,116
奇静脈裂	141
弓下窩動脈管	43
嗅神経芽腫	20
急性膵炎	171,190,197
頰咽頭筋膜	89,95
頰間隙	64,70,77
胸骨後腔	111,128,131
胸腺腫	113,127
胸部下行大動脈線（左縁）	118
胸部大動脈瘤	127
棘下切痕	236
棘孔	12,30,32,36,54,56,70,72

け

頸静脈孔	12,34,48,50
茎突下顎トンネル	64,68
頸動脈管	12,32,34,36,44,62,85
頸動脈間隙	14,59,61,62,64,66,68,85, 89,91,93,95,97,99,101
頸動脈鞘	85
頸動脈小体の傍神経節腫瘍	86
結核性リンパ節炎	153,171
肩関節腔	238
肩甲上神経麻痺	237
肩甲上切痕	229,236
肩甲上腕弓	231
腱板疎部	228,232,239

腱板断裂 230
肩峰骨頭間距離 230
月状三角骨靱帯 252

こ

高位頸静脈球 48
交感神経幹 87
口蓋帆挙筋 62
口蓋帆張筋 62
咬筋 60,62,64,66,68,70,72,82,89,91,95
口腔底癌 80
後頸間隙 61,93,97,101
広頸筋 60,82
後茎突区 64,66,68
抗好中球細胞質抗体（ANCA）関連血管炎 42
後十字靱帯 274
甲状腺乳頭癌 98
後腎筋膜 187
後腎傍腔 186,189,192,196
後腎傍腔 186
後接合線 106,113,114
後頭骨の発生 47
後腹膜膿瘍 197
鼓索神経管 39
骨折後のpseudosubluxation 231
骨盤骨骨折 207
骨盤内膿瘍 225

さ

臍静脈の退縮 169
臍動脈索 199
臍膀胱筋膜 158,198,206,208,211,214
臍膀胱前筋膜 198,209
サルコイドーシス 123,134
三角線維軟骨複合体 253
坐骨棘 158
坐骨結節 224,66
坐骨大腿間距離 272

し

色素性絨毛結節性滑膜炎 279
子宮円靱帯 202
子宮頸癌 216
指伸筋のコンパートメント 260
視神経管 12,22,24,26,30,32,36
膝蓋下脂肪体 →Hoffa脂肪体
篩板孔 12,19
四辺形間隙 234
尺骨神経炎 245

尺側手根伸筋腱腱鞘炎 261
尺側側副靱帯 240,253
尺骨神経の両終枝 259
舟状月状骨靱帯 252
踵骨骨折 302
手根管 255,256,258
手根中央関節 252
小坐骨切痕 202,224,266
小転子 262,272
小葉間裂 108,136,139,141,144
食道癌 98,115,117
食道裂孔ヘルニア 125
心アミロイドーシス 147
神経周囲進展 14,25,27,28,31,32,40,51,52,72,80
神経鞘腫
（頭部）20,29,39,41,48,50,67,75,87,94
（胸部）119,121,223
（骨軟部）247,257,294
神経節細胞腫 121
神経線維腫症1型 212
深頸部間隙膿瘍 59
浸潤性真菌性副鼻腔炎 25
心臓後腔 111,128,131
心破裂 149
心膜横洞 148,150,152
心膜斜洞 150,152
心膜の発生 147
耳下腺管炎 78
耳下腺間隙 14,60,64,68,77,95
若年性血管線維腫 29
十二指腸穿孔 190,195
十二指腸GIST 191
重複顔面神経管 39
重複内耳道 42
上顎後脂肪組織 78
上眼窩裂 12,22,24,26,28,30,32,36
上行結腸間膜 157
小坐骨孔 201
上心膜腔 152
上縦隔腫瘍 115
小腸間膜 157
上副葉間裂 108,139,141
上膀胱腔 158
静脈奇形 71,74,244
上腕骨顆上骨折 249
上腕骨滑車部脂肪体 248
上腕骨小頭脂肪体 248
上腕二頭筋腱炎 247

腎架橋隔壁 188,192
腎血管筋脂肪腫 193
腎周囲腔 162,186,189,192,197,198
腎周囲脂肪組織 192
腎周囲尿瘤 195
腎被膜下血腫 193

す

膵癌 163,177
水腎症 193
髄液漏 19
髄膜腫 20,23,41,46,48,50,55,67
頭蓋底軟骨肉腫 37
頭蓋底の発生 36

せ

正円孔 12,22,24,26,28,30,32,36,52
精索静脈瘤 219
精巣上体炎 210
精巣/卵巣静脈 203
正中臍ヒダ 198
正中神経の線維脂肪腫性過誤腫 257
石灰沈着性頸長筋腱炎 92
舌咽神経 12,44,48,79,85
舌下間隙 60,75,79,83
舌下神経管 12,50
舌下神経 12,50,79,85
舌リンパ節 81
線維性骨異形成症 57
前・後篩骨孔 21
前喉頭蓋間隙 60,103
仙骨骨折 215
仙骨前筋膜 201
仙骨前腔 198,209,211,214
前茎突区 68
前喉頭蓋間隙膿瘍 103
前縦隔胸腺嚢胞性奇形腫 129
前縦隔胸腺癌 129
前縦隔腫瘍 113
前十字靱帯 274
前腎筋膜 187
前腎傍腔 179,186,188,189,192,196
前接合線 106,112
前足根管 296
前大動脈陥凹 124

そ

足関節変形性関節症 297
足根管 294

足根洞 293,297,298
側頭下窩 28,33,70,75
側頭筋 62,64,66,68,70,72
側彎症 125
鼡径管 158,206,212,218
鼡径ヘルニア 202,219,221
咀嚼筋間隙 14,25,27,28,31,32,60,62,64,67,68,71,72,77,82,93,95,100
造影剤溢流 195
臓器間隙 89,95,97
臓側筋膜 89,91,97

た

多形腺腫 65,69,78,83
胆管炎 173
大後頭孔 12,45
大孔部髄膜腫 46
大坐骨孔 199,204,224,265,267,270
大腿管 203,212,220,223
大腿二頭筋腱 274
大腿ヘルニア 202,221
大腿輪 202,220
大動脈肺動脈窓 108,125,126
大葉間裂 108,136,139,141,144

ち

中腸回転異常 179
肘部管 243
腸管気腫症 212
腸脛靭帯 265,274,288
聴神経鞘腫 42
長頭腱滑車損傷 239
長母趾伸筋腱鞘炎 297
腸腰筋 199,222,264
直腸癌 215
直腸子宮窩 158
直腸周囲筋膜 198,211,214
直腸周囲腔 198,209,211,214
直腸生殖中隔 199
直腸穿孔 183
直腸腔中隔 199
直腸膀胱窩 158
直腸膀胱中隔 199

つ

椎周囲間隙 14,59,60,64,68,89,91,93,95,97,102
椎前筋膜 89,91,93

と

頭蓋底軟骨肉腫 37
頭蓋底の発生 36
凍結肩 233,239
橈骨手根関節 252
橈骨神経管 246
橈骨神経麻痺 247
動静脈瘻 21,34,46,59,74

な

内陰部静脈 266
内陰部動脈 199
内耳道 13,38,41,48
内側滑膜ヒダ障害 281
内側臍ヒダ 158
内側側副靭帯 240
——で分けられるコンパートメント 282
内側傍鼡径窩 158
内側翼突筋 72
軟骨肉腫 49

に

尿膜管 159,201,208

は

肺炎 124,132,134,137,140
肺間膜 144
肺癌 117,123,127,149,151,197
肺気腫 113
肺靭帯 144
排便障害 216
肺胞性肺水腫 135
肺門陰影のボケ像 135
肺門下窓 128,131,133
白血病 51
破裂孔 12,30,32,34,36,52
半月脛骨靭帯 282,284
半月大腿靭帯 282,284

ひ

肥厚性硬膜炎 42
肘関節遊離体 249
脾腎間膜 156
左横隔膜下腔 156,160
左下結腸間膜腔 156
左外側陥凹 152
左小葉間裂 141
左傍十二指腸ヘルニア 179

左傍脊椎線 115,116,118,120

ふ

副甲状腺腫 98
副神経 12,45,48,85,92,101
腹水の右肝下腔貯留 163
腹部大動脈瘤 181,196
腹膜外腔 162,189,196,198,206,208,212
副葉間裂 108,139,141

へ

閉鎖孔 202,222,268
——ヘルニア 223
閉鎖溝 202,222,268
閉鎖臍動脈 201
壁側腹膜 167,186,189,192,196
扁桃周囲間隙 60,99
扁平頭蓋底 47

ほ

傍咽頭間隙 64,66,68,91
傍関節唇嚢胞 237
傍結腸溝 157,164
膀胱子宮窩 158
膀胱周囲腔 158,198,206,208,211,214
膀胱破裂 209
膀胱前腔 159,198,206,208,211,214
傍神経節腫 20,44,48,67
傍声帯間隙 60,103
傍脊椎間隙 93,97

み

右横隔膜下腔 156,160,162,165
右下結腸間膜腔 156
右肝下腔 156,160,162,164
右棘孔欠損 55
右肘部管症候群 245
右傍気管線 107,116,118,122
右傍食道線 116
脈管神経誘導板 199

む

無気肺 119

め

迷走神経 12,48,67,85,126

も

盲孔 13,17

305

──の発生　18
網嚢　156,166,172,174,176,181
　──膿瘍　167
門脈圧亢進　169

よ

翼口蓋窩　12,24,26,28,30,
　32,36,52,70,72,78
翼状筋膜　89,91
翼突管　12,28,32,36,52,57
翼突静脈叢　76

ら

卵円孔　12,26,28,30,32,36,39,
　54,56,70,72,76,77,80
卵巣癌　165

り

梨状窩　270
梨状筋腱　271
輪状甲状間隙　104
リンパ節転移
　（頭部）　68,81,83,88,90,101,
　（胸部）　115,117,123,127,149,
　151,171,173,175,194,221

A

A型急性大動脈解離　147
accessory fissure →副葉間裂
acromio-humeral interval →肩峰骨頭間
　距離
anterior condylar confluence
近傍硬膜動静脈瘻　51
anterior cruciate ligament →前十字靱帯
anterior junction line →前接合線
anterior pararenal space →前腎傍腔
anterior renal fascia →前腎筋膜
anterior tarsal sinus →前足根管
aortopulmonary window →大動脈肺動
　脈窓
ascending mesocolon →上行結腸間膜
azygoesophageal recess →奇静脈食道
　陥凹

B

biceps femoris tendon →大腿二頭筋腱
buccal space →頬間隙
Buford complex　239

C

capitellar fat pad →上腕骨小頭脂肪体

carotid canal →頸動脈管
carotid sheath →頸動脈間隙
carpal tunnel →手根管
Castleman病　123
Chiari奇形　45
Cloquetリンパ節　221
compartment of medial collaterall
ligament →内側側副靱帯で分けられる
　コンパートメント
condylar canal →顆管
cubital tunnel →肘部管
cuffing sign　135
Currarino三徴　216
cyclops lesion　279

D

danger space →危険間隙
de Quervain病　260
Denonvilliers' fascia（Denonvilliers筋膜）
　198
distal radioulnar joint →遠位橈尺関節
dorsal intercalated segment
instability（DISI）変形　252

E

ectogenial septum →直腸生殖中隔
epidermoid cyst　217
extensor compartments of the wrist
　→指伸筋のコンパートメント

F

facial canal →顔面神経管
falciform ligament →肝鎌状間膜
femoral canal →大腿管
femoral ring →大腿輪
foramen Vesalius →Vesalius孔
foramen cecum →盲孔
foramen lacerum →破裂孔
foramen magnum →大後頭孔
foramen of cribriform plate →篩板孔
foramen ovale →卵円孔
foramen rotundum →正円孔
foramen spinosum →棘孔

G

gastrocolic ligament →胃結腸間膜
gastrohepatic ligament →肝胃間膜
gastrosplenic ligament →胃脾間膜
Gefass-Nerven-Leitplatte →脈管神経誘
　導板
Gerota筋膜　186

glenohumeral ligament →肩関節腔
gonadal vein →精巣/卵巣静脈
greater sciatic foramen →大坐骨孔
Guyon canal（Guyon管）　258

H

hepatoduodenal ligament →肝十二指腸
　間膜
Haglund病　301
high-riding superior
pericardial recess　153
Hoffa fat pad（Hoffa脂肪体）→膝蓋下脂
　肪体
Howship-Romberg sign（徴候）　223
hypoglossal canal →舌下神経管

I

IgG4関連疾患　27,29,31,49
ileocolic mesentery →回結腸間膜
iliotibial band →腸脛靱帯
inferior epigastric artery →下腹壁動脈
inferior hypogastric plexus →下腹神経叢
inferior orbital fissure →下眼窩裂
inferior tympanic canaliculus →下鼓室
　小管
infratemporal fossa →側頭下窩
inguinal canal →鼠径管
interfascial plane　197
internal auditory canal →内耳道
internal pudendal artery →内陰部動脈
internal pudendal vein →内陰部静脈
ischial tuberosity →坐骨結節
ischiofemoral impingement　273
ischiofemoral interval →坐骨大腿間距離

J

jugular foramen →頸静脈孔

K

Karger fat pad（Karger脂肪体）　300
Kerley's lines →カーリー線

L

lateral collateral ligament →外側側副靱帯
lateral inguinal recess →外側傍鼠径窩
lateral ligaments →外側靱帯
lateral umbilical fold →外側臍ヒダ
left border of descending thoracic
aorta →胸部下行大動脈線（左縁）
left lateral pulmonic recess →左外側陥凹
left paraspinal line →左傍脊椎線

left subphrenic space →左横隔膜下腔

lesser sac →網嚢

lesser sciatic foramen →小坐骨孔

lessor sciatic notch →小坐骨切痕

lesser trochanter →小転子

ligament of Treitz →Treitz靭帯

lunotriquetral ligament →月状三角骨靭帯

M

major fissure →大葉間裂

masticator space →咀嚼筋間隙

Mach band（Mach効果） 121

Meckel腔 76

medial collateral ligament →内側側副靭帯

medial inguinal recess →内側鼡径窩

medial umbilical fold →内側臍ヒダ

median umbilical ligament →正中臍ヒダ

meniscotibial ligament →半月脛骨靭帯

midcarpal joint →手根中央関節

meniscofemoral ligament →半月大腿靭帯

minor fissure →小葉間裂

Morgagni洞 62

nasal glioma 18

N

Nuck管水腫 219

O

oblique pericardial recess →心膜斜洞

obliterated umbilical arteries →閉鎖臍動脈

obturator foramen →閉鎖孔

obturator sulcus →閉鎖溝

optic canal →視神経管

P

paracolic gutter →傍結腸溝

paraglottic space →傍声帯間隙

paralabral cyst →傍関節唇嚢胞

parapharyngeal space →傍咽頭間隙

parietal peritoneum →壁側腹膜

parotid space →耳下腺間隙

perinephric bridging septa →腎架橋隔壁

perinephric space →腎周囲腔

perirectal fascia →直腸周囲筋膜

perirectal space →直腸周囲腔

perirenal space →腎周囲腔

peritonsilar space →扁桃周囲間隙

perivertebral space →椎周囲間隙

perivesical space →膀胱周囲腔

pes anserinus →鵞足

pharyngeal mucosal space →咽頭粘膜間隙

pharyngobasilar fascia →咽頭頭底筋膜

piriform recess →梨状窩

posterior cervical space →後頸間隙

posterior cruciate ligament →後十字靭帯

posterior junction line →後接合線

posterior pararenal space →後腎傍腔

preaortic recess →前大動脈陥凹

preepiglottic space →前喉頭蓋間隙

presacral space →仙骨前腔

prevesical space →膀胱前腔

pterygoid canal →翼突管

pterygopalatine fossa →翼口蓋窩

pulmonary ligament →肺靭帯

pulmonary ligament →肺間膜

Q

quadrilateral space →四辺形間隙,外側四角腔

R

radial tunnel →橈骨神経管

radiocarpal joint →橈骨手根関節

rectovaginal septum →直腸腟中隔

rectovesical septum →直腸膀胱中隔

rectovesical space →直腸膀胱窩

retrosternal space →胸骨後腔

Retzius腔 203

retrocardiac space →心臓後腔

retromesenteric plane 192

retropubic space 206

retropharyngeal space →咽頭後間隙

retro-renal space 192

retrosternal space →胸骨後腔

retzius space 206

right paratracheal stripe →右傍気管線

right subhepatic space →右肝下腔

right subphrenic space →右横隔膜下腔

rotator interval →腱板疎部

round ligament →肝円索

S

S状結腸間膜 156,182,185,202,211

S状結腸軸捻転 183

S状結腸穿孔 191

scapholunate ligament →舟状月状骨靭帯

schial spine →坐骨棘

sigmoid mesocolon →S状結腸間膜

sinus tarsi →足根洞

small bowel mesentery →小腸間膜

spinoglenoid notch →棘下切痕

splenorenal ligament →脾腎間膜

sublingual space →舌下間隙

submandibular space →顎下間隙

subphrenic space →横隔膜下腔

subpubic space →Retzius腔

superior orbital fissure →上眼窩裂

superior pericardial recess →上心膜腔

superolateral major fissure 138

superomedial major fissure 137

suprascapular notch →肩甲上切痕

synovial fold（elbow）→滑膜ヒダ（肘）

synovial plica（knee）→滑膜ヒダ（膝）

T

tarsal tunnel →足根管

tensor-vascular-styloid fascia 66

Tolosa-Hunt 症候群 25

Tornwaldt嚢胞 96

Treitz靭帯 178

transversalis fascia →横筋筋膜

transverse mesocolon →横行結腸間膜

transverse pericardial recess →心膜横洞

triangular fibrocartilage complex →三角線維軟骨複合体

trochlear fat pad →上腕骨滑車部脂肪体

U

ulnar collateral ligament →尺側側副靭帯

umbilical prevesical fascia →臍膀胱前筋膜

V

vein of foramen cecum 18

vertical fissure line 138

Vesalius孔 12,56

vesicouterine recess →膀胱子宮窩

volar intercalated segment instability 252

visceral space →臓器間隙

W

Warthin腫瘍 69

Winslow孔ヘルニア 167

Z

Zuckerkandl筋膜 188

読影の手立てとなる局所解剖と画像診断

2018年3月30日　第1版第1刷発行
2024年5月20日　　　　第5刷発行

- ■編　集　松永尚文　　まつなが　なおふみ
　　　　　　江原　茂　　えはら　しげる
　　　　　　後閑武彦　　ごかん　たけひこ
　　　　　　松本俊郎　　まつもと　しゅんろう
　　　　　　浮洲龍太郎　うきす　りゅうたろう

- ■発行者　三澤　岳

- ■発行所　株式会社メジカルビュー社
　　　　　　〒162-0845 東京都新宿区市谷本村町2-30
　　　　　　電話　03(5228)2050(代表)
　　　　　　ホームページ https://www.medicalview.co.jp/

　　　　　　営業部　FAX 03(5228)2059
　　　　　　　　　　E-mail eigyo@medicalview.co.jp

　　　　　　編集部　FAX 03(5228)2062
　　　　　　　　　　E-mail ed@medicalview.co.jp

- ■印刷所　三美印刷株式会社

ISBN978-4-7583-1602-6 C3047

©MEDICAL VIEW, 2018. Printed in Japan

・本書に掲載された著作物の複写・複製・転載・翻訳・データベースへの取り込みおよび送信
　(送信可能化権を含む)・上映・譲渡に関する許諾権は，(株)メジカルビュー社が保有しています.
・ JCOPY 〈出版者著作権管理機構 委託出版物〉
　本書の無断複製は著作権法上での例外を除き禁じられています. 複製される場合は，そ
　のつど事前に，出版者著作権管理機構(電話 03-5244-5088, FAX 03-5244-5089, e-mail：
　info@jcopy.or.jp) の許諾を得てください.

・本書をコピー，スキャン，デジタルデータ化するなどの複製を無許諾で行う行為は，著作権
　法上での限られた例外(「私的使用のための複製」など)を除き禁じられています. 大学，病
　院，企業などにおいて，研究活動，診察を含む業務上使用する目的で上記の行為を行うこと
　は私的使用には該当せず違法です. また私的使用のためであっても，代行業者等の第三者に
　依頼して上記の行為を行うことは違法となります.